照護心理學

PSYCHOLOGY for NURSES and the CARING PROFESSIONS

Sheila Payne and Jan Walker 著

譯者　徐溢謙

校閱　張景然 博士

PSYCHOLOGY for NURSES and the CARING PROFESSIONS

Copyright © 1996
By Sheila Payne and Jan Walker

Chinese edition copyright © 2005
By Hurng-Chih Book Co., Ltd..
For sales in Worldwide.

ISBN 986-7451-06-6

Printed in Taiwan, Republic of China

序

　　本書的目的在於鼓勵健康專業人員（health professionals）於其臨床實務工作中運用心理學知識。兩位作者兼具護理人員與健康心理學者的背景，所以我們著重於描繪出自己作為護理人員的臨床經驗，以及作為心理學者對研究的興趣。

　　瀏覽過本書的目錄，讀者將會發現，心理學領域中諸如訊息處理（information processing）與個體差異（individual differences）的部分，已被略去。我們坦承，這些部份對於健康照護工作（health care）具有重要的意義及用途，例如，對於介紹新的應用技術與心理計量測驗的使用方面；然而，我們對這些方面仍審慎地做出省略的決定，目的是為了強調更直接關聯到人際關懷（interpersonal care）議題的部分。我們希望對於上述主題有興趣的讀者，可以去參考其他在這些主題上兼具廣泛性與明確性的教材。詳細地涵蓋於本書中的心理學領域包括：健康心理學、社會心理學與發展心理學；相對地，心理學中其他的領域則是約略地提及。

　　我們選擇一些題目用以說明當前心理學自身所面臨的一些問題，同時全書自始至終，我們強調具爭議性的議題。顯而易見地，這樣的涵蓋範圍必然反映了我們的偏見與興趣；因此在許多情況下，書中並沒有明確清楚的解答，我們邀請讀者能透過練習題，去做出自己的結論。

　　為使本書更適用於讀者，書中納入了焦點討論、練習題、以及連接到本書其他部分相關內容的詳盡連結。全書到處都有我們建議的補充閱讀資料；我們期盼授課教師也能提供其個人所知的

資料來源，以呈現其個人對於這些議題的觀點，並激發更多值得深思的不同議題。

　　書末附有專有名詞的解釋，包含了全書本文部分所有以粗體字強調之專業用語的定義。近代相關研究的參考目錄則以標準格式寫成，以方便學生查閱其出處，並學習正確的學術研究體裁。然而，我們省略了戰前與古典實驗的參考目錄，這些實驗普遍都是以標準介紹文本(standard introductory texts)的形式寫作而成，我們假設學生對這些實驗的部分或許更易於參考後來的資料來源。

　　期望這本書不僅作為一本有助於在健康照護領域中研習心理學課程的教科書，更期盼能培養讀者的興趣，瞭解心理歷程如何影響人們認識健康與病痛。

Sheila Payne

Jan Walker

譯序

花了好長的時間，這本書的翻譯工作終於完成。當初接到這本書的時候，對於自己擔任這本書的翻譯工作，在能力上感到遲疑，即使在心態上自己是相當願意爲這本特別適用於護理與照護專業人員的心理學教科書盡一份心的。

在當時任教於輔仁大學醫學院心理復健系（現更名爲臨床心理系）的哲學博士蕭宏恩副教授（目前任教於元培科學技術學院通識教育中心，專任副教授兼主任）的鼓勵之下，於是初生之犢不畏虎地接下了這份對譯者而言其實是有些艱難的翻譯工作。蕭副教授以其多年致力於哲學在應用科學範疇中的具體實踐、從事醫護倫理等相關研究、以及任教於護理系教授護理倫理的經驗，在看過本書後，認爲這本書專爲護理與照護人員量身訂作，對國內學習護理與照護專業的學習者在專業技能與專業態度（亦即技術面與倫理面）兩方面，都能提供良好適當的學習與啓發，正符合護理與照護專業在心理學方面的學習需求；蕭副教授的鼓勵讓譯者有了著手翻譯的衝動，同時恩師也在本書的翻譯工作中提供了許多書中與知識論及認識論有關的專業知識與指正。

翻譯工作一旦開始，便發現困難猶如排山倒海而來！爲了能夠中肯適切地將嚴謹典雅兼具的英式英語，在盡可能符合信雅達原則的前提下，轉換成適合完全沒接觸過心理學相關知識的護理與照護專業的學習者能夠接受的語言，譯者複習了原本習以爲常的心理學相關知識、閱讀了護理照護專業的相關書籍、求教於護理專業的師長與臨床工作者、詳加研究作者所用字彙的原意、並一再地反覆校對，以期能正確傳達作者精闢的文字，並減少來自

語言文化差異所造成的謬誤。

　　這樣的堅持，或者可能是缺乏自信，讓本書的翻譯工作陷入了長期抗戰，所幸弘智文化公司李茂興先生的寬容與支持，讓譯者能在工作繁重之餘，仍能有充裕的時間、沒有壓力地完成譯作，使得本書雖經難產，但終能誕生。

　　本書的順利完成，實為許多熱心的朋友所共同成就：首先感謝心理復健系的同窗許馨仁小姐的信任與推薦，並接受譯者擔心由多名譯者共筆可能因角度的個別差異而對原著產生不同觀點詮釋的憂慮，慷慨地讓譯者獨力完成翻譯工作；摯友陳仲辰先生在翻譯過程中付出其寶貴的時間，提供大部分文書處理與校對工作上的協助，並包容譯者在許多方面的要求與挑剔；還要感謝許多師長及其個人所擁有的人際網絡、與譯者曾共事過的護理同仁，願意不吝提供其專業知識與工作經驗，成為譯者求助的智囊團；更要感謝譯者就讀於輔仁大學醫學院心理復健系時的所有師長，給予譯者不只是心理專業的教導，更重於人文素養的培育，讓譯者在譯作過程中對倫理相關議題的捕捉，能夠更加地謹慎留心。

　　隨著翻譯工作的進行以致完成，譯者感觸良深地發現：翻譯工作需要的不只是英文能力，更在於國文素養！為此譯者要特別感謝求學過程中曾教導過譯者的各位國文老師與英文老師，謝謝您們對譯者盡心盡力地傳道授業解惑，希望譯者對本書的翻譯工作沒有辱沒了您們的教導。

　　「……得之於人者太多，出之於己者太少。因為需要感謝的人太多了，就感謝天吧！」

徐溢謙

民國九十四年二月於苗栗

目錄

第一章

心理學導論

什麼是心理學？

健康照護中的心理學

研究心理學

心理學理論的應用

個案研究：安安

　　以行為取向處理安安的焦慮

　　以認知取向處理安安的焦慮

　　心理動力取向

　　人本取向

　　以其他取向了解心理問題

什麼是心理學家？

　　精神科醫師與心理學家之間的差異

　　教育心理學家

　　職能心理學家

　　臨床心理學家

　　健康心理學家

摘要

什麼是心理學？

　　心理學是一門研究行為與心理歷程的學問。行為與心智兩者間誰是主要焦點的平衡關係，亦會隨著上一世紀心理學的發展而漸漸演變。同時，心理學的定義會傾向於反映出某個時代的理論與關切焦點。心理學是一個龐大的主題，在本書中，我們將選擇出對護理人員、助產士、及治療師具有更直接相關性的面向來加以介紹。近來在心理學當中，有一門稱作**健康心理學(health psychology)**的分支正在發展當中。我們將從這門科目中舉出實例，來說明在健康照護實務工作中如何應用心理學理論。

　　在日常生活的交談中、電視及報紙等媒體，人們常使用「心理學」這個字眼，或者說出一段心理學觀點的描述。在醫院與診所中，護理及健康照護專業人員會對病患及同事作出心理學觀點的判斷，來對其行動背後的意義有所歸因。例如：當我們說一個人「自我膨脹」時，我們意指這個人為了引來他人的稱讚而不斷吹噓誇大自己的成就。然而，這是「大眾」心理學的說法，而非讀者將會在本書中讀到的心理學類型。

　　心理學是一門學術科目，運用理論（合邏輯的解釋）來預測或了解人們如何行為與思考。心理學家會謹慎地設計並著手進行計劃周詳的研究工作，以檢測他們的概念。傳統上，心理學家會以動物類比人類，作為研究的對象，但是現在也幾乎不使用動物作為研究對象了。他們會以實驗法、觀察法、及其他科學方法去蒐集有關人類的研究資料，並且在這些資料經過仔細的分析之後，心理學家才會對歷程作出描述與說明，例如：記憶是如何發生的。即使提出了描述與說明，心理學家仍會不斷地蒐集新的研

究資料，這意味著他們必須隨著時間修正他們的理論。心理學家對於隨著不同時間間距而發生變化的歷程也很感興趣，例如：小到以百萬分之一秒作為單位時間來研究視覺反應時間的實驗，大到貫穿一生的發展理論。

健康照護中的心理學

在充份了解心理學的情況下善加應用心理學，有助於人們了解自我以及與他人的人際關係。護理人員、助產士、及治療師等了大部份的工作時間與人相處，這些人包括了：尋求健康諮詢、健康照護或者遭遇健康問題的民眾（即個案或病患），照顧者（如家屬），跨科際團隊中不同專業背景的同僚，學生，以及輔助衛生勤務的工作者等。因此，為了在健康照護情境中達成工作目的，所要了解的就不只是個體如何發揮功能，還要了解他們是如何彼此互動。

心理學與健康照護的相關性，主要有三：第一，心理學指出了潛在於社會中弱勢團體的需求。這些弱勢團體包括嬰兒與孩童、老人、學習障礙者、社經條件遭遇困境者、與現代生活適應困難者等等。而事實上在我們的生命階段中，我們總屬於弱勢團體的其中一個或同時屬於多個團體。第二，二十世紀末，諸如心臟血管疾病、癌症、呼吸系統疾病、退化性疾病（包括關節炎及失智症）等慢性疾病，是影響健康的主要疾病。因此，人們就很可能罹患需要長期照護的疾病，接受深度的治療，使其功能得以復健，生活品質得以提升。第三，研究已指出，人們的生活方式對於後續疾病的發生具有重大的意義。英國政府於 1992 年發表

了一份名為「國民健康」(The Health of the Nation)的文獻資料，強調人們需要在下列方面改變他們的行為：不論是吸菸、喝酒、運動、飲食，與避免意外及可能感染 AIDS 的性行為等(DoH 1992a; iv)。生活型態顯示了一個人的行為模式；而行為改變在心理學中向來是個重要的焦點；了解生活型態以及與健康有關的行為改變，是健康心理學的中心主題。

研究心理學

　　心理學，如同社會學及生理學一樣，也是健康照護專業的核心主題。然而由於心理學當中有許多概念的相關性不易了解，以致於有時可能難以進入心理學的世界。一般人對於心理學的印象非常不同，甚至多少有些矛盾；一方面，有人認為心理學是難以理解的，另一方面，也有人將心理學當作一般常識。這樣的困難部份來自於人們用來了解世界及現實本質的基本哲學觀有所差異。例如，就一般的層次而言，嚴謹科學的學者("hard" scientist)，像是生物醫學科學家，相信有絕對的現實存在，可以透過實驗或其他方法了解，並因此而建立「事實」；其他像是許多的哲學家或社會學家則相信我們對世界的經驗是由社會共同建構出來的，也就是說「事實」並不存在，存在的只有人們所共同擁有的意義，並且隨著時空而改變。心理學則落於這些哲學觀當中或之間，並包含了反映出這些立場的心理學模型。

練習題

幾世紀以來，出現過多少種解釋用來說明心理「疾病」？
為何將之視為一種疾病？這些解釋當中，有多少是「合
乎科學的」？又有多少是基於時代性的普遍認知而產生
的「社會建構」呢？（第二章裡針對部份議題會有更進
一步的討論。）

　　了解人類健康時的功能如何運作是重要的，這有助於我們能
夠在人類生病或失去功能時提供幫助。如同身體系統之所以能完
全地運作一般，一個人如何發揮功能，牽涉到社會與心理的層
面。十七世紀笛卡爾提出身心是各自獨立，可以被分別了解的兩
部份；這個觀點導致在西方科學中，發展出了各自分歧的科目，
如生理學、心理學，和社會學，分別以十分不同的方式研究人的
不同層面。如今，大多數研究健康衛生的課程，正致力於將這些
分歧的部份結合在一起，讓學生能以統合或整體的方式與觀點來
了解及看待人。

　　由於心理學比較起來是一門新興的科學，其領域內的理論與
研究證據具多樣性，有時顯得相互矛盾。這意謂著幾乎沒有普遍
被接受的事實，也沒有一般相信或視為理所當然的知識，對於人
如何發揮功能存在著許許多多不同的說法。心理學家們總喜歡爭
辯不同觀點與方法的優點；當你研究心理學時，就必然進入了這
些爭辯的一部份角度。因此你應謹慎地思考自己所讀到的東西，
對自己及他人提出問題，並挑戰檢驗這些基本假設。

心理學理論的應用

　　以下的段落將會介紹心理學中主要的理論取向。為了幫助你了解這些理論取向如何應用在健康照護中，我們將以一個個案研究為例，將這些理論取向連結到個案所呈現的問題上來加以說明。

個案研究：安安

　　安安是一個 20 歲，學習 X 光診斷攝影的學生，她對新課程很有興趣並且表現良好，卻發現自己在課堂上提出問題或是在討論時說話顯得相當困難。今天，她必須做一個五分鐘的短講，這讓她非常地害怕。她驚覺自己會變得口乾、手汗，情緒緊張到感覺胃不舒服，並且無法集中注意力放在正進行的課程上。當她站在全班面前說話時會發抖，說話音量明顯提高，還會輕微的口吃。除此之外，她的學生生活倒是愉快，也擁有一些好朋友。平常她很安靜，喜歡聽音樂會但不喜歡參加聚會。

　　安安怎麼了？你或許已猜到，她深受焦慮所苦。每個人幾乎都可能在某些時候被類似的焦慮經驗所震撼，例如面臨考試前。焦慮與自律神經系統被激發有關，造成了生理症狀。由於焦慮對人的生活造成耗竭的效應，並且其導因似乎主要在於心理層面，因此焦慮在心理學的研究中一直是個中心議題。然而因為不同的心理學模型各自以不同的角度對焦慮具有不同的看法及概念，因此安安的問題將以四種不同的心理學模型來加以檢視，並依據各

個模型的理論提出建議，以設法克服安安的焦慮。

練習題

在你進一步閱讀之前，先將你所想到或聽過的所有處理焦慮的方法列出。如果安安去就醫，並提出其焦慮作為主訴，醫生可能會怎麼做？

以行為取向處理安安的焦慮

行為主義基於觀察有機體在不同的情境中，對事物不同類型的結果如何反應，而探究有機體如何學習。當安安身處在課堂上，她發現周遭環境中所有事物都變得陌生而令她害怕；過了一會兒之後，她就開始覺得處在教室中與處在醫院環境裡的感受很相近，於是不再易於體會到一個剛進入這些情境的人是如何感受的。這樣的過程稱為**適應(adaptation)**。這個適應的過程幫助我們能將注意力集中於所處環境中的新事物，而不致於使新事物對我們造成太大的負擔。

早期行為主義學者之一的 John Watson 提出其論點，認為心理學應聚焦在可觀察的行為上，而非在於內在心理歷程。他相信學習是所有人類行為的基礎，並相信如果我們能了解學習的歷程，就可以發展出預測行為的普遍法則。這正是為何心理學家開始探究刺激（環境周遭的事件或改變）與行為反應之間關聯性的理由。透過了解先前刺激與反應的經驗，心理學家可以衡量出修正或改變行為的歷程。在第四章裡對行為主義及其理論將有更詳盡的介紹。

行為學家並不會去注意安安內在的想法與感受，他們關心的是觀察者可記錄下來的行為、該行為發生的情境，以及對個體而言行為之立即性的起因與結果。

練習題

安安表現出許多可觀察到的行為，顯露出她的焦慮。試著列出一些透露個體焦慮訊息的可觀察行為。

行為主義學者對於需要了解一開始造成安安焦慮的原因，才能降低或消除焦慮的這種說法提出爭議。必要的話，他們會基於安安過去在公開場合說話的經驗來解釋她的焦慮。行為主義之中有兩個主要的理論可用來解釋安安的狀況。首先是**古典制約(classical conditioning)**，指的是一個中性或不具威脅的刺激（事件或遭遇），由於先前與另一個令人嫌惡或具威脅的刺激產生了聯結，而變得可以引發恐懼或焦慮。這個結論來自於 Ivan Pavlov 與 John Watson 在本世紀早期的研究，在第四章裡會有更詳盡的敘述。安安在公開場合說話會感覺焦慮，可能起因於過去在課堂上站起來問問題時，蜘蛛爬到了她的腿上（假設安安害怕蜘蛛），造成她緊張害怕的反應。一次這樣的事件足以在未來類似的情境下造成焦慮。在安安的案例中，她的焦慮被稱作是**制約的情緒反應(conditioned emotional response)**。

另一個行為主義的理論稱為**操作制約(operant conditioning)**，這個理論會認為安安的焦慮是透過在公開場合說話有過不愉快的經驗結果中學習而來。這個理論是來自於本世紀初 Edward Thorndike 所提出的**效果律(Law of effect)**，後來由 B.F Skinner 加以發展出更詳細的敘述，說明**增強(reinforcement)**（正

向的事件結果）與懲罰(punishment)（嫌惡的事件結果）對行為之影響。以這個理論來說明安安的案例，會認為安安可能有過多次在課堂上答錯老師問題的經驗，結果可能遭到其他同學的嘲笑與挖苦，如此一來，安安會發現對著一大群人面前說話的經驗是不愉快的，以致於引起她的焦慮，於是她會盡力地避免這樣的焦慮。

　　如果安安向行為主義的心理學家尋求治療，那麼這個心理學家可能不會太在意安安之所以焦慮的起因；相反地，他會致力於消除引發安安焦慮的行為。假設安安停止做出表現焦慮的行為，那麼她就不再焦慮了。讓我們暫停一下仔細想想：我們是否可以因為一個人表現出自信不擔憂的樣子或行為，就能夠假設他並不感到焦慮？

　　我們有許多來自於行為主義心理學的技術，作為治療焦慮、害怕，及恐懼的方法。在安安的案例中，確保她完全不逃避在公開場合說話的行為是種絕對必要的。當然，安安一定會逃避令她焦慮的來源，但是她也將因而無法治好自己不能在公開場合說話的問題。1950 年代晚期，Joseph Wolpe 基於古典制約的原則，發展出一種普遍化的方法，稱作**系統減敏法(systematic desensitization)**。根據這個方法，心理學家將首先教導安安學會放鬆的技巧，因為放鬆與緊張的狀態是不可能同時存在的。然後他會要求安安想像自己在一小群朋友面前說話的情境，同時演練放鬆技巧讓自己保持發鬆狀態。在安安接受治療課程的期間，她會不斷地練習並運用放鬆狀態，同時經歷正式對一小群人說話的情境慢慢擴大到對一大群人說話的情境，並且情境也將由剛開始的想像情境到後來的真實情境，直到她的焦慮下降到足以讓她對著一大群人說話的同時還能感到放鬆為止。如此一來，在公開場

合說話就不再是一件會引起她焦慮的事了。同樣的方法可適用於治療安安對蜘蛛的害怕。

　　另一種基於操作制約原則的方法，會要求全班同學在課堂上這個比較安全的環境中，每個人都進行一段普通簡短的口頭報告，並且要求其他同學在輪到安安報告時給予鼓勵而非挑剔批評的回應。這個作法將能確保安安最後可以把「在公開場合說話」這件事與正向增強的結果聯結，而非與負向懲罰的結果聯結，如此一來安安的焦慮行為就會消除。

練習題

　　想想某件會令你擔心焦慮的事，並計劃出如何以行為主義方法的原則來幫助自己應付它。

以認知取向處理安安的焦慮

　　另一個可以了解人們行為的取向考慮到了認知（思考）歷程。認知心理學家主要關心思考歷程（例如認知），包含了知覺（感官如何接收及解釋我們週遭所發生的事物），學習與記憶，智力以及語言。生理心理學家對這些歷程與大腦活動的關聯性特別關心，例如他們會使用腦電圖（electroencephalograms, EEG），在人們學習新事物的同時，記錄腦波的改變。認知心理學家則傾向於運用抽象的模型，使他們得以了解這些歷程如何發生，而不著重於指認出特定的神經傳導路徑。近來認知心理學家並致力於研究人工智慧（artificial intelligence）及人類訊息處理歷程的電腦化模型。本書中，我們著重在認知範圍的學習、

知覺、與記憶，因為這些部份與健康照護有更直接的關係（詳見第四章與第五章）。對於智力、語言、及訊息處理歷程等議題有興趣的讀者，可以參閱其他介紹這些特定主題的普通心理學教科書。

　　安安的案例，基於她有能力進入大學接受教育的條件，我們可以假設她具有相當的智力水準。安安的英文能力很好，因此這並非導致她問題的原因。然而，那些平常講話會嚴重口吃的人，或者對某些音發聲有困難的人，或是對自己方言的口音感到尷尬的人，都很可能會因為擔心顯露出這些缺陷而對於在公開場合說話感到焦慮。如果安安的問題關係到語言方面的困難，那麼基於問題的本質，語言治療或是肯定訓練或許可以提供可能的解決方法。

　　假設安安的焦慮與情境有關（在公開場合說話），而非溝通方式的問題，則認知心理學家或許會像行為主義學家一樣，基於安安過去的經驗來解釋問題的導因，然而不同於行為主義學家的是，認知心理學家會企圖了解安安是如何解釋自己的問題。他們會基於安安對自己問題的解釋，找出改變她對自己問題的思考方式，因為他們假設如此就能改變她的行為。

　　假設安安相信她對公開場合說話的害怕與過去她在課堂上被嘲笑的經驗有關，這意謂著每次當她起身說話時，她就會再次經歷過去遭羞辱的經歷，並且預期自己的表現將會再一次造成令她難為情的狀況。認知心理學家會幫助安安以更積極正向的觀點重新解釋自己過去的經驗，這樣的方法稱為認知治療（cognitive therapy）。安安對自己經驗的看法另一種可能的解釋是，安安的同學之所以嘲笑，是因為他們慶幸提出那些可笑問題的是安安而不是他們自己，因此他們並非真的在嘲笑安安，而其實是他們在

抒解自己的緊張壓力。這種類型的解釋能夠幫助安安以不同的並且較爲正向的方式來思考她當前的情況，並能鼓勵她在起身發言前自己先積極正向地預演要說的話，並加以自我確認。依照這樣的方法去做，那麼在公開場合說話的負向經驗就能被重新解釋成正向的經驗，並且可以建立安安的信心。利用這個取向的方法，就可以藉由心理上對一個令人害怕的活動做好準備而降低焦慮，並且對這個令人害怕的活動產生出更積極正向且符合現實的解釋，於是這個活動就不會再令人感覺那麼地具有威脅性了。

對於公開場合說話會感到焦慮的原因，還有其他認知觀點上可能的解釋。例如：安安很可能對於回答問題所需的事實與數字等素材有記憶上的困難。記憶的歷程及其在健康照護工作中的應用包含在第五章的範圍內。有些人認爲自己的記憶力比別人差，但大多數的人可以透過增強記憶的訓練技巧來增進記憶力。如果安安被要求在課堂上報告，那麼我們可以好好地建議她徹底地做準備，並且寫一些提示的小抄，或者如果她並不想照著整篇稿子讀完的話，她可以用投影片做一些重點提示。

心理動力取向

心理動力取向對心理問題的處理起源自 Freud 及精神分析（psychoanalysis）。Freud 的觀點對大眾如何思考與談論動機及潛意識歷程有鉅大的影響。人們在日常生活的談話中往往普遍使用到像是否認（denial）、潛抑（repression）、與自我（ego）這些Freud 所提出的字彙，同時卻可能一點也不了解其意義。在過去一個世紀之中，Freud 的觀點在許多健康照護專業的訓練中不斷地發展與應用，也在於人格、發展、動機、潛意識以及心理衛生問題的治療等各領域，產生出具有心理學意義的爭辯。精神分析

是一套詢問的方法，一套心理的理論，也是一套治療的模型。

　　Sigmund Freud 生於 1856 年。在本世紀初前後的時期，他是維也那一名專精於神經學的醫生，他發現有些病人生理上的問題似乎是起因於早期情緒的創傷。Freud 對他早期的一位病人安娜小姐（Anna O）留下了一些記錄，她因為手臂癱瘓的問題而尋求Freud 及其同僚的協助，但她的症狀似乎找不出任何神經學上的意義。然而，藉由談話與催眠（hypnosis），Freud 看出她的問題可能有其心理成因。安娜小姐在父親臨終前在家照顧他，她總是習慣整晚坐在父親床邊；有天晚上，她將雙手背在椅背後睡著了，醒來後她感覺雙手刺痛然後就失去了知覺；她驚覺自己的雙手變得毫無用處。Freud 將這種情況稱之為「轉化型歇斯底里」（conversion hysteria），也就是一種心理上的害怕，轉化成一個生理或身體的問題。Freud 也發現，藉由幫助病人重新經驗其情緒，他們有時會痊癒。Freud 將這種情緒的釋放稱作宣洩（catharsis）。

　　精神分析取向（近來更普遍地被稱作心理動力取向）的治療師主要在於治療具有情緒問題的病人，如嚴重的焦慮或憂鬱。他們現在鮮少使用精神分析式的躺椅，但仍然主要與病人談論其記憶與過去記憶的鮮明處，特別是那些發生於早期孩童時代並且被潛抑下來的部份。潛抑（repression）不是一個意識裡的過程，而是自我（ego）用來保護自己免於外在具威脅性事件的機制。個體會被要求描述其夢境或是自發地對一些字詞進行聯想，這些浮現自潛意識（subconscious）的聯想，被認為透露出被潛抑的經驗而得以宣洩。在治療師的協助下，對這些受到潛抑的經驗加以重新詮釋，有助於病人獲得關鍵性的改變以了解自己與人我關係。

　　應用精神分析取向的問題之一在於，這個取向對安安的焦慮

具有太過廣泛的可能性說法，不論是將其焦慮歸因於在學校裡發生的一次事件或是一連串事件，似乎都顯得太過簡化。根據 Freud 的說法，焦慮是一種令人不愉快的狀態，來自於本我（id）、自我（ego）與超我（superego）三者之間的張力。本我指的是人格最基本的部份，關係到如食物與性這類本能的滿足；自我是人格中負責平衡本能需求的實現與社會所能接受程度兩者的部份；而超我則是社會良知。Freud 認為在孩童時期自我的發展要經歷一些階段：首先是口腔期（the oral stage），此時嬰兒從吸吮的活動獲得快樂；其次是肛門期（the anal stage），此時焦點在於如廁訓練，嬰兒可以選擇排放或忍住糞便，以獲得快樂或是討好或激怒母親；第三是性蕾期（the phallic stage ），此時快樂來自於外生殖器。再渡過潛伏期（the latent stage）之後，到成年期以前都是屬於青春期階段的生殖期（the genital stage）。

　　上述的發展階段在本書中只作了簡略的介紹，但 Freud 還進一步地描述發展如何固著在每一階段的可能性。例如，假設安安以猛抽菸的行為來控制她的焦慮，這可能表示安安的發展固著在口腔期，因為她總是弄些東西在嘴巴裏。在這個案例中，心理動力取向治療的目的之一，便是藉由修通（working through）某些孩童時期未獲得解決的方面，來協助安安渡過目前所固著的發展階段。治療中一項主要特徵，是著重在安安與父母的關係。Freud 提出，在性蕾期的發展階段裡（大約四到六歲）男孩會對母親產生幻想（伊底帕斯情結），而女孩也會對父親產生幻想；後者的概念似乎主要來自於佛洛依德與一群女性病患接觸的經驗，她們大多數都宣稱在孩童時期曾被父親性侵害。現代來說，對這樣的宣稱我們比較傾向於採信當事人的話，而不會認為它們是幻想。

　　就精神分析的觀點，除非安安能夠在與父母的關係中重新與

他們和好並修通這份關係，否則她的焦慮是不會痊癒的。或許安安在家中與學校無法為自己發言；也或許她的母親在家中的角色很傳統，以致於也不能站起身來對丈夫說話。精神分析師會協助安安洞察她焦慮的起因，並且改變她對焦慮的反應。Freud 親自進行的一個分析的實例在 Gross(1994, ch20)的書中有詳盡的記錄，便於讀者查閱參考。

精神分析是一個漫長的過程，接受這種形式的治療往往要費時數年，個案可能也會漸漸好轉並歸功於精神分析。然而大多數的人隨著生活環境的改變，都會設法克服他們遭遇的困難，學習新的替代方法以因應不同的情境。假如安安在六個月的治療後終於克服在公開場合說話的困難，我們將不易了解究竟是治療生效所導致，還是純綷由於環境因素已完全不同所導致。

練習題

若一個未經過精神分析取向特別訓練的健康專業人員，使用精神分析的方法來分析病人，你認為可能會有什麼樣的問題？試著找出成為一個精神分析或心理動力取向的治療師所必須接受的訓練。

Freud 過世後，其他的心理學者對精神分析理論做了一些修正，但基本上相信焦慮疾患必然在個體的發展過程中有其根源，仍依舊是心理動力取向治療的基本教條。對安安的焦慮採取心理動力觀點會產生的主要問題之一在於問題的焦點主要會放在個體潛意識過程，而不是在於情境因素。安安的問題可能會被認為是她神經質的人格特質導致易於焦慮的傾向，而事實上她的焦慮很可能只是因特定的情境的影響，像是在公開場合說話。一個心

理學家大概不會犯下這樣的謬誤，然而一個健康照護專業從業人員以世俗方式來使用這些心理學概念時，「貼標籤」的狀況就並非不常見，這可能會對病人造成一些不幸的後果；在第九章中會有部份的討論。

　　儘管少有結果，許多人仍試著以實驗性的方法企圖去檢驗 Freud 的理論，這對於目前精神分析在心理學中的地位產生了許多的爭論。批判者的觀點認爲，精神分析對人性採取過度普遍化或過度概括性的解釋，是很難去證明它有錯誤，因此精神分析並不符合健全科學理論的要求。再者，精神分析式的詮釋傾向於主觀性，如此也導致它的效度受到質疑。總之，精神分析對於不論心理學家或是非心理學家而言，始終充滿了爭議性。

人本取向

　　人本心理學起源於存在主義與現象學，它對於因果的解釋，相對於精神分析，較不感興趣。這種現象學的方法運用在心理學上是爲了去了解每個個體透視世界的獨特觀點，這些觀點有些部份來自於我們平常看待世界的一種理所當然的方式，透過仔細的反省，我們才能覺察到自己這獨特的個體如何看待世界。

　　人本心理學的焦點著重於此時此地(here and now)以及對自我的概念與感受。事實上，人本心理學強調「自我」（self）是個人有別於社會與家庭關係的一個獨立的部份，這樣的論調是具有非常濃厚西方色彩的。有些文化，例如中國與回教國家，強調的是人類集體的本質，以及他們自己深植於社會脈絡中的部份。在英美國家，個人的成功被認爲是做大事或賺大錢，而非在於關係長期的維持與交流，這或許正是可以說明日益增高之離婚率的原因之一。

　　最普遍被聯想到與自我的理論有關的人本心理學家是 Carl Rogers，他主要的工作對象是那些具有情緒困擾，卻拒絕接受盛行於 1950 年代當時的行為主義與精神分析取向的個案。取而代之的是，Rogers 探索個案主觀上對「自我」的了解，也就是此刻我認為自己存在的「我」（I or me）。事實上，我們很難真的去認識或了解自己真實的樣子；對某些人來說，找尋自己更是當務之急的事。**自我概念（self concept）**可以定義為一個人對自己的想法；然而事實上自我概念卻並非固定不變的，而是一連串不斷變動的狀態。一個人很可能在此刻對自己信心滿滿，而下一刻卻又變得毫不確定；也可能在某個狀況下覺得自己很好，卻又在另一個狀況下感覺自己毫無價值。Rogers（參見 Thorne 1992）說明了某些人如何對他們自己的判斷信心滿滿，而另一些人卻傾向於尋求他人的保證與自我評價。大多數的人都會因他人的同意與肯定而產生動機，Rogers 認為這是對正向積極的關懷（positive regard）的需求。

　　Rogers 也介紹了**自我實現（self-actualization）**這個概念。他認為這是個體之所以能夠在環境有所限制的條件下，促使他們成就發揮所有潛力的一種內在傾向。Rogers 強調，那些具有心理問題而尋求他幫助的人們也都表現出一種自然朝向成長與成熟的趨勢，這使他們有能力克服自己的許多問題。根據 Rogers 的說法，心理問題起因於孩童時期，被愛與被接納是依據他們的表現與成就的條件而決定是否被給予。他認為個人在**無條件正向積極關懷（unconditional positive regard）**的氣氛中才得以完全地成長；也就是說，父母全然地接納孩子本來的樣子（what he or she is），而非父母所期望孩子成為的樣子。當孩子知覺到自己的樣子與自己所想要成為的樣子時，有條件的愛將會造成孩子

在兩個自我之間感覺到衝突，這將導致孩子的低「**自尊**」
（self-esteem）（對自我價值的感受）。在安安的案例中，她的焦
慮可能來自於知覺到自己不能滿足父母對她在公開場合的表現
上所要求的高標準，這可能使得她因害怕父母對她的否定，而開
始畏懼在公開場合中任何形式的表現。

　　Rogers 相信，只要給予充分的自由與機會，人們可以自發地
透露出他們的憂慮，並且時常具有足夠的洞察力以確定自己對問
題的解決之道。Rogers 的這種治療形式稱之為**羅傑斯學派諮商**
(Rogerian counselling)或是個案中心治療法(client-centered
therapy)，目前在照護專業中正逐漸地在基礎照護工作中廣受歡
迎。羅傑斯學派的諮商員對個案採取不帶價值判斷、非指導性的
態度，並且表現出溫暖、同理心與個別關懷；諮商過程中治療師
不會企圖詮釋個案的問題，或是指導行為改變的方案，與精神分
析的方式大異其趣。這樣的技巧已經被護理人員或助產士等專業
廣為接受，然而實際上在諮商過程中很難做到完全地非指導性。

　　人本取向處理安安問題的方法之一，可能會請她接受學生諮
商，諮商員會給予充分的機會讓她徹底地談論心中對於在課堂上
被羞辱的擔心害怕；當她談論時，過程中她或許會開始對自己的
問題產生個人觀點的洞察，確認出自己的解決之道，並對自己感
到滿意。諮商員會鼓勵她重視自己當下的樣子，而非努力去成為
她所不是的樣子；只要她一旦對自己的觀感日益好轉，她就不會
再那麼擔心其他人怎麼看待她，於是她就能更有自信地起身對班
上同學發言了。

練習題

　　你認為非指導性的諮商是否很可能適用於所有對象，以

及所有問題呢？請與小組成員一起討論。你認為哪一種人最能夠從非指導性的諮商中獲益？哪種類型的問題最不能以諮商方式來解決？（當你在第三、四及六章中讀到心理學的其他部份後，請回到這個練習題再加以思考。）

　　我們對自己的概念得以發展的一個重要途徑，是將自己與他人作比較並建立我們自己所希望成為的樣子。**個人建構論**(personal construct theory)（參見第五章）的創始人 George Kelly 是一位傳統人本取向的心理學者，他使用**彙整方陣**(repertory grid)修訂出一套以確定個人與他人之間重要的比較方法。在安安的案例中，她會被要求選出生活中的重要他人(significant others)，然後使用**兩極化**(bipolar)（正向與負向）的描述（例如高或矮）去比較出自己與他們的相同處與相異處，她也能因此而知覺到自己當下的樣子，也就是她真實的自我(actual self)，與自己所想要成為的樣子，也就是她**理想的自我**(ideal self)。安安的方陣內容如圖1.1所示：

	自己的樣子	自己所希望成為的樣子	姐姐	好朋友
聰明(√) 駑鈍(×)	×	√	√	√
有吸引力(√) 平庸(×)	×	√	√	√
外向隨和(√) 羞澀(×)	×	√	√	×

圖 1.1　圖中的方陣裡是安安與重要他人比較後所得之正向與負向的結果

　　安安的方陣顯示出她覺得姐姐比她更聰明、有吸引力且外向隨和，也因此安安在這些方面可能感到自卑；她或許也認為她最好朋友比她更聰明且具吸引力。從安安在課業上的表現與交朋友的能力來看，她很可能對自己已經產生了不合乎現實的負向觀點以及低落的自尊。個人建構取向的治療師會鼓勵安安找出那些她想要再進步的方面，並鼓勵她在安全的治療氛圍中去發展並演練新的特質或角色，這樣做是為了使安安能有自信地自我呈現，並且在現實生活的課堂上也能更具信心。

　　Rogers 將自我實現視為一個過程，而 Abraham Maslow(1970)則認為自我實現是其他基本需求獲得實現滿足後的成就。Maslow的想法來自於他與愛因斯坦(Albert Einstein)與林肯(Abraham Lincoln)等人的訪談結果，他認為這些人已經充分地到達了他們潛能的發揮。Maslow 認為潛能充分發揮的特質是：接納自我與他人的本質，也就是不論真實我與理想我之間，或自我與他人之間都不存在著矛盾不一；包容不確定性的能力；富創造力；對事物的處理方法是問題中心(problem-centered)取向的而非自我中心(self-centered)取向的；且具有穩固的道德倫理標準。

　　在採納現象學的人性觀之前，Maslow 是一個橫跨了行為主義與精神分析學派的實驗心理學者，是第一流的先趨，他將自我實現的概念融入於他的「需求層級」(hierarchy of needs)，如圖1.2。Maslow 提出的人類需求模型是基於對不同文化的觀察，而這個模型也為護理專業中許多根基於需求的模型提供了一個基礎（例如 Roper, Logan 與 Tierney 的理論），同時在許多其他專業中也被廣泛運用作為對人照顧或是與人共事的方法；然而它卻未同樣地受其他學派的心理學者所喜愛，可能的原因或許在於要

支持這種來自於主觀性研究所發現的結果並不是件容易的事。需求層級的理論認為,低層級需求必須先得以滿足,高層級需求才能得以實現;而自我實現則是個人的成就得以實現後的最高點。

　　對安安狀況來說,很可能是她對自尊的需求未獲滿足,這會阻礙了她的課業表現;羅傑斯學派的諮商員會試著促進安安自尊的提升,使她能夠在課業上發揮出她的最大潛力。

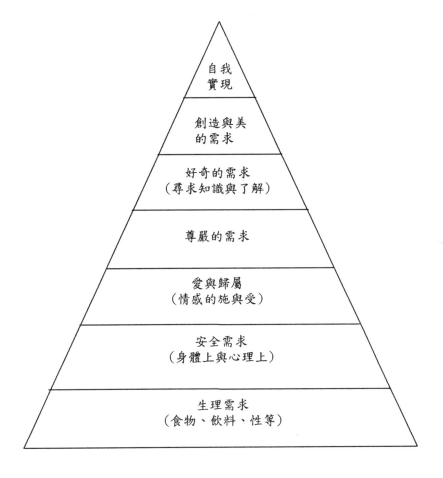

圖 1.2　Maslow 的需求層級(引自 Maslow 1970)

練習題

你認為自己現在處於 Maslow 階層的哪一部份？距離自我實現還有多遠？你是否曾有過可以被描述為「高峰經驗」的經驗？如果有，是在什麼情況下發生的？你目前還需要實現什麼樣的需求才能進入更高的階層呢？你要如何達成？你是否能容易地判斷自己目前所處的狀態在哪裡呢？

　　對人本理論的評估十分依賴你本身獨特的世界觀；如果你重視經過實驗支持的科學根據，那麼你會發現「自我」（self）理論並不能符合這些要求，然而直觀上它仍是令人感興趣。對健康專業人員而言，它的價值在於強調「了解不同個體可能以不同的方式經驗到像是焦慮這樣的困擾」的重要性。此外，人本理論也對人類提供了一種非病理學觀點的樂觀解釋；我們不再只是被當作是基因、早期學習經驗或是本能下的犧牲者，而是可以有能力持續地發展，直到我們感覺到自己已到達潛力發揮極致的境地。第三章裡對這些主題將有進一步的敘述。傾聽他人並提供機會去揭露其憂慮，這樣的需求在健康照護專業中已普遍被接受，目前許多諮商技巧的課程也持續地傳授著。

以其他取向了解心理問題

　　本章介紹了四種心理學家用以了解人類焦慮的普遍取向，選擇這些取向來加以介紹是因為它們對人類普遍存在的心理議題概念提供了鮮明的對比。現在，你可以藉此發現這些取向有著許

多的相似點與相異點；事實上有些取向的解釋與治療方式甚至是彼此相衝突的，企圖找出哪一個取向最具效果實在困難重重，因為幾乎沒有治療師是單一純粹地只採用某個取向的觀點與技術。許多的治療師將不同的治療法融合成所謂的**折衷**（eclectic）取向。研究指出，使用焦點集中取向的治療法（包括認知行為治療法）能帶來較好的治療效果（Shapiro and Shapiro 1982），而諮商則是用來處理相對較次級問題的最普遍方法。事實上這可能是由於病人會選擇與他們關係較好的治療師或是最適合他們個別因應類型的治療法（參見第六章）。

然而，假設安安數年前曾向醫師諮詢尋求鎮靜劑處方的治療，卻是最普遍的一種治療方式，這是基於醫療模型的觀點，認為焦慮是生理因素上不正常的反應。由於鎮靜劑抒緩了許多焦慮引起的生理症狀，它曾一度被視為是各種心理問題的解決之道。心理學家則長期地對此提出異議，認為鎮靜劑並未解決了真正的問題。然而我們必須加以確定究竟是因為對藥物的依賴還是由於**醫源性**（iatrogenesis，醫療因素所引發的副作用或疾病），才能停止大規模不分青紅皂白的用藥行為。即使在現代，藥商仍不斷地推出神奇的新藥或「快樂丸」（happy pills），作為大眾化處理焦慮或憂鬱等心理問題的解決之道，讀者需要運用智慧來決定自己如何看待這樣的治療方式。

本書也涵蓋了其他在別的教科書中也能找到的心理學方法，如生理心理學家研究壓力，並重視身體如何對壓力產生反應的身心變化；他們探究心理歷程與生理機制之間的交互作用，例如自律反應、血壓控制與免役系統功能，並測量伴隨著主觀上對於如焦慮的感受與知覺的反應，包括神經學上、內分泌與免役學上的。以安安的案例，生理心理學家會研究安安對焦慮的感受，

口乾舌燥及手汗的反應如何與可測量到的生理變化產生關聯；他們會問：「哪一個變化首先發生，是主觀上對焦慮的知覺還是身體的變化？」長期以來，生理心理學家想研究出是否慢性的焦慮會導致生理上永久性的改變，而造成例如高血壓等疾病。這種生理與心理歷程之間的相關性，稱之為**身心症狀**（psychosomatic）。身心疾患牽涉了身體與心理兩部份的相關性，卻不只是意味著說明兩者之間的因果關係。「疼痛」（pain）是一個很好的例子，第八章裡將有進一步的說明。

　　另外還有許多本書並未提及的理論，例如人格特質論；許多人或許對於「內向」、「外向」、「神經質的」、「精神病的」這樣的用語耳熟能詳，這正是由特質論學者包括 Hans Eysenck 等人所提出的，用來描述相對穩定的人格特徵。對於想要增廣心理學知識的人，對此或許會有興趣，然而本書之所以無法深入介紹並決定省略的原因是由於，這些理論對於健康照護專業上的應用具有它的有限性。雖然人格特質論提供我們便利的用語得以對特質加以命名，但是卻很少進一步地說明在健康照護專業領域中如何加以運用，這可能造成一些「大眾心理學」觀點對此有了錯誤的解釋。例如：將那些與安安有著相同困擾的人描述成內向神經質（這往往被粗略地解釋成情緒不穩定、過度擔憂、愛獨來獨往的人），對於健康照護專業並沒有提供任何有用的目的，因為這並未清楚地指出接下來該如何設法解決安安的問題。事實上，這些「標籤」更成為不作任何努力、自我設限的合理化藉口。

　　另一個說明個別差異，但本書亦未介紹的重要領域，是智力的議題。先天本質與後天養成之爭，即基因決定或是養育過程的因素影響標準化智商（intelligence quotient, IQ）的程度，即使是在 1990 年代仍是個重要的議題。雖然有許多的研究證據已

顯示出兩者之間交互作用都影響了智力的成就，但這兩個因子究竟該如何取得平衡的問題仍持續不斷如火如荼地爭論著。當然，這些議題的重要性是在於種族關係，因為任何內在差異的意義都可能導致歧視。許多人由於過低的期望而不能完全地發揮潛力，也有許多人因自我實現的預期而獲得成就。安安似乎就是自我期望過低的一個案例。

　　發展取向也是另一個主要的心理學觀點，在第七章中我們會將它與健康議題一同檢視。心理學家對於人，從嬰兒時最早與父母之間形成的社會關係，到老年時面臨朋友與家人的死去而喪失這些關係，這整個人生全期有著濃厚的興趣。對每一種人類所具有的功能而言都有一個發展上的觀點，例如：一個新生兒能看到多少程度？孩童如何學習語言？心理學家一直以來不斷地提出更多的問題，有時也作出了回答。如同在智力的議題上所具有的爭議一般，發展領域中一項主要的爭議之一在於：發展究竟是受基因遺傳的影響程度較大，還是受環境因素（例如所受教育的類型、父母溫暖的撫育經驗及個人所成長的文化背景）的影響的程度較大。如果可能對安安的發展過程仔細地分析，我們或許能將安安的缺乏自尊，追溯到她的基因組成與撫育過程的交互作用結果，前者對安安灌輸了不確定感使她不能了解自己的處境，後者則是沒有提供安安所需的一致性與安全感而使她不能良好地適應。事實上，我們只能對安安的過去作出推論。

　　最後，對健康照護專業而言很重要的一個心理學領域是社會心理學，有時它也與社會學有著重疊之處。人類與其他許多動物一樣，都生活在一個複雜的社會系統中，健康服務是其中一個複雜的組織，需要許多不同的人以多重專業（multidisciplinary）模式的團隊共同合作，我們都受到自己與其他包括同事、病人及

其家屬的互動所影響。社會心理學關係我們的日常生活，與他人之間的互動，以及我們解釋與了解事件的方法。第九章裡將會探討這些社會過程並檢視它們與健康服務傳遞的關聯。

什麼是心理學家

精神科醫師與心理學家之間的差異

　　本章的最後這個部份是為了幫助讀者分辨在健康照護專業中不同的專業人員與各類型的心理學家，以及健康照護服務的傳遞。

　　精神科醫師是合格的醫生(medical doctor)並專精於對具有心理健康疾患的人作出診斷及進行治療，對於心理健康問題較傾向於器質性的觀點，但也不總是如此。他們普遍地使用各種的治療，包括藥物治療；有時也採取生理上的介入，像是電痙療法(electroconvulsive, ECT)。比較起來，心理學家會主要先以心理學方法完成初級的工作，再進一步採取專門的教育計劃（例如臨床心理學、教育心理學及職能心理學）。這群心理學家關心的不只是對個人提供評估與協助，也對團體或組織提供建議。除了從事學術研究的心理學家，在諸如道路交通研究、犯罪心理學及資訊科技等領域，我們也能發現各種應用心理學家。健康心理學正屬於一門新興的應用心理學，它所關心與研究的是健康與生活品質的提升，疾病的預防，以及復健的過程。

教育心理學家(Educational psychologists)

　　教育心理學家通常在學校工作，同時具備合格教師及專門技術心理學家的身分，主要在對於具有特殊教育需要的孩童進行衡鑑的工作；透過仔細的衡鑑，心理學家會針對孩童所需的協助與資源提供具體的說明。例如，有些在課堂上無法集中注意力的孩童（通常是男生），往往會在上課時站起來到處走動，並且說話或大叫打斷課程的進行；這些孩子有時被貼上「過動」(hyperactive)的標籤，他們的行為會干擾老師與其他同學的注意力，也意謂著他們被教導得很多卻吸收得很少。心理學家已經發展出特殊的學習計劃來幫助這些孩子，並且與他們的老師及家長共同合作來針對這些孩子的行為達成有效的控制。

職能心理學家(Occupational psychologists)

　　職能心理學的目的在於了解人們於工作時如何發揮功能，他們會提供一些選擇的程序，這些程序往往是利用心理測驗來區分出一些特徵，像是性向與誠實度。職能心理學家也從事工作場所環境的研究，例如他們可能被邀請到加護病房(ICUs)中，針對病人的監視器與警鈴如何作出最好的放置提出建議。此外，職能心理學家也對組織管理與變動處理有所貢獻，目前在健康照護專業所有的層級上，這也是教育訓練的一個核心元素。

　　許多的研究是關於護理人員及其他健康專業人員在職場上，包括轉換工作，所承受的壓力；健康照護專業中這個部份被認為是充滿壓力的，對來自於職場因素進行壓力管理的相關知識對健康照護專業人員來說，將會大有助益。第六章的結尾會有更多的說明。

臨床心理學家(Clinical psychologists)

　　臨床心理學家大多於醫院、一般外科、社區診所或私人方式執業，他們需要接受三年額外的教育，以了解衡鑑、照護以及心理健康疾患的預防與治療。臨床心理學用來幫助個案的方法相當廣泛，大部份的臨床心理學家都善於針對特殊團體工作，像是老人、學習障礙者或是具有急性或慢性心理健康問題的對象。舉例來說，臨床心理學家可能扮演一個處理青少年物質使用問題的多重專業合作團隊的一份子，他們貢獻出本身關於青少年發展、成癮的歷程、行為治療技巧與諮商技巧的特長。臨床心理學家大多會稱自己為科學實務工作者(scientist-practitioner)，也就是說他們熱衷於運用心理學的理論與研究來幫助個案。近來，臨床心理學家更投入了生理疾病的處理，也參與了設計與執行預防及復健計劃，例如心臟病的問題。此外，有些臨床心理學家在於提供同事心理支持與教導壓力管理技巧方面，也扮演了重要的角色。

健康心理學家(Health psychologists)

　　健康心理學家是晚近新興的一個獨特的團體，他們在健康心理學方面接受了更高級的訓練，不同於臨床心理學家的是，他們的訓練不是以實務為基礎的；但事實上，許多的健康心理學家要不就是同時為臨床心理學家，再不就是具有較多健康心理學背景的健康專業人員。他們的專長在於了解初級、次級與三級預防中影響健康行為如何改變的因素，壓力與壓力管理以及健康照護專業中的溝通議題。健康心理學家透過研究或會談來運用他們的專業知識，然而他們並不會如臨床心理學家一樣執行個別治療計

劃。正當我們日漸強調需要經由健康教育的推行來有效改進健康習慣的同時，健康心理學又恢復了它昔日的重要性，這或許不是甚麼巧合吧！

摘要

▸ 心理學是一門研究行為與心理歷程的學問
▸ 心理學研究的重要性在於了解我們工作的對象與我們自己
▸ 了解心理學觀念與原則是重要的，以便能正確地解釋與運用
▸ 第一章介紹的四個取向：
　　—行為主義
　　—認知心理學
　　—心理動力理論
　　—人本論對「自我」的觀點
▸ 生理學、發展及社會學方法亦應用於心理學原則中
▸ 不同類型的心理學家服務於不同的健康照護事業及環境

延伸閱讀

Any introductory textbook in psychology will provide more detail about the approaches presented in this chapter.

Atkinson, R.L., Atkinson, R.C., Smith, E.E. and Bem, D.J. (1993) *Introduction to Psychology*, 11th edn. Orlando, FL: Harcourt Brace Jovanovich.
Bernstein, D.A., Clarke-Stewart, A., Roy, E.J., Srull, T.K. and Wickens, C.D. (1994) *Psychology*, 3rd edn. Boston, MA: Houghton Mifflin. Chapters 1 and 2.
Gross R.D. (1992) *Psychology: The Science of Mind and Behaviour*, 2nd edn. London: Hodder and Stoughton.
Hayes, N. (1994) *Foundations of Psychology*. London: Routledge. Chapter 1.

第二章

了解健康與病痛

導論

疾病與病痛

理論的觀點

  人類學觀點

  社會學觀點

大眾對病痛的了解

健康行為的社會認知模型

  健康信念模型

  行為策劃論

社會認知模型的優缺點

提供有關健康的建議

摘要

導論

　　一個人有沒有可能患有疾病卻又感覺自己健康呢？有沒有可能感到不舒服卻又沒有疾病？人們如何決定接受如篩檢這樣的健康照護行為呢？本章將會討論到這些部份以及其他關於人們如何了解健康狀態與病痛狀態的問題。相對於健康專業人員，大眾對病痛的描述，連同文化因素對這些病痛的歸因，也一併被考慮在內。許多跨文化研究的範例被列舉出來說明對疾病的認識與歸因在因果關係上的差異性。本章的第二部份重點將介紹那些預測有關健康行為的心理學模型，我們將討論這些模型的基本假設，並評估它們與健康照護的相關性。

疾病與病痛

　　在本世紀西方社會中，醫療仍是處理健康與疾病的主要模型，它的焦點放在器質性的病理型態，也就是所謂疾病(disease)的型態；舉例來說，糖尿病可以透過某些化學跡象得以指認出來，例如血糖指數的升高。雖然疾病事實上是抽象的東西，但不論它們發生在哪裡都被認為是可以指認出來的。無論是在英國或是巴布亞新幾內亞(Papua New Guinea)，糖尿病都被視為具有相同的本質。醫療模型並未考慮人們賦予疾病的意義或是人們如何處理疾病。比較起來，病痛(illness)所指的就是人們對疾病的主觀經驗，也就是根據個人對一系列症狀所賦予的意義。總而言

之，疾病是器官所有，而病痛則爲個人所有。在醫療模型中，傳統上健康被認爲是沒有疾病。

理論的觀點

人類學家、社會學家與心理學家對健康與病痛以相當不同的角度有著不同的概念，下文將會提出許多的內容以了解所謂的健康(health)與病痛(illness)。

人類學觀點

人類學所研究的是處於自身文化團體中的族群。在本世紀初，種族與文化被認爲分成「文明的」與「原始的」；西方生物醫學被視爲客觀而理性的，相較之下，原始文化的醫學則是基於魔術、儀式和宗教。這樣的觀點在現代則被認爲是武斷而種族中心的(ethnocentric)。現在，人類學家則提出，醫療體系是由社會中的文化信仰所發展出來的，所以西方醫學被視爲只是許多其他醫療體系中的一種。此外，一個社會中對健康可能有廣泛的信念；舉例而言，在英國人們會採用互補式治療(complementary treatments)、正統醫學的治療(orthodox medical therapies)以及家傳的偏方療法，而這些治療對病痛的起因，有著相當不同的信念。令人感興趣的是，生物醫學醫師(practitioners of biomedicine)究竟是如何懷疑其他的醫學觀點，而對其治療者或醫師作出歸類，例如將順勢療法(homeopaths)當作「庸醫」。Kleinman(1980)認爲，文化爲人們提供了思考症狀的方法，這使

得人們得以決定將哪些問題視為病痛，並且知道該如何處理。

【焦點研究】

「壓力大」(high-pertension)：生病的一種大眾模型

高血壓(hypertension)指的是血液的舒張壓與收縮壓都持續維持著升高的狀態，是一種嚴重的狀況，可能會造成潛在的嚴重後果，像是中風和腎臟疾病。不幸的是，高血壓的情況是毫無症狀的，除非測量血壓，否則人們很難知道血壓是否升高了。西方醫學使用藥物降低血壓卻也造成許多因藥物治療而令人不舒服的副作用。一份人類學研究報告針對居住於紐奧良地區六十歲的非裔美國老年婦女的信念進行研究(Heurtin-Roberts 1993)，這些婦女被區分成高血壓與壓力大兩種情況；她們認為，高血壓是一種「心臟與血液永久性的疾病」，起因於不當（油膩）的飲食與遺傳並導致較小程度的壓力，透過抗高血壓藥物的治療可以獲得改善。相較而言，壓力大則被認為是「神經暫時性的疾病」，起因於壓力、憂慮及憤怒。她們對於這樣的情況也看出了一個結構性的模型：當壓力突發時，身體裡的血液會直衝腦門；她們也能回憶出生活中造成壓力大的一些特別令人感覺到壓力的時刻。此時為了降低壓力所作的處理，就會是建議人們遠離人群或放鬆自己，而不是接受藥物治療。壓力大被當作是來自人們與環境產生敵對的交互作用結果。許多的離婚婦女生活在貧窮、不適的生活環境，有著一份薪資微薄的工作。Heurtin-Roberts 主張壓力大是這群婦女在社會

環境中發現自己遭受挫折的一種表現。其中一位婦女說
到：「我的家庭中有許多人都有高血壓，但我是唯一一
個壓力大的。高血壓是遺傳而來的，壓力大卻是起因於
神經；隨著年紀愈來愈老，壓力大的問題也就每下愈況。
我想每個人隨著年歲增長，問題也會愈來愈多。」

社會學觀點

　　早期的醫學社會學家認為西方生物醫學是百利而無一害
的，並且強調它在於照護病人工作上的功能與角色。
Parsons(1951)用「權利與義務」來描述「病人的角色」：
病人有權利：
◇卸下他們平常的社會角色
◇接受照護
病人有義務：
◇遵守醫療建議
◇儘可能地康復
　　後起的理論學者對西方醫學則加以批判，轉而特別強調社會
與醫療之間的權力關係。例如，Illich(1976)提出一份對美國醫
療機構的評論，他認為美國的醫療機構對日常生活已經造成了病
態化(pathologizing)的衝擊，這儼然成為一股潮流，使得社會
問題，甚至是日常生活事件，像是嬰兒出生、更年期與臨終等，
都要以醫學考量來重新定義，這可能會造成各式各樣的結果。舉
例而言，過動兒會被送去接受醫療處置而不會留在學校被處罰；
然而同時，這些孩子也會因此被認為精神有問題而長期地接受醫
療，而不像過去，他們只是充其量被認為是不乖而已。Zola(1972)

指出了四個我們日常生活中已受到醫療化（medicalized）的部分：

◇ 私生活的醫療化——我們不斷地被灌輸關於飲食、運動與性行為的建議。

◇ 醫療對大眾生活的影響——例如，乘車時強迫繫上安帶，搭乘大眾交通工具時禁止吸菸。

◇ 醫療對程序的監控，例如開立處方或是允許接受特殊專業服務。

◇ 醫療對於「禁忌話題」領域的優權支配，像是兒童虐待。

練習題：健康資訊

選一份報紙或是資訊雜誌，仔細地記下裡面提供的所有健康資訊。你可以將這些資訊分門別類加以整理，並賦予標題，像是飲食、運動、降低壓力等。這些書報提供了哪些類型的資訊？這些資訊有些什麼建議？這些資訊又是以什麼假設為基礎的？有沒有任何資訊是相互矛盾抵觸的？你認為人們會有多少心思去注意這些資訊？

另一個社會學的觀點則是放在社會建構論，強調的是人們在尋找及思考對生病的解釋過程中所扮演的角色。例如，「過動」這個字眼本質上是用來描述非常活潑、坐立不安、缺乏注意力的孩童；對一群症狀貼上這樣一個標籤是有意義的，因為這決定了我們及其他人後續的行為與態度。以過動為例，父母可以因此除去心中的罪惡感，能夠以生病的角度來看待孩子的行為，而不是將它歸究於自己失敗的管教。數年來，社會已改變了所謂生病的觀點；過去著名例子像是漫遊癖（drapetomania）（意指奴隸逃跑

的傾向）或同性性行為，這些在 1990 年代已不再被視為「病」
(illness)。然而相對地，像是經前緊張(premenstrual tension,
PMT)或是「男性更年期」(male menopause)的新狀況也出現了，
像這樣的診斷究竟有何優缺點呢？

　　定義健康與生病在生物醫學的角度上似乎並不是一件關係
正確或錯誤的易事，人們無法對它們採取可以使用的廣泛解釋。
一個人可能此刻正在學習生物醫學理論對疾病成因的看法，卻也
可能將從家人對疾病的解釋中了解到大眾理論（或稱通俗模型）
的看法。我們往往不知道自己對生病的一種視為理所當然的理論
觀點。

練習題

健康狀態是什麼意義？你為何是健康的？寫下所有你想
到的理由，也問問家人包括父母與祖父母。看看清單上
有何不同？為什麼是這樣？

Stainton Rogers(1991)針對英國成人對健康與生病的解釋
進行研究，她將之整理分類為八個範圍：

1. 身體機械說。生病是功能不良的狀態，需要由醫生加以修
   復，例如手術。
2. 身體受困說。人們會受到環境（污染）、現代生活壓力以
   及細菌的威脅，例如有些人認為氣喘是受空氣污染影響所
   導致。
3. 管道不公說。這個論調關心的是資源與健康照護機構不公
   平的分佈。當前關切的一個問題是，相較於專科醫師
   (doctor)，實習醫師(GP)為了設法維持自己資金的來源，是

否能爲病人更快更好地爭取或轉介醫院機構。

4. **文化角度對醫療的批判**。這個觀點出自社會學模型，強調社會中權力與壓迫的角色。例如 Ann Oaklay 等女性主義作家就說明了醫療機構如何不能重視一個懷孕婦女作爲一個母親的經驗，因爲「專家」對於懷孕與嬰兒出生的專業知識被認爲是產科醫生的勢力範圍。

5. **促進健康說**。這是由英國政府提出的「國人健康報告書」（DOH, 1992a）所提倡的訊息，認爲健康的生活型態能避免疾病。雖然在此並未多提關於實際情況的限制，像是新鮮蔬果的價格，人們仍被鼓勵去做有益健康的選擇。

6. **堅守個人主義說**。這個觀點認爲個人的權利遠比對疾病的害怕來得重要。這個說法常被吸菸者用來對於個人在公共場合抽菸的「自由」受到限制的事提出異議。

7. **神能說**。這個觀點認爲健康是精神上的健全且受到神的保護，並提出禱告與信心是痊癒的重要因素。

8. **意志全能說**。這個個人主義的健康觀強調了人應負起道德上的責任以維持健康。在健康照護中這是非常具爭議性的，例如醫生拒絕治療那些不肯戒菸的心臟病患者。

讀者可能會進而將一些解釋拿來與上一個的練習題中所發現的性質作一比較。Furnham(1994)根據上述八種說法發展出一套問卷，並發現人們一般相信自己的健康是受到心理本質與健全、健康服務的管道、工作與生活條件、社會與文化議題以及命運與宗教因素所影響。

大眾對疾病的了解

　　人們如何了解症狀？Helman(1978)認為人們應對自己提出一系列的問題：

　◇發生了什麼？

　◇為何發生？

　◇為什麼發生在我身上？

　◇為什麼是現在？

　◇如果不處理會發生什麼事？

　◇我應該對它做些什麼？

　◇我應該向誰諮詢以獲得進一步的協助？

　　試著想想像是頭痛這樣的一般性症狀以及關於了解頭痛有何意義的過程可能會是怎樣。對症狀的解釋來自於內在感覺、社會環境所提供的資訊，如別人的看法，以及過去對頭痛與生病的經驗。首先，必須覺察生理上的改變，像是頭腦裡的跳動感，這樣的現象可能必須達到某種臨界的程度，或是持續了一段時間後，才可能覺察得到；然後得以稱之為症狀並加以確認，接著為它找一個理由。如果這時你剛好坐在一台會發出噪音的動力船上，你可能只期待快點解除頭腦裡的跳動感。你也可能會認為這樣的跳動感是由於舞廳裡的大音量，並且一點也不會認為自己是病了，而會認為自己玩得很高興。然而，如果你坐在家中，頭腦裡正在跳動著，你可能就會想想接下來該怎麼辦了。你可能會決定什麼也不做，因為從過去經驗中你知道頭痛早晚會自己好；或者，你會吞下一兩顆阿司匹靈(aspirin)。你對自己的治療很可能是基於自己所歸因出的因果關係，也就是自認為最可能的理

由：菸抽太多就多呼吸點新鮮空氣，因緊張而引起的頭痛就好好
洗個澡放鬆一下等。當然如果頭痛得很嚴重或持續了一段時間，
你可能會開始擔心了起來。你可能會把頭痛與自己先前的經驗或
是他人的經驗作個比較；當然，我們很難真的知道別人的症狀有
多糟，因此很難真正地比較。接下來，在你尋求醫療協助之前，
你或許會先詢問家人或朋友的意見，到藥房去買更有效的藥。在
人們到醫院之前，通常已經經過了很長一段了解自己症狀的思考
過程。然而，人們的歸因與了解可能與醫學上的解釋十分不同，
這有時也造成了許多的誤解與不必要的挫折。

　　有時人們選擇忽視他們的症狀，可能是因為他們害怕或不了
解這些症狀所代表的重大意義，這對於治療結果的成功性潛在著
重大的影響。這裡有一個乳癌的案例，當癌細胞還不大並且還沒
擴散到乳房以外的部份時，早期的治療使得治癒的希望大大地提
高。健康專業人員能幫助人們確認潛在的嚴重症狀，並鼓勵人們
尋求醫療協助。然而健康專業人員也希望協助人們確認出次要的
病痛，像是受寒或流行性感冒，以期能夠在家中利用簡單的補救
方法作最好的處理。

練習題

> 人們是如何決定導致疾病或病痛的因素？是什麼因素造
> 成受風寒、流行性感冒或乳癌？現在請向你先前要求為
> 健康下定義的同一群家人詢問，看看自己與他們的清單
> 上有沒有任何的差異？為什麼有那些差異？

　　比起健康專業人員，一般大眾通常給予病痛很多不同的理
由，這些「通俗的解釋」（lay representation）似乎具有五項元

素(Levental and Nerenz 1982; Lau and Hartman 1983)。對護理人員與治療者而言,了解病人可能尋求與下列五項元素有關的每一種訊息是重要的:

1.認定(Identity)——疾病的名稱。

2.結果(Consequence)——我將會發生什麼事?

3.時刻表(Time line)——病痛持續的時間。

4.原因(Cause)——它爲何會發生在我身上?

5.痊癒(Cure)——我能對它做什麼?

認定(identity)指的是由醫師所給予的一個標籤或疾病的名稱。一般在不了解究竟自己是怎麼了的情況下,是很讓人擔心的。許多病人到了醫院檢查他們的症狀,我們應該了解的是病人很可能非常擔心檢查出來的結果;矛盾的是,有些病人會感覺鬆了一口氣,即使他們被告知的可能是像癌症一樣潛在地會威脅生命的診斷,因爲他們發現長期的不確定感是很難以忍受的。有些疾病像是多發性硬化(multiple sclerosis)是很難作出診斷的,在症狀出現到能夠明確地下診斷之間,經常得經過長時間的拖延。在這段拖延的時間裡,病人往往會主動地爲他們虛弱、含糊的話語或是視覺障礙等奇怪的症狀找出意義。對他們而言,知道自己並非懶惰或瘋狂,往往令他們較爲安心。這些議題在第八章談到慢性疼痛的部份會再強調。

一旦疾病得以確認後,人們就會開始想到結果(consequence),這對於護理人員、助產士及治療師在幫助人們了解未來將會如何,具有相當的重要性。在某些像是多發性硬化的情況中,很難去預測神經學上殘留下來的損害究竟到達何種程度,對病人及家屬真正有幫助的是向職能治療師詢問並學習一些有助於日常生活便利性的輔助。與疾病的結果相連接的,就是時

刻表（time line），或說是預期病痛會持續的時間。我們時常可以很有信心地預測感冒受寒會在幾天之後好轉，但是像多發性硬化及許多其他的慢性疾病，是幾乎無法告訴每一個個別的病患他們將會如何，我們充其量能給予的是他們將會喪失能力的可能性評估，然這樣的資訊對每個病患個別程度的狀況而言實在沒什麼太大的幫助。

人們時常也想知道自己疾病的原因（cause），他們會主動地去尋找意義，即使醫學上對病因是不確定的情境下。據了解，乳癌患者時常會問「為什麼是我」的問題；幫助人們對病因有所歸因是有助益的，因為這使得人們感到對其生命還能掌控，同時也較不會感覺無常的事件足以改變全世界。個人的控制感以及拒絕接受命運可能是西方世界的一種現象；在一份針對英國人對於目前及未來健康信念的研究中，大部份人都強烈地否認機會、命運或超自然力量（例如神）對他們健康有所影響(Furnham 1994)。

【焦點研究】

文化因素對於知覺到疾病的影響

Baider 與 De-Nour(1986)針對十位居住於以色列的回教阿拉伯婦女做研究，她們都患有乳癌，也都已經做了乳房切除術(mastectomy)的治療。研究者對這群婦女進行訪談，以找出她們對於乳癌這個疾病的病因作何歸因。為了了解她們的反應，對阿拉伯回教文化有粗淺的認識是重要的。回教國家的信仰系統重視宗教、傳統、家庭單位以及性節制規範，其中重要的一個面向是對宿命的概念。以下是這群婦女提出的一部份歸因：

◇神給予我們身體，也取走它；這是理所當然的。

◇命運已記載在經典中，例如人何時出生、何時死去。

◇決定宿命的權力不在我們手中，任何一個人包括醫生都無法幫助我們，因為這是超越人類的決定；病痛是我們宿命的一部份。

◇是神的意志要事情發生在我們身上，而我們只是在此順從祂。神與我們同在，而我的命運屬於祂。

　　最後，人們會判斷疾病如何痊癒（cured），或是自己要如何從疾病中康復；健康專業人員能提供治療的資訊，例如許多人就會對癌症感到十分沒希望而低估了它的治癒率。在此，慢性疾病的例子也做了很好的說明，人們雖然不能治療慢性疾病，但卻可以使病況獲得良好的控制。Lau 與 Hartman(1983)提出對於生病與康復的歸因，可能循三個向度形成概念：**穩定性**(stability)、**控制觀**(locus)**與可控制性**(controllability)。**穩定性**指的是症狀隨著時間相對的持續性；**控制觀**是關於個人對知覺到的問題來源所作的歸因，不論是內在的（自己造成的）或是外在的（由於他人或環境造成的）；而**可控制性**則是對個人控制疾病或病因之能力的覺知。設想一個人受了寒，他可能會認為雖然流鼻水與喉痛令人不舒服，但幾天後就會消失（穩定性向度）；他可能會認為自己之所以受寒是因為有個晚上整晚與一群都在打噴嚏咳嗽的朋友在一起所造成的（控制觀向度）；然後他可能相信自己為了去除受寒感冒所能做的事不多（可控制性向度）。這些概念在第四、六與九章中有進一步的發展。

　　很重要的是，記得當我們在面對病人時，不能假設他們一定會接受我們對病因的看法；同樣的，我們也不該認為其他角度對

生病的了解是錯誤的，因為那些角度並不在西方生物醫學的架構下。引導出病人對於病痛的解釋來作為整體評估的一部份是有助益的，即使你們可能會想要將醫學上對於病人疾病的了解提供給他們作為解釋的一種，但病人的解釋仍應被接納而不被嘲笑。

健康行為的社會認知模型

　　人們從健康專業人員那裡獲得許多的建議，卻不總是會加以留意。你會抽菸嗎？會吃垃圾食物嗎？有維持規律的運動嗎？我們時常知道哪些行為是避免疾病、維持健康生活所必需的，然我們仍然不會總是聽從這些建議。為促進健康的提升與健康教育能有實質的效果，了解究竟是哪些因素影響了我們對健康行為決定是有好處的。本章的第一部份已經提供了人類學與社會學角度對人們如何解釋健康與病痛的重要背景，第二部份則會檢視那些企圖預測人們如何決定生活型態與改變影響健康行為的心理學模型。兩個具影響力的社會認知理論將被概略地提出來討論。它們被稱之為社會認知理論（social cognition theory，或稱 sociocognitive theory）是因為它關心的是人們在社會情境中如何思考健康議題，並作出決定。

　　健康心理學家特別對於信念與意圖對有關健康行為的決定過程有何影響感到興趣。以下概略論述的兩個模型是基於假設人們會根據理性、意識的選擇做出行為。

健康信念模型(Health belief model)

　　健康信念模型（HBM, Becker and Rosenstock 1984）是最普遍的模型，於 1950 年代首先由 Hochbaum 所發展出來的，用以了解為何許多人忽略肺結核病的胸腔 X 光篩檢（Rosenstock, 1974a）；這個模型在之後也經歷了多次的修正。

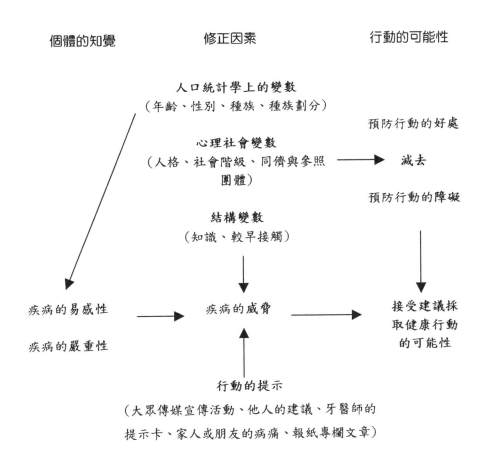

圖 2.1　健康信念模型(引自 Becker and Rosenstock 1984)

　　如圖 2.1 所示，健康信念模型提出個人採取健康行動（如戒菸、多做運動或接受篩檢）的可能性取決於許多變數的影響。個體的知覺仍基於個人對特定疾病的**易感性**以及患病後在身體與社會方面產生結果有何**嚴重性**的認知；這些部份又受到了三項修正因素的影響：人口統計學的特徵（如年齡、性別、人種與族群）、心理社會變數（如人格、社會階級、同儕與參照團體）與結構變數（包括知識與對疾病的先前接觸）。這些因素綜合起來影響了個人對疾病威脅性的知覺。此外，人們還需要行動的提示，如提升健康的建議、大眾傳媒的宣傳活動、報紙專欄文章、牙醫師的提示卡或是家人朋友的病痛。然而，個人採取促進健康行動（如改變習慣）的真正可能性，卻是要看「預防行動的好處」減去「預防行動的**障礙**或成本」而定。在下文卡蘿的案例中，將會舉例說明這些部份如何組成產生有效行動的方法。

個案研究：卡蘿

　　卡蘿是一位 52 歲的秘書，任職於合法的公司，她今天早上接受了建議準備去做乳房 X 光攝影(mammography)篩檢來檢查是否罹患乳癌。是什麼因素促使她去接受檢查，又可能是什麼因素使她不去這麼做？

威脅

　　易感性——她是不是相信就自己個人而言是很可能罹患乳癌？她或許認為乳癌是嚴重的，但不可能發生在她身上；然而如果她的家族好幾代的婦女都有乳癌的疾病史，那麼她可能就會認為自己很可能也會有乳癌。

　　嚴重性——如果她罹患乳癌，她會認為結果有多嚴重？卡蘿可能會認為如果乳癌需要的是乳房腫塊切除(lumpectomy)

而不是乳房切除的話，那它可能就沒那麼嚴重。

人口統計學上的變數－卡蘿的年齡（例如 24、48 或 74 歲）對於她對威脅性的知覺有什麼不同的影響？

心理社會變數－卡蘿的參照團體中有誰？這對於她對疾病威脅性的知覺或採取行動的可能性有什麼不同的影響？

結構變數－卡蘿了解篩檢的理由嗎？

行動的提示－如果卡蘿的阿姨已死於乳癌，這或許意味著她也很可能發生一樣的狀況。

損益分析

好處－她可能相信自己重新確認後並沒有罹患乳癌；或者，如果她真的患有乳癌，她會對於在早期階段接受處理而治癒感到有信心。

障礙－包括約診時間與地點的不便利，感到尷尬，堅信乳房切除術一定很痛，或是害怕會發現什麼不對勁。

所以，究竟有何可能性使卡蘿接受乳房切除術呢？研究證據（Rosenstock 1974b)顯示最重要的影響變數是疾病的易感性（如果人們並不覺得自己具有風險，就不可能採取行動）以及相對於障礙下的利益。雖然，害怕發現有什麼不對勁對於人們接受篩檢可以是一項很大的障礙，但是這一部份在許多根據健康信念模型所設計出的問卷中卻是被省略的，例如：Champion(1984)為了檢視健康信念模型對於乳房自我檢查的功用，在她所設計出來的工具中省略了發現硬塊的害怕這項變數。

健康信念模型原本是設計用來了解二級預防的行為，例如接受篩檢與順從醫療處置，這說明了此模型的焦點在於疾病上。此

後，這個模型也被應用在初級預防，以試圖說明各種有關健康的行為。其中一個重要的問題在於，大多數影響健康的行為（如抽菸、飲食、運動及性行為）並非主要受健康結果的影響。人們會從事這些行為是因為從這些行為當中得到快樂，卻不是因為這些行為有益；而人們可能不願改變這些行為是因為現在有人告訴他們這些行為有害。因此，健康信念模型對於這類型的行為及其改變所提出的說明可能就不太切題。此外，研究證據也顯示人們對於哪些行為對他們有益或有害，概念其實很模糊。在一份婦女乳癌的病因及治療有何想法的研究中（Payne 1990），人們認為改變飲食習慣與降低壓力，就如正統醫學治療一樣重要，因此他們會採取的行動未必會是健康專業人員所認為最理想的行動。

練習題

試著將健康信念模型應用在一項不久後自己打算改變的健康行為中。建議項目有：去牙醫診所做檢查、參與體育課或運動、少喝一點酒。仔細透過健康信念模型做做看並記錄下每一部份，然後觀察自己的行為，你的行為與你的分析相符嗎？如果不符，是為什麼？

行為策劃論(Theory of planned behaviour)

行為策劃論（TPB, Ajzen 1991）與健康信念模型一樣，都是近二十年間發展出來的，然而與健康信念模型不同的是，行為策劃論是為解釋所有行為習慣而設計的，例如買車或挑選襯衫。原本，「理性行動論」（theory of reasoned action, TRA；Ajzen and

Fisbein 1980)包含了兩個變數：個人對行為的態度以及主觀的標準（其他重要的人會認為我該做的事）；這兩個變數直接與行動的意圖(intention)有關。這個理論後來加以擴大（參見圖2.2），涵蓋了個人所能覺察到的控制力(perceived personal control)這個部份（如果我想做，就會去做）。

行為策劃論假設行為是受自由意志所控制。如圖2.2所示，執行一個行為的意圖被認為是行動立即性的決定因子；而意圖(intention)則是受三個因素所決定：一、對行為的態度（attitude towards the behaviour），也就是對行為的好壞簡單地作價值判斷；這些態度又植基於對行動結果的想法與評估。二、個人主觀標準(subjective norm)與社會規範(social norm)對個人的影響，這是指個人主觀地對於關係這個行動的重要他人之期望所抱持的想法，也結合了個人順從這些期望的動機。三、個人在自己身上對這個特別的行動感受到多少個人控制力(personal control)的評估，這部份與自我效能以及控制觀這兩個概念有相當密切的關係，在第四章與第六章中將有進一步的考量。這是基於評估內在對於採取行動的影響（包括具有必要的技巧和能力），以及外在因素（例如機會、對他人的信賴與經濟上的限制）。

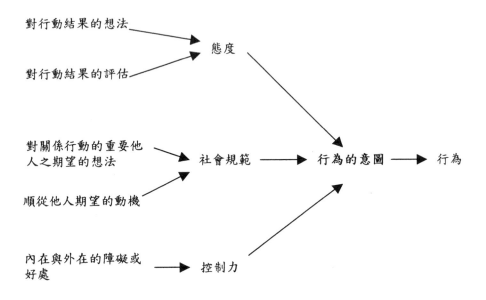

圖 2.2 理性行動論／行為策劃論(引自 Ajzen 1991)

個案研究：芭芭拉

　　芭芭拉是一個 32 歲的母親，習慣每天抽一包菸。設想你剛剛花了 15 分鐘給她一些忠告；你談到了她抽菸的習慣可能會使她的兩個孩子與先生吸到二手菸而導致對健康不好的影響（例如提高了呼吸道疾病的可能性）。你提到了長期抽菸會對芭芭拉自己的健康產生的影響，並且給了她一些關於戒菸的建議及書面資料。芭芭拉似乎被你的論調說服了，並表示這次她真的想戒菸。

　　以行為策劃論的觀點，芭芭拉戒菸的意圖受到下列因素的影響：

◇ **態度**－芭芭拉認為戒菸會是一件好事的態度取決於：(1)
對結果的想法（「我會變得更健康，也會省下一些錢」），
以及(2)對結果的評估（「省下錢來多花在孩子身上會比較
值得」）。

◇ **主觀標準與社會規範**－芭芭拉的態度是認為現在大多數
人都不贊成抽菸。這個態度受到的影響：(1)她相信家人與
朋友都不贊成她抽菸，以及(2)她願意順從家人與朋友期望
的動機（「我願意因他們的緣故而戒菸」）。

◇ **控制力**－芭芭拉對自己戒菸能力的感受取決於對她個人
而言抑制性因素的比率；例如：(1)「我有足夠多關於如何
戒菸的資訊」，以及(2)「我的先生既然已經戒菸了，這對
我而言是個好時機」。因此，「如果我想戒菸，我就能戒掉」。

練習題

你對芭芭拉真能戒菸具有多少信心？請列出所有芭芭拉
戒菸的意圖可能會或可能不會轉變為行動的理由。哪些
可能會是強有力的理由？與你的朋友一起討論，看看他
們的想法。而這些想法對健康教育又什麼意義呢？

社會認知模型的優缺點

　　健康信念模型與行為策劃論對於人們如何選擇與健康有關
的行為提出了合理的解釋，這兩個模型都假設人們基於合乎邏輯

與成本利益的分析而加以行為；它們對於心理學家與健康照護專業人員而言的優點是，這樣的模型使得他們可以仔細地考量每一個關係到提升健康行為的因素。然而問題在於，雖然這些模型的優點是提供了理論的模型來引導這個領域的研究，但這些模型對於行為的預測卻不是非常準確。改變人們的行為事實上是很複雜的，遠超過給給建議或是發發健康資訊傳單而已。

　　這些模型之所以為何在行為的預測上不盡理想的理由有很多；最重要的一項是，它們假設了行為是基於深思熟慮的過程。事實上，大部份的人並不會在日常生活像是梳頭髮或刷牙的行為上，花太多的心思，這類型的行為變成是自動化或是**習慣性的** (habitual)。不幸地，就像是培養如刷牙一般好的習慣行為一樣，我們也會染上像是抽菸或是啃巧克力棒等壞習慣。這些行為時常是非常自動化的，讓我們很難去發現自己正在這麼做。體重過重的人時常十分正確地宣稱自己吃得很少，但是他們也時常忽略去提到每天晚上不知不覺中要啃掉的三支巧克力棒。Hunt 與 Martin(1988)對這些議題提出了很好的分析，並建議日常生活需要某種的「中斷」，讓某個習慣能成為焦點，於是乎這個習慣能獲得改變，例如遇到一個不抽菸的朋友，或是一個熱愛運動的朋友。他們也提出，除非新的行為已經變成了習慣或是可以不加思索地自然發生，否則將不可能維持下去。

　　社會認知模型的另一個問題在於不能考慮到立即性的結果。抽菸或是未經保護措施的性行為所帶來令人愉快的效果是立即而明確的，但健康（疾病）的後果卻是不明確而且可能得經過一段長時間後才會知道（除非疾病的症狀已經顯而易見）。對此 Walker(1993)提出異議，認為僅僅只是提供損害健康的資訊是不可能使這類型的行為產生改變。直接影響行為的因素在第四章中

會再加以介紹，並且提供一個基於其中一些因素所設計出來作菸害防治計劃的實例。

　　另一個問題在於許多與健康有關的行為事實上是人們用來處理壓力的因應策略，抽菸、喝酒、飲食與性行為都是許多人用來處理壓力情境的行為實例。因此，如果個體處於壓力的情境時，意圖就起不了什麼作用，除非他們獲得替代性的策略；這就是為何壓力管理是人們獲得力量得以改變的重要元素。

　　對於行為策劃論的研究指出，這個模型能夠合理地預測意圖（Ajzen 1988），卻無法用來預測實際的行為（例如 Calnan and Rutter 1986; 1988）。例如，一個人可能真的想到診所去做健康篩檢，但也可能有許多理由使他從來沒去，譬如：沒有交通工具、工作無法請假或是小孩生病。事實上，表現出意圖到採取行動的時間拉得愈長，行動會發生的可能性就愈低（第九章有進一步的討論）。因此，許下承諾後立即地演練才會有令人滿意的結果。

　　對健康信念模型與行為策劃論最嚴厲的批評，恐怕是在於它們強調個體行為，而不重視社會情境。Ingham(1993)對此提出異議，認為大部份人類的行為在社會情境中發生，社會情境提供了內隱與外顯的限制，侷限了對個體有用反應的範圍。他也指出，人們實踐或不能實踐，以及懂得重視健康行為，不是因為無知而是因為置身其中的社會情境。Ingham 從關切愛滋病(HIV/AIDS)擴散以及建議人們實行安全性行為的角度，研究年輕人的性行為，他發現大多數第一次性經驗都是意料之外的，也因此而沒有任何保護措施。許多年輕人覺得如果他們的伴侶背景良好，就不需要使用保險套，因為他們「看起來不像」。他也指出，青少年女孩很難向她們深受吸引的大男孩提出要他們戴保險套的要求，是因為害怕在他們面前丟臉。青少年女孩不只是缺乏社交技

巧，她們也覺得自己比較起來沒有能力去做。有鑑於此，Ingham
建議將肯定訓練（assertiveness training）加入女孩的生活技能
教育中。

　　Ingham 指出社會認知模型的研究所收集的資料通常都是基
於問卷調查，然而每個人使用的詞彙不盡相同，因此字詞的使用
上產生了很大的困擾。舉例而言，某些用來說明性功能或性器官
的字眼，只有在某些情況下才使用，例如當作笑話、污辱別人或
是對伴侶表達情感的時候；這些字眼就不適合出現在與病人的談
話中。運用對話分析（discourse analysis）（詳盡地研究人們如
何使用語言以了解與建構其個人世界的方法）的研究證據顯示，
透過具暗示性的想法，人們談論到異性行為時，有許多不同的方
式，例如：**男性性驅力式論述**（the male sexual drive
discourse），**持有／掌握式論述**（the have-hold discourse）與**前
提式論述**（the permissive discourse）（Hollway 1984）。每一種
論述都呈現出談論性行為的不同方式。舉例而言，像是年輕人需
要「撒下野種」（to sow one's wild oats）（在年輕時過放縱的
生活）這樣的諺語，指的就是男性性驅力式論述。有趣的是，對
男性與女性而言，談到性行為時的對話是相當不同的。讀者可以
想想這是否也反映出在我們的社會中男性與女性對性行為的不
同接受度？

　　關於人們如何做出行為的問卷中所提的問題，許多人給予的
答案可能都會是「視情況而定」。當我們置身於社會情境中，我
們受到身邊許多人的影響，例如我們與一群朋友在一起時，我們
受到好評並得以維持社會認同；去酒吧時，我們可能不想因為趕
不上其他人喝酒的酒量或是改喝無酒精飲料，而讓自己看來像個
「軟腳蝦」。有一種社會規則是關於大家輪流買一輪酒請客，如

果有人不喝了或甚至是少買了用來請客的酒量，他可能就違反了這個遊戲規則。我們的行為或許會因為在酒吧中，我們究竟是跟家人、朋友或是泛泛之交在一起而有所不同。

最後，用來驗證這些模型的問卷，幾乎不可能讓讀者查閱。然而問卷的結果是由其信度與效度所決定。作者通常會提出報告說明這些問卷是經過驗證的，但讀者卻無法有機會自己對它們作出判斷。薄弱的預測性或許並非由於這些模型本身具有缺陷，而是由於用來檢驗模型的工具本身的建構效度不夠好所導致。

總而言之，理性的行為似乎是有其限制的，因此對於以認知為基礎的模型之應用也就有其限制。所以，就這樣認定提供人們現存的健康教育資訊便會造成行為改變，是不明智的。在你進一步地繼續閱讀本書時，對這些議題請再仔細地考量。

練習題

想一個近來你所做的行為，對你的健康可能造成潛在傷害的情況（例如：開快車、啃巧克力棒、飲酒過量）。現在試著以觀察者的角度，仔細地記錄下事情發生的過程；這個行為何時出現？現況是什麼？有沒有其他人也在場？運用你自己的答案，找出在當時對行為最重要的影響。

提供有關健康的建議

健康專業人員時常在日常生活中與個案的互動裡提供促進健康的建議。事實上，護理人員向來被鼓勵去重視自己在這一方面所扮演的角色。健康諮商工作中一個重要的領域就是處理性行為問題，特別是對於尋求接受愛滋病檢驗的對象。Silverman 等人(1992)針對英國、美國及千里達(Trinidad)的十個醫學中心進行了愛滋病諮商療程的研究，他們對於建議是如何被給予及接受的過程感興趣，並對實際的療程進行錄音。整體而言，他們發現如果諮商員能夠在個案吐露出心中的擔憂後，提供個人化的建議而非適用於所有人的普遍化建議，則這個諮商員會是個較成功的諮商員。研究者證實個人化的建議能成功地從個案身上引來所謂「顯著的謝意」(marked acknowledgement)，也就是個案會對於諮商員所給的建議再給予評價或是進一步地提出問題。比較起來，普遍化的建議常得到「不顯著的謝意」，也就是像「是啊」、「嗯哼」或是「對呀」這類的評價。然而研究者也發現，許多諮商療程中所發生的突發事件所需要給予的建議卻是普遍化的而非個人化的，為什麼會這樣呢？

Silverman 與他的同僚提出了許多的理由，說明了即使普遍化的建議並沒有陳述出個案的需求，然而它對諮商員與機構仍具有其功能。首先，他們注意到要從個案身上引出個案的問題或擔憂需要花很長的時間；以機構的角度，就需要約定更多的諮商次數，也需要更多的資源才能提供個人化的服務。其次，藉由提供普遍化的建議，諮商員可以避免談論一些潛在地令人尷尬的困難，這些困難事實上往往與個人的性行為有關。以普遍化的方式

來談論性行為會比詢問個人事實上做了些什麼要來得容易得多。這對諮商員與個案雙方而言都降低了潛在尷尬的程度。藉由強調那些適用於「每一個人」的資訊建議，諮商員可以避免掉好像是在對個案個人的行為作評價。再者，提供個案這類普遍化的建議似乎比較不會那麼快地受到個案同意或不同意的評價。事實上它也提供了個案一個機會得以去忽略那些顯然並沒有陳述出其問題的建議，而不致於挑戰到諮商員（第九章裡對於此議題將再作說明）。這個研究顯示出，即使對一個熟練於提供專業服務的諮商員而言，要傳遞那些與個案息息相關又具實用性的，並且會潛在地影響其後續行為之提升健康的資訊，可能都會是困難重重的。

練習題

　這個部份關係到在你的臨床領域中，對於提供有關健康的建議進行觀察法的研究。

1. 選定一位個案與一位健康專業人員（先徵求他們的同意）。
2. 觀察一段提供建議的過程，在被允許的情況下使用錄音設備；如果不能錄音，請仔細聆聽他們說了些什麼，並在事後立即記錄下所有你記得的部份。
3. 這位健康專業人員是如何呈現這個建議的？
4. 這位個案的焦慮是否首先被引導出來？
5. 這個建議是屬於個人化的型式還是普遍化的型式？
6. 這個個案如何回應這個建議？
7. 你認為這個建議是否將能在個案身上造成行為的改變？試著運用你在本章裡所學到的東西去證明你的答案。

摘要

▶▶疾病指的是用來將病理學上的狀況作歸類的標籤。

▶▶病痛是主觀的經驗。

▶▶人類學、社會學及心理學上用來處理健康與病痛之方法的
回顧與檢討。

▶▶人們基於自己的世界而歸因出病痛的原因。

▶▶病痛的解釋包括：認定、結果、時刻表、原因、痊癒的方
法。

▶▶兩個社會認知模型（健康信念模型與行為策劃論）的呈現
與考量。

▶▶針對這些模型的討論，特別是強調了社會壓力如何影響行
為以及合理性的限制。

延伸閱讀

Ajzen, I. (1988) *Attitudes, Personality and Behaviour*. Milton Keynes: Open
University Press.

Hunt, S.M. and Martin, C.J. (1988) Health-related behavioural change – a
test of a new model. *Psychology and Health*, 2: 209–30.

Murray, M. (1990) Lay representations of illness. In P. Bennett, J. Weinman
and P. Spurgeon (eds), *Current Developments in Health Psychology*, pp. 63–
92. London: Harwood Academic.

Radley, A. (1994) *Making Sense of Illness*. London: Sage.

Stainton Rogers, W. (1991) *Explaining Health and Illness: An Exploration of
Diversity*. Hemel Hempstead: Harvester Wheatsheaf. Chapters 2 and 3.

Walker, J.M. (1993) A social behavioural approach to understanding and
promoting condom use. In J. Wilson-Barnett and J. Macleod Clark (eds),
Research in Health Promotion and Nursing. Basingstoke: Macmillan.

第三章

自我概念與身體形象

導論

　　護理人員與治療師所承擔的大部份工作都直接關係到他人的身體，例如幫病人從床上扶坐起，測量脈搏與血壓等等。諸如此類的事情包含了有時以令人潛在地感到尷尬的方式觸碰他人，例如實施導管插入術(catheterization)。我們該如何學習適應於對待他人的身體呢？不同的社會對於身體的什麼部份可以在哪裏被誰看到，具有不同的嚴格禁忌，這在一個多元文化社會中是如何影響健康照護的準備工作呢？Lawler(1991)所做的研究顯示出護理工作如何關係到社會對身體細節的了解，讀者對此可能希望有所介紹，這正是本書佔用了一整章的篇幅談論這個議題的原因。

　　在第一章介紹了人本主義觀點對自我的概念，本章中將會強調自我概念的兩個重要面向：身體形象(body image)與自尊(self-esteem)。本章將包含孩童如何認識自己的身體與了解身體在健康與生病狀態中如何運作的理論模型；也將回顧一些對頭部與頸部發生腫瘤(cancer)的病患所進行的研究，因為他們所代表的是一群必須適應身體形象遭遇重大改變的人所組成的特殊團體；也會考慮到顏面外觀的改變會如何影響他人的回應，以及這樣的改變可能影響個人對自己的想法與感受所產生的衝擊。另一部份關於自尊對於協助人們適應日常生活與壓力事件，像是生病，所扮演的角色也將有所討論。最後，本章將會思考身體形象與自尊的相關知識在健康照護情境中如何用來與人溝通。

孩童對於自己的身體、健康與病痛的概念

　　上一章我們談到成年人有許多可用的方法以了解與談論健康與病痛，他們所採取的說法並非隨意的猜測或是錯誤的概念，而是整合自他們對世界的了解。那麼，孩童是如何漸漸認識自己的身體，以及了解健康或生病的狀態呢？這個議題的重要性在於使健康專業人員能知道如何與生病的孩童說話，例如：你會如何對五歲大的孩子談論氣喘呢？你會如何解釋吸入劑噴出的藥物所具有的作用呢？

【焦點研究】

孩童對自己身體內在的觀點

Eiser 與 Patterson(1983)訪談了四組孩童，分別是六歲、八歲、十歲與十二歲，每組二十六人，這些孩童都是健康且就讀於普通學校的孩童。他們被要求將身體內部的東西畫成一張略圖，並由成年人協助他們將每個器官命名。另一張略圖中，孩童被要求畫個圓圈，然後將心、腦、胃、肺、腎、肝和膽畫在裡面。最後他們會被詢問到身體的什麼部份是飲食、呼吸、排除廢物及游泳所需的。結果或許並未出乎意料，這些孩童隨著年紀愈來愈大而能指認出更多的身體部位；平均來說，六歲的孩童能指認出三個，八歲的指認出四個，十歲的指認出六個，而十二歲的則可指認出七個。將所有孩童的反應歸類整

理後發現，被提到的次數最多的器官依序是腦(76%)，心(74%)，骨頭(71%)，血液(58%)與肺(38%)，同時只有兩位孩童提到了性器官。所有的孩童都知道嘴巴與胃與飲食有關，但很少人知道消化過程或者食物被吸收到血液裡。雖然年紀愈大的孩童提到心與肺的次數就愈多，然而有些六歲的孩童並不知道什麼器官與呼吸有關。六歲的孩童有二十一位似乎對於「排除廢物」一無所知而不能回答這個問題，這也是一個會隨年紀漸長而獲得的知識。最後，大部份的孩童都知道手臂和腿是游泳所必備的，但是較小孩童會將游泳與骨頭聯想在一起；同時十二歲的孩童有 54%提到大腦對於控制活動的功能。

這是一個很有用的研究，提供我們關於不同年紀的孩童如何了解自己身體到達什麼程度的詳細資訊。這也清楚地告訴我們孩童能夠畫出心，使用「心」這個字，並了解心的功能的這些能力之間，存在著巨大的差異。事實上，幼小的孩童可能會說「心」是用來「愛」的，卻對它作為一個抽送機(pump)的功用一無所知。當我們面對那些會使用像是「胃部」(stomach)這個字眼來意指腹部由肋骨下方延伸到恥骨的一般區域的成人時，這就會是一個值得謹記在心的因素，因為這與醫學上定義胃是位於飲道下方，形狀像〝J〞的一個特定消化器官，具有十分不同的意義。他們認定胃的主要功能是飲食，但似乎對消化的部份不甚了解。

在英國長大的孩童在學校時就會接受人類生物學的教育，因此他們隨年紀漸長而增進對功能運作過程的了解，或許可以部份歸功於學校系統。然而，觀賞電視綜

藝節目的觀眾或許也會驚訝地發現到，許多成年人在指認出身體器官的遊戲中得分很低。同樣值得我們謹記在心的是，這是以器官為基礎的模型，同時有些人或許會提出爭議認為，就像人不需要知道內部引擎如何燃燒才能開車一樣，人們也不需要了解身體內部的細節才能健康地發揮功能。第二章引發的議題對此已舉例說明，健康專業人員需要根據年齡、教育程度與信念系統，來運用不同層次的溝通。

孩童了解健康與病痛的理論模型

許多人向來企圖將孩童的理解能力與他們認知發展的程度作聯結。「發展心理學之父」Piaget 提出孩童經歷許多連續的階段以致於學習到對其世界形成概念。在每一個階段，孩童在品質上以不同的方式思考。Piaget 強調這與純粹的成熟取向是不同的（在閱讀下一段落前，先在心理學課本中查閱 Piaget 的發展理論將對讀者有所幫助）。基於對不同年紀的孩童進行的訪談，Bibace 與 Walsh(1981)在皮亞傑學派的架構中提出六階段模型，用來解釋孩童對健康與病痛的了解，這些階段大概是：

1. 表象主義(Phenomenism)（2~4 歲）：最早的階段，孩童將生病的原因視為外在的對象，可能與其他現象同時發生，卻同時對他們而言可能是遙遠的。例如：

   大人：人們如何感冒？

   小孩：太陽造成的。

大人：太陽如何造成你感冒呢？

小孩：它就是造成了啊。

2. 傳 染(Contagion)（4~7 歲）：生病的原因被認為存在於接近孩童的對象或人，但孩童對於兩者的關聯並不了解，或是以超自然的力量來加以解釋。例如：

大人：人們如何感冒？

小孩：有人接近你的時候。

大人：怎麼會？

小孩：不知道，我想是魔術吧。

3. 污 染(Contamination)（7~9 歲）：大約到了七歲時，孩童認為生病是經由接觸或是做了一些有害的行動或是「不乖」所造成的。例如：

大人：你怎麼會出疹子呢？

小孩：如果有人出疹子，然後你碰到他們，你就會出疹子啦。

4. 內 化(Internalization)（9~11 歲）：在此階段，孩童認為生病雖然是外在因素造成，卻是身體內的事。例如：

大人：你怎麼感冒了？

小孩：吸進了冷空氣然後咳嗽啊。

5. 生 理(Physiological)（11~16 歲）：大約在十一或十二歲時，孩童以特定器官功能不全的觀點來解釋生病，對生病的歸因也可能集中在生理因素。例如：

大人：人們如何感冒？

小孩：空氣中有許多病毒，人們吸入後就會咳嗽或流鼻涕。

6. 生理心理(Psychophysiological)（16 歲以上，雖然有些人從未到達這個階段）：在這最後的階段中，孩童了解到個人

的想法與感覺能夠影響到身體的功能。例如：

大人：人們如何感冒？

小孩：空氣中有許多病毒，人們會吸入它，並且如果他覺
　　　得疲勞或是壓力很大，就會感冒了。

Bibace 與 Walsh(1981)認為孩童不能了解超過其認知發展階段對生病的解釋。因此當我們對六歲的孩童提到氣喘時，企圖使他們了解肺裡面發生了什麼事是毫無意義的。他們認為孩童在每一個皮亞傑學派認知階段中使用了對其有用的邏輯。例如，到達 Piaget 所謂操作期(operational stage)的孩童（大約七歲左右）無法了解一塊圓球形的黏土可以被捲成像香腸一般的條狀而重量卻沒有改變，也無法了解裝在一個短胖容器中的水倒入一個長瘦容器後，總量或體積也不變。他們可能會認為這樣的轉變是「魔術」之類的過程。

練習題

利用 Bibace 與 Walsh 的模型，說明你會如何對一個三歲、八歲及十八歲的對象解釋糖尿病。你會如何解釋他們需要注射胰島素的原因？你如何確定他們已經了解？為何你對每一個人的解釋不同呢？

你認為這個模型會多有用？你能不能找出它的任何問題？這個模型與你和孩童相處的經驗吻合嗎？有些孩童，特別是患有慢性疾病的，事實上對自己的病況似乎有著相當成熟世故的認識。Eiser(1990)認為藉由觀察孩童的日常生活經驗或許可以用來解釋很小的孩童疾病認知的改變，而非以認知發展的程度來看。

她指出孩童從成人那裡獲得的常常不是對疾病的解釋，而是如同「一天一顆蘋果使你遠離醫生」(an apple a day keeps the doctor away)這樣的諺語，卻也沒有再說明為什麼。大一點的孩童可能會有過一些從別的孩童那裡感染到傳染病，或是例如蝨卵這些東西的經驗。青少年則接觸到媒體的報導，例如壓力對心臟病的影響，而他們在學校的健康教育課中可能也學過。其他的取向也認為孩童比起成人的確較缺乏實際的經驗，這或許說明了人們對健康與病痛的了解在年齡因素上的差異。

　　成長中的孩童對於健康與病痛解釋的發展，與歷史脈絡下社會對於病痛的說法之沿革，這兩者之間在認識論(epistemology)（知識的源頭）上的相似性是令人感興趣的。不久前，由細菌感染的疾病還普遍認為是經由髒空氣所傳播的；例如，產後感染（隨著工業革命開始，引進了機構化的產婦照護後，產婦死亡的主要原因）就被認為是經由「瘴氣」而傳播的。十九世紀中期，Semmelweis 聲稱這些感染是導因於醫生一個接著一個地檢查病人卻沒有清洗的雙手；在這之前，人們早就如此認為了。

用以了解健康照護的腳本與基模

　　Nelson(1986)提出「腳本」(script)理論，她認為孩童（以及相關的成人）是以抽象的基模呈現對事件的理解（腳本與基模通常包含於記憶理論中，第五章裡會再度介紹）。**基模(schemas)**是關係特定情境的事件在心理上的表徵，是基於過去經驗或是外在訊息來源，使個體得以預測將會發生的事。**腳本(script)**則是個體在特定情境中期望去遵循的例行性行為模式。舉例而言，門診病人

到診所求診的腳本可能會是：到了醫院你把預約單拿給服務人員，走向正確的門診，然後你坐下來等；接著護理人員會量你的體重，採集你的尿液檢體，然後你又等；你在會診室內見到了醫生，然後被要求進入另一個房間脫下衣服接受檢查，接著再度穿上衣服，醫生告訴你他的發現，並做了另一次的預約；然後你在藥房領藥，接著回家。如果你去過預約門診，這一切對你而言或許並不意外。除此之外，你在腦中有這樣的訊息使你可以預測接下來要發生的事，並且讓你感覺一切都在掌握中。基模告訴我們要期待什麼，而腳本告訴我們如何行動。例如，如果我們去醫院門診，我們可能會預期得花些時間在等待，所以我們可能帶本書或雜誌去看；但如果我們是去接受個別諮商，我們就不會預期得等待才能見到醫師。人們若沒有了基模可能會因為不能預測接下來會發生什麼事而感到害怕。如果在你沒有預期的情況下被要求採集尿液檢體，將會是個令你尷尬的意外震驚。基模是需要經過修正的，例如在後來的門診中被要求驗血或照 X 光時。Nelson 認為孩童因缺乏生活經驗而缺乏用來解釋的基模，並認為孩童的謬誤是因為經驗的缺乏而非不同的思考方法。

　　研究指出，即使是非常小的孩童對於日常生活像是逛超市，去麥當勞吃飯，與烤蛋糕等的事件，都具有基模與腳本(Nelson 1986)。在一份未發表的研究中，Payne 詢問一群五歲的孩童去看醫生或牙醫時會發生什麼事，然後發現大多數孩童都能詳細地描述出一連串條理分明的活動。Payne 詢問了同一群孩童到醫院去或開刀時會發生什麼事，同樣地，大部份孩童都能說出到醫院去會發生的事。不同與成人的腳本，孩童的腳本傾向於包含了許多關於飲食與遊戲的細節，理所當然地這部份對孩童而言是很顯而易見的。關於「開刀腳本」的部份就比較不容易從孩童口中聽到，

並且相當多的孩童甚至是一部份已經八歲的，還不了解「開刀」這個字眼代表什麼。

　　健康照護專業人員能夠提供幫助人們對於醫療程序培養出基模與腳本的資訊。例如，測量血壓時壓脈帶會環在上臂處，會隨著充氣膨脹而漸漸變緊，這會使手指感到陣陣的刺痛麻木，不過這只是一下子的不舒服。這樣的敘述能使病人得以預測可能發生的狀況，避免受到令人不悅的驚嚇；同時也讓病人感覺一切都在掌握之中。病人也因此得以做出合宜的行為而避免尷尬。病人可以直接從經驗學習，也可以藉由觀察他人而獲得替代性的學習，譬如從電視劇中看到。有些孩童就表示，他們之所以知道醫院中的事是因為看了「小兒科病房」（Children's Ward）（譯按：英國的孩童醫療戲劇系列之一，戲中毫不避諱地與討論孩童與住院相關的重大議題）。

練習題

找五個病人及五個目前未接受健康照護的人，問出一個護理或醫療的「腳本」（建議包含採集血液檢體）。對於你所選定的事件，是否每個人都擁有一個「腳本」？（記得「腳本」指的是對一個接著一個相繼排序之行為模式的描述。）這些腳本的共通特徵為何？是否有所不同？你認為這些腳本為何會如此？

自我概念

　　所有的心理學家（行為主義學家除外，因為他們不認為自我
的議題具有相關性）都企圖探索人們主觀上對其內在「自我」的
了解。第一章我們介紹過人本主義對自我概念的解釋；在此，對
自我概念發展的另一個重要的說法起源自社會心理學。社會心理
學家已提出，我們是透過將自己與他人比較的過程認識自我，
Leon Festinger(1954) 稱 此 為 **社 會 比 較 論 (social comparison
theory)**。在一個特定的**參照團體(reference group)**中，「比較」可
能是客觀的，但也可能視我們的參照團體為何而成為相對的。舉
例來說，一個五呎八吋高的人：如果是女性就會被視為是高的，
如果是男性就會被認為是矮的；如果是美國人就是矮的，如果是
日本人就是高的。我們似乎與和自己相似的人作比較，但重要的
是我們選擇適當的參照團體來與自己作比較。

　　根據 Goffman(1971)的看法，個體自我概念一個重要的部份
決定於他所扮演的社會角色（第九章有進一步的說明）。我們都
扮演了許許多多的社會角色，舉例而言，你作為一個學生，也可
能是一個情人、朋友、兒女、健康工作者等等。這些角色有些對
你而言是很相近的，很難辨認出它們是角色。事實上只要我們在
離家一段時間後回到父母身邊，我們常會比較清楚自己是兒女的
角色。其他像是健康工作者的角色，對你而言可能還很陌生，剛
開始會使你感到十分清楚的自我意識。你或許還不確定該如何扮
演你的新角色；然而，經過了一段時間的「社會化」(socialization)，
角色逐漸內化，你就會將它視為理所當然了。當然，社會期望影
響我們如何扮演自己的角色；例如，兒女被期待要愛父母；護理

人員應該仁慈、溫柔且關懷。Goffman 認爲，雖然角色的表現往往只在特定的社會情境中才顯得合宜，任何人還是要具有許多對自己有用的社會角色。這通常視我們與誰一起而有所不同；例如一個物理治療師對一個憂心忡忡的個案可能表現仁慈溫柔，卻和朋友在一起時表現出喧鬧滑稽。如此說來，我們對自我的概念多少決定於我們當前所處的社會情境。有時如果對他人的社會角色判斷錯誤，我們可能造成對他人的冒犯。例如我如果稱呼一位年長的紳士「爺爺」可能會令他不悅，因爲他可能覺得自己在醫院的情境裡並不適合成爲這個角色。

在我們所扮演的角色之間作轉換時常是相當困難的。你可能已經注意到了父母親很難轉換調整角色，以適應他們處於青少年的孩子。Linville(1987)發現，在不同的情境中，人們會改變其能力以不同的方式覺察自己。有些人具有一致的自我基模，認爲自己在每個情境扮演每個角色都具有相同的性質；另一些人則具有清楚區分的自我基模，並認爲自己在不同情境扮演不同角色都具有十分不同的性質。擁有複合的自我概念似乎使人們在因應有關壓力的病痛與憂鬱時，能更具適應力與彈性。

練習題

想想你所扮演的角色，儘可能試著多指認出這些角色。現在想想構成這些角色的特徵，有多少是相似的？有多少是不同的？這些角色的要求彼此間是否衝突？如果是，你如何處理？感覺如何？

有時，與他人比較也會導致錯誤的自我評價；例如，苦於厭食症(anorexia)的人通常似乎都認爲自己體重超重，而事實上與他

年齡性別相同的人來比體重其實是太輕了。我們通常會與家中其他成員比較，例如第一章舉例所述，一個聰明伶俐的孩子，如果不斷地與他格外聰穎的哥哥或姐姐作比較，那麼他可能會認為自己很遲鈍，最後也不會有成就。事實上，從孩子一出生後，家人往往就會開始比較，這也為日後孩子的自我比較(self-comparison)奠定了基礎。

練習題

下次你到嬰兒門診或是到家中有嬰兒或孩童的朋友家時，記錄一下母親是如何將他們拿來作比較的。這些比較是基於什麼向度？誰是比較的對象？這些比較有多少是正面的？多少是負面的？這些比較又如何關係到母親對孩子的感覺呢？

已經有許多的心理學理論是植基於「自我是人們了解世界的中心」這個觀點上。你可能已注意到人們對同一事件或許有著十分不同的看法。試著與朋友討論一次最近聽到的演講或是一次到酒吧的經驗，看看他們對此有什麼看法。有些人可能會覺得很棒很享受，而有些人則可能表現得很冷漠甚至覺得很無聊。你和好朋友的看法可能不會有太大的差異（因為我們傾向於選擇看法與我們相近的人成為朋友），如果你問問班上其他的人，可能就會得到相當不同的回應。這些觀點都有其根據而正確，並且可能受到許多因素的影響，包括動機與過去的學習經驗。人本心理學中採取現象學的方法，目的是為了了解每一個體獨特的世界觀，這些世界觀當中有些是我們看待這個世界時視為理所當然的方法；沒有透過某種仔細的反映，是很難覺察到我們的世界觀的。

在健康照護中，這樣的方法引發了許多的研究是基於描述病痛之「經歷過的經驗」（lived experience）。舉例而言，Cohen 等人(1994)在對糖尿病患者的研究中發現，病人會認為自己很明顯地去因應糖尿病為生活型態所造成的立即性限制；例如：如何調整飲食與必要的胰島素，以適應計劃之外的網球比賽或是印度餐宵夜。另一方面，健康照護專業人員是基於避免長期併發症（如視網膜病變與神經病變）的角度來了解糖尿病，因此他們就不會認為每天生活上關心的事是很顯著的了。事實上，有些罹患糖尿病的病人並不認為自己病了(Callaghan and Williams 1994)，因為他們已經與這個疾患共處了一段時間，並且這個疾患也已經成為他們自我概念中正常的一部份。像是諸如此類的研究發現，對於健康專業人員與人互動的方法上有著密切的關係。或許更適當的態度是，將那些具有慢性病的人視為是共同管理他們健康狀況的伙伴，而不是將他們視為需要我們提供照護的病人。由於人們的世界觀差異甚鉅，對照護者而言，重要的是在第一次病人開始接受介入時，就要引出他們的觀點。

人本心理學強調真實我與理想我之間一致性的重要。Kelly(1995)提出人們對現實的觀點對於引導其行為有著重要性。再者，觀點會依據每天生活的經驗而改變，也可能受到每一個偶發的學習事件所形塑。第一章中舉出安安的案例來說明彙整方陣的技術如何基於她真實我與理想我之間的差距，來解釋她的焦慮和低自尊；這個技術已被廣為利用於許多不同的治療情境。一個具有精神性厭食症(anorexia nervosa)的人或許如同許多其他人一樣有著「瘦即是美」與「美是好的」這樣一些建構(constructs)。在治療之前，病人對於自己理想我（瘦而美）與自己目前狀態（胖而醜）的看法之間，往往存在著很大的矛盾。測知治療成功與否

的其中一個方法，就是確認個人的理想我與目前狀態或真實我之間，是否已逐漸趨向一致。根據 Kelly 的理論，厭食症的人是以他們所知覺到的現實（胖而醜）作為行為依據，而非利用客觀測量，像是量體重或是照鏡子。

身體形象

　　如同我們對生活事件與諸如人格與智力等特質形成基模一樣，對於身體我們也會形成基模。對於健康專業人員而言，身體形象是自我概念的一個重要面向，因為我們與許多經驗著身體上真實改變的人一同工作。有些人是由於創傷或手術所造成的驟然改變，其他人則是由於疾病的歷程像是風濕性關節炎所造成不知不覺中惡化的改變。

　　身體形象是個體認同的個人基本面向，也就是「自己是誰」的心理表徵。根據社會認同理論(social identity theory)(Brewer 1991)的觀點，個人認同來自於「個人與參照團體的相似性」與「個人成為一個獨特個體」兩者需求間的平衡。這似乎意味著我們可能有一種以上的認同，例如：個人認同與團體認同。工作時，制服可能提供你與其他具有支持性的護理人員、助產士或是治療師一種團體凝聚力的感受。然而當你下班後，你可能會非常注意不要與你的朋友剛好穿相同的衣服。如果你去參加宴會，發現另一個與你穿著一樣的人，你可能會非常沮喪。

　　根據 Price(1990)的說法，正常的身體形象具有三個部份：身體現實、身體外觀與理想身體。身體現實(body reality)指的是個體身體的結構，也就是一個人或高或矮或瘦。身體的結構隨著時

間而變化，從嬰兒期到孩童時期，再經歷了青春期的性別區分，經歷了中年期（女人的更年期）到老年期。在我們生命中的不同時期，我們似乎都棲居於非常不同的身體裡，然而矛盾的是，大部份人對身體的感覺卻是連續不變的。身體現實也可以故意地改變，例如保持瘦身的飲食習慣，或是從事重量訓練課程；也可能因意外事件或疾病而改變。我們身體現實的基本面向取決於基因因素，像是眼睛與髮色。

練習題

找一本全家人的相本，看看相片中的自己嬰兒時，剛學步時，上學時及近來的自己，注意自己的身體。這些相片中的你是同一個人嗎？你覺得相同嗎？

身體外觀(body presentation)是關於身體在社會情境中行動或發揮功能的特有方式。或許正如你所知，姿態與身體上的動作，甚至是細微的臉部運動或手勢，都對他人傳達出訊息，這就是非語言溝通。有些反應像是挑挑眉毛表示問候的訊號是所有人共通的，同時有些反應則是專屬於某些文化團體的。我們大半無意識地從許多方面獲得這些行為並加以使用。事實上，如果我們刻意壓抑這些行為，我們可能會覺得很彆扭，例如說話時刻意保持雙手不動。當這些反應因疾病而改變時，與人互動上可能會變得非常困難且不舒服，像是帕金森氏症(Parkinson's disease)的病人臉上幾乎沒有任何動作的表現。

練習題

下回在你從事臨床工作時，注意一下其他同事的身體外觀。人們是如何運用雙手？留意他們的身體姿態，是保持直立端正，還是傾向靠近病人的？這是否隨著健康專業人員的地位或等級而有所不同？試著別讓自己的觀察行動表現得太明顯，因為人們會因此意識到自己並改變其行為。

最後一點，人們存有對自己理想身體(ideal body)（自我理想感受的一部份）的概念。這一部份往往可能與特定性別或特定年齡有關；也可能受到文化標準的影響，定義了適當的身體尺寸、外型及輪廓。在英國，婦女雜誌提供的資訊不僅在於當前的時尚流行，也在於合宜的身體外型及膚色，例如鼓勵婦女追求纖瘦的體態與黝黑的膚色。近來對於曬傷導致皮膚癌的關切，已經引發了大眾媒體宣導「安全的曝曬」及防曬乳液的使用。約略地回顧一下時尚流行書刊的演進，可以發現女人，以及少部份的男人，對於理想身體外型在過去數十年來的轉變。對於身體空間（個人周圍被視為是私人的範圍）也有其文化標準上的定義。當身體空間受到侵犯時，健康照護專業人員需要對人們易受傷害的脆弱感受保持敏銳度。個人理想身體這個概念的形成，關係到了個人真實的身體、文化標準及個人對所處參照團體的知覺這幾個因素之間相互比較的過程。如果理想身體形象表現出來的，與個人知覺到自己身體的現實狀態有了很大的矛盾，人們可能會非常不滿意自己的身體，這可能會使人們去採取一些行動，例如求診於整型外科。正如第一章提到的「現實」(reality)是一個具爭議性的議題，因此看待身體形象比較好的方法或許是以人們的知覺為基礎。這

或許也說明了爲何有些極度肥胖的人會相信自己的體重「正常」，而厭食症的病人會讓自己餓到沒力。這些人會被認爲對自己具有扭曲的身體形象。

我們不只是擁有自己的身體形象，我們也維持了對家人與朋友等人形象的看法。照顧癌症末期病人的一項令人難過的事，就是面對他們導因於惡病質(cachexia)所造成的改變。這些身體上的廢物可能會嚴重到讓親人無法認出病人就是與他們共同分享生活的同一人。

污名

身體形象並非只基於我們對自己的評估，它也同時大大地受到他人對我們的反應所影響。社會學家 Goffman(1968b)首先引出了「污名」(stigma)這個概念。「污名」指是的損害個人自我概念的一種外在記號。Goffman 描述了三種類型的污名：

1. 道德污名(moral stigma)—違反文化或社會價值的行爲或品行。
2. 族群污名(tribal stigma)—作爲團體成員身份之信號的一種特徵或裝飾品。
3. 身體污名(physical stigma)—正常外表上可能被稱作畸形或殘廢的偏差。

道德污名指的是個體在特定文化下被認爲在道德上應受遣責的品行。例如，大多數的文化中都能接受殺害一個人是違法的，但是施加於加害者的懲罰與污名是經過節制的，例如酒醉駕車致死通常比強盜殺人罰得輕。近來北美與英國的輿論團體已爲

這項違規應受到更多的重視而大力運動。這似乎意味著大眾越來越無法忍受酒醉駕車，而這正是當前的一項污名化的活動。道德污名可能來自一項活動，也可能是承襲而來的。例如，私生子在過去被視為是污名化的(stigmatizing)，但現在已不再這麼認為了。

　　族群污名指的是區分種族或民族團體成員身份的一種記號，例如穿著特別的服裝或配戴珠寶。人類通常會藉由身上的裝飾品來展示自己的身份。在英國，已婚的婦女及一些已婚的男性會在左手中指戴上金戒指，這對他們的身份是一種公開的象徵。在印度的某些地方，婦女會在額頭上點上紅點來表示她們的已婚身份。試著找出其他文化團體使用什麼東西來表示已婚狀態。像這樣的象徵並非污名化，但它們卻意味著某些團體會被定名，而可能轉變成歧視的對象。在健康照護的情境中，我們需要覺察到某些人可能會希望在醫院時繼續戴著身上的象徵物。我們通常不會期望英國婦女在手術前要拿下她們的結婚戒指。

　　身體污名指的則是身體上或是身體功能上，會使人們明顯地被區分出與其他人不同的轉變。這些轉變往往可能是立刻能指認出的狀況，像是腿部切除或是臉部受傷；或是功能上迅速地消失的改變，如結腸造口術。某些像是癲癇或是愛滋病的狀況，對外在觀察者而言就不是那麼明顯；這樣的病人對於是否於何時對誰自我表露，就顯得很難抉擇。如果他們表露了自己的狀況，可能就冒了被疏遠的風險；如果不說，他們可能又擔心別人會不經意地發現，例如他們突然發作的時候。身體污名是一種來自於他人反應的認定。如果一個孩子生下來就失明，當他還小時他可能不會知道自己與他人有多麼不同。再者，人們傾向於將一個特定的缺陷類化成普遍的失能，因此失明的人很可能被當成是耳聾或者具有學習障礙的人來對待【「他加不加糖」症候群(the "does he take sugar" syndrome)（註釋一）】。

　　根據 Goffman 的觀點，受到污名化的人必須努力尋求新的認定，他們可能要運用許多的策略。有一種選擇是只跟與他們同類的人在一起；例如，失聰者使用手語，可能會覺得處在以手語作為主要溝通系統的社會情境中會比較自在。他們不需對其他人解釋自己失聰，也不會在比手語時被別人盯著看而感到不正常。失聰孩童的父母往往很難了解到鼓勵孩子與其他失聰者建立關係，或是應當協助孩子融入聽得見的世界有多重要。其他處理身體污名的方式包括了準備一些用來對他人說明的解釋，或是忽略自己的缺陷並期望其他人也跟自己一樣。

　　擁有一個無病痛且功能良好的正常身體，是大多數人們自我概念的主要部份。然而，臉部外觀對於正向身體形象的發展也具有相當程度的重要性，正如身體上的吸引力對社會互動而言是重要的部份。父母親對於唇顎裂寶寶的外貌可能會感到傷心，並發現他們很難與人發展出親密的關係。看到其他治療成功的唇顎裂寶寶往往能使父母在初期就感到安心與振奮。

　　Bull(1988)提到，即使像是酒色斑(port wine stain)這樣的臉部小缺陷，都足以產生重大的影響，使他人將之視為污名化個體並如此對待他們。Bull 的其中一個研究就是關於將一張正常的臉點上類似酒色斑的記號，並觀察火車車廂中其他乘客的行為。當這個臉上有缺陷的人坐著，附近有顯而易見的座位時，其他人傾向於不去坐在那裡，除非沒有其他的空位了。一些關於污名化(stigmatization)的社會議題在第九章中還有進一步的討論。這似乎意味著這些身體上與他人有所差異的人，都可能真的害怕其他人會以不同的方式與他們應對。

【特殊主題】

發生於頭部與頸部的癌症

這個段落，我們將仔細地討論一群罹患癌症的特殊病人，他們的癌症是發生於頭部與頸部的。如同嚴重灼傷，皮膚病，或是臉上有酒色斑胎記這些顯而易見的狀況一樣，這個問題也應受到相同的關注。頭部與頸部的癌症相較之下實際上是罕見的，大約只佔所有腫瘤的百分之五。它們相當地普遍發生在六十歲以上有抽菸與喝酒習慣的男性身上。癌症事實上可能發生在許多部位，包括舌頭、嘴唇、口腔及喉嚨。每一種癌症都會導致相當不同的問題與缺陷，要視治療的性質（放射線治療、手術或化學治療）與腫瘤的程度而定。對臉部進行廣泛性的手術可能會造成很大的毀壞，臉部的柔軟組織與下方的骨骼會被移除。病人可能會需要人工彌補術(prosthesis)來換上一個掉了的眼球或是臉上的一部份。雖然這些方式技術上都能做到，但它們卻無法補償取代失去的活組織。對於臉部癌症的治療是很難掩藏的，特別是如果癌症已造成功能上的改變，像是失語（導因於喉嚨切除術）、飲食或呼吸困難。此外，還有一些幾乎無法辨認的功能喪失，包括了表達情緒的功能（如會心微笑與開懷大笑），以及臉部與嘴部在親密關係與性接觸中所扮演的角色。

臉部的毀壞是一種身體污名，可能牽涉到自我形象與認定的喪失，因為臉部對大多數人來說是最容易辨認的部位。牙齒脫落

的改變在特徵上與逐漸老化有關。因此手術就會被認為是促進早老。對於外觀的毀壞所產生的真實感受，是基於人們對其身體外觀賦予的重要性；一般而言，從社會對於女性美的標準看來，外觀的毀壞對女性而言傷害更大。Macgregor(1970)根據訪談的資料發現，這些病患的反應是羞恥感與恐懼感；有些人的反應則是逃避所有的社會接觸，且變得非常疏離，而保護自己免於他人可恨的反應。Drettner 與 Ahlbom(1983)使用了問卷對五十二位罹患頭部與頸部癌症的病人作衡鑑，他們所做的反應被拿來與同年齡同性別的控制組進行比較。他們發現病人在手術前對於外觀毀壞的程度感到非常焦慮；雖然醫療團隊事先為他們做好了準備，但他們還是只能在手術完成後才能了解整個影響。長期說來，儘管有著因手術所造成的毀壞，病人仍認為自己是健康的人；同時意義重大的是，那些預後情況良好的病人比起健康的人更能重視嗜好。這或許表示，比起健康的人，癌症病人的生活品質未必更糟，因為生命的威脅對他們而言或許意味著對生命各個面向的重新評價。研究顯示，人們對於修補物(prostheses)的接受度有所不同，有些人覺得它們很引人注目，這似乎表示它們有助於造成他人產生接納的反應，卻不是在於幫助有毀損的人。當身體形象的重大改變發生時，一般認為人們經歷的失落是需要一段時間的調適。調適的過程與經歷喪親之痛後的悲傷反應（參見第七章）有相似之處。頭頸部罹患癌症的病人不只是必須適應自己新的外觀，也必須能學習去寬容他人對他們的反應(Koster and Bergsma, 1990)。某些社會心理學方面的議題將在第九章中再度說明。

　　從認知心理學的觀點，Cohen 與 Lazarus(1979)指出了癌症所導致的六個威脅來源：

　　◇對生命的威脅

◇對未受損傷的身體的威脅

◇對自我概念的威脅

◇對情緒平衡的威脅

◇對現實合乎風俗的社會角色與活動的威脅

◇來自於醫療情境的威脅

練習題

找一個曾經歷過身體形象改變的病人、同事或朋友，問
問他們對這個改變感覺如何。對他們而言，這個改變的
意義為何？試圖找出他們如何因應這個改變。

自尊

在人本與認知心理學中，自尊已成為一個重要的概念，它反
映出了自我價值的一種具關鍵性評價的判斷，也是基於我們如何
知覺「他人對我們的看法」以及「我們對他人判斷的評價」兩部
份。自尊對於人們心理上的健全扮演了最重要的角色；事實上，
它就是我們心理上健全的一部份。

長久以來，心理學家們爭論著自尊究竟是對自我的一個普遍
態度，還是一個多向度的概念。過去，研究心理學家藉由一系列
標準化問題的問卷，並將所得反應總計起來獲得一個總分，企圖
測量出自尊（參見 Rosenberg 自尊量表 1965）。以下是一部份用
來測量自尊的問題：「無論如何，我總覺得自己是個失敗者」、「我

覺得我擁有一些好的特質」。

　　另一個方法是考慮對個人而言具重要性的角色所擁有的自我價值感。每一種角色都可能在不同的方面受到疾病與治療的影響。例如，乳房切除後的傷疤可能會影響作為一個妻子或情人的自尊，卻可能對於作為一個工商婦女的生活絲毫沒有衝擊。當然，人們的角色隨著生活而改變，而這也引發了一個問題：自尊是否是一生的穩定狀態，還是會隨著改變呢？在生命的早期似乎可能有些穩定的元素構成自尊；然而，像是罹患退化性的疾病或失業這樣的生活事件，可能會使人對自己的各方面重新評價而失去自尊。

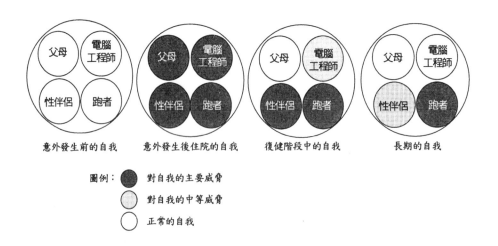

圖 3.1　創傷後自我概念的可能改變（引自 Curbow et al, 1990）

　　圖 3.1　說明了自我感如何受到嚴重意外的影響，下列的個案實例將仔細地說明這個過程。

個案研究：柯林

　　柯林是一位 42 歲功成名就的電腦軟體分析師，婚姻生活幸福，擁有三個在校表現優秀的孩子。他熱衷於跑步，每天都會去慢跑，並且參與當地的路跑競賽。有一天開車回家的路上，他的車被卡車撞到。他的脊椎受了重傷，導致雙腿永久性的癱瘓及大小便失禁。正如圖 3.1 所示，意外前柯林的自我概念包括了作為父母、性伴侶、跑者及工作者的部份。在意外後住院的期間，自我概念的所有方面都受到威脅，以致於柯林或許很難對自己感到滿意。在復健階段，柯林了解到自己仍可對孩子保持興趣，做個關懷的父親。他可以操作電腦，這意味著長期而言他或許能回到全職的工作。柯林再也不能跑步了，但他或許可以參加輪椅競賽，使他得以維持一個運動員的自我概念。

練習題

　　你會如何評估柯林在意外發生前的自尊？為何你如此評估？記錄下柯林的每個角色，並思考意外發生對於每個角色的改變，所可能對自尊造成的影響。你認為哪一項對柯林的自尊可能造成最大的損害？為什麼？健康照護專業人員的角色是否能作為協助柯林夫婦因應婚姻關係上的改變？如果是，那麼誰來做？什麼時候做？如何做呢？

　　你或許無法完全回答上述所有的問題，然它們仍是需要被提出來解決的議題。性障礙與死亡和臨終一樣都是健康專業人員所

必須面對最困難的問題。認為其他人會處理這些問題這樣的想法
是很吸引人的，但是其他人常常也沒去處理，因此就造成個體最
後獨自面對的情況。人們可以在一些專業的性心理診所獲得協
助。研究指出自尊與社會支持(social support)具有密切的關聯。
當一個人面臨重大事件需要加以適應，正如柯林夫婦所面臨的一
樣時，知道哪裏可以找到能夠提供關懷支持的人是很重要的。受
傷或生病時，健康照護專業人員正是重要的資源，擁有知識豐富
的支持，在關懷與了解的氣氛中提供希望與實際的建議。

「自我」與社會環境間的互動

　　人不是一個空殼子，被動地接受來自他人的訊息與社會壓
力；雖然未必總是在清楚的意識中，但似乎是主動地建構自尊。
Curbow 等人(1990: 122)認為在人們處理與自我有關的訊息過程
裡，存在著一些偏誤。根據他們的研究，「人們傾向於重視自我
的判斷與記憶，且認為自我能有效地達到期望的結果，並且拒絕
認知的改變」。這意味著在面臨壓力的時候，人們可能很難接受
與他們自我概念相矛盾的訊息，這可能使得他們很難作出接受治
療的明智抉擇，也可能讓人們對他人的行動產生誤解。為了能夠
維護他們的自尊，舉例而言，他們也或許會忽視健康照護建議。
　　根據研究顯示，自尊與社會支持具有密切的關聯；在第六章
我們將會討論社會支持在協助人們適應病痛時的角色。一般來
說，擁有社會支持的癌症病人會有較高的自尊。這表示擁有愛你
關懷你的人，可以讓你對自己感到滿意；也意味著對自己感到不
滿意的人或許很難獲得他人的社會支持。舉例來說，如果一個人

在社會情境中對自己感到沒自信，那麼他可能會避免去俱樂部或是酒吧等地方，如此一來就可能相對地更顯得疏離。

除了足以用來評估我們自我概念的自尊外，Bem(1967)認為我們會觀察自己並對自己的行為作出結論。你可能曾聽過人們在成就了一些事，例如考取駕照或是受傷後首度能行走之後，對自己作出像是「我對自己感到意外，我從沒想到過我能做到」的評論。自我知覺是對自己所能之事的一種心理表徵，例如一個人可能會覺得自己是膽小的，也就是那種不會去玩雲宵飛車的人。這有時會侷限了我們的行為，以致於我們會顯得怯於嘗試新的事物。健康專業照顧人員必須努力協助人們達成新活動的學習，像是嘗試新的運動。為多尿症孩童所舉辦的露營活動就具有這樣的功能，鼓勵孩童去嘗試如划獨木舟或是登山這類的新經驗。這些經驗將會使孩童感到不同於自己認為自己無用的感覺。當然如果人們打算去改變自我知覺，那麼他們就需要成功地達成這些活動。

本章回顧了自我概念、自我形象與自尊的證據；我們看見了個體如何對自己形成想法與感受的過程，這對於他們如何對人們與自己作出反應具有決定性的影響。對自我的概念並非立即明顯地可觀察到，因此護理人員不能像是給病人量體溫一般，例行公事地測量出自尊。然而正如每個人的體溫大都在正常標準(37℃)附近變動一樣，因此人們的自我概念可能也隨著所遭遇的事件及他們對這些改變的感受，與這些改變對他們生活脈絡的意義而有些許的變動——能夠謹記這一點仍是有助益的。當我們與病人談話時，藉由引發他們談出對疾病或手術如何影響他們身體的了解作為開始，是很有幫助的。例如，護理人員對於手術後的疤痕已司空見慣，也很清楚這些疤痕會隨著時間而變淡。而病人很可能

從未見過疤痕，更別說是新的了。同樣地，即使是成人，對於身體內部的解剖學也不甚了解(Blackmore 1989)，於是對於手術後究竟什麼東西被拿掉了也沒有概念。下列的指導方針是與病人談手術時可運用的：

◇詢問病人是否了解爲何接受手術。

◇詢問病人是否了解接受手術的器官之名稱、部位及功能。

◇詢問病人是否想多了解手術中與手術後可能會發生什麼狀況。有些病人只想知道程序上的資訊，例如進手術房前何時要開始禁食；有些則希望了解所有細節的詳盡資訊。

◇使用簡單的圖表來說明器官的部位。

◇透徹地與病人談論他們身體上可能產生的所有改變的意義。避免預設每個人對相似的手術具有相同的感受。例如，有些女人認爲乳房切除術是去除她們癌細胞的好方法，卻也有人會將之視爲嚴重的殘缺(Fallowfield and Clark 1991)。

◇要記住你對具有殘缺的病人所作的回應可能會被他們內化到自我概念裡去。

◇要記住人們所扮演的社會角色會形成他們的自我概念。在醫院中，我們不可能提供人們機會去表現出他們所有的社會角色，因此我們時常或多或少地對人們具有單一面向的觀點。要記住，作爲一個病人也是一種社會角色。

摘要

▶舉孩童爲例，說明了他們對健康與生病的一系列不同階段

的了解。

▶▶孩童發展出「腳本」作爲經驗的結果，幫助他們可以在未來因應類似的情況。

▶▶自我概念是由自我形象和自尊所構成的。

▶▶身體形象就是個體對於自己的身體作爲一個生理上、心理上及社會文化上之實體的知覺。

▶▶真實身體形象上可見的改變可能造成個體在他人眼光中受到污名化。

▶▶自尊是足以用來評估自我概念的元素。

延伸閱讀

Bull, R. (1988) *The Social Psychology of Facial Disfigurement*. New York: Springer-Verlag.

Hayes, N. (1994) *Foundations of Psychology: An Introductory Text*. London: Routledge. Chapter 13.

Lawler, J. (1991) *Behind the Screens: Somology and the Problem of the Body*. London: Churchill Livingstone.

Price, B. (1990) *Body Image: Nursing Concepts and Care*. New York: Prentice-Hall.

【註釋一】:「他加不加糖」症候群(the "does he take sugar" syndrome)這個用語是來自一位英國作家 Gerry Adam 筆下，一位十九歲唐氏症(Down's syndrome)少年個案，Tom 的故事。故事中的主角 Tom 是一個唐氏症患者，母親在四十多歲時生下他，Tom 就學前相當依賴母親的照顧；Tom 在十六歲時畢業於特教學校後，參與了一個日間照護中心的特殊計

畫，這為他走向獨立的狀況提供了微小卻具重要性的評估指標，他也獲得了相當好的日常生活、工作、社交與人際關係功能，同時 Tom 的情緒反應與管理策略適應良好，對於同為唐氏症個案的問題因應也能夠表現出適當的解決能力，此外 Tom 也擁有相當不錯的社會支持網絡。在 Tom 十九歲那年聖誕節後的數日，Crissie 阿姨來訪，她對 Tom 說話時向來都會特別放慢速度並稍微提高音量。就在餐後喝茶的餐桌上，Crissie 阿姨倒了茶、加完牛奶與糖、正要遞出去時，當著 Tom 的面對著 Tom 的父親問"does he（指 Tom） take sugar?"（他加不加糖？），造成餐桌上一陣的尷尬氣氛，後來在父母親有智慧的處理下，以及阿姨也立刻發現自己的失禮並對 Tom 說了一些鼓勵的話後，這樣的對話並沒有對任何人造成任何不好的影響。後來「他加不加糖」症候群(the "does he take sugar" syndrome)就被用來說明人們傾向於因為對方有一個特定的缺陷，就不自覺地將之類化成對方普遍地在其他方面也一樣有缺陷，而影響自己與之互動方式的一種現象，例如對失明的人說話時，可能會不自覺地特別放慢速度或是提高音量，就像是對方聽覺也有缺陷一樣。

第四章

學習理論的發展與應用

導論

學習理論發展的背景

行為主義學習論與行為主義

　　古典制約：制約反射反應，制約情緒反應，消除古典制
　　約反應

降低對醫院情境恐懼感的重要性

　　操作（工具）制約：區辨性刺激（暗示），增強或懲罰
　　程序，增強與懲罰的本質與強度，結果的立即性，結果
　　的確定性，替代性活動，逃避，監控 ABC【前置事件（A）
　　—行為（B）—結果（C），Antecedents — Behavior —
　　Consequences】，行為矯治，過度學習（習慣的形成）

行為主義的問題

認知對於制約理論的重新詮釋

　　可能性的學習與可預測性

　　失控、學得無助與憂鬱

社會學習論

　　觀察學習

　　自我效能與自尊

　　在社會情境中學習對成因的歸因

控制觀

因果歸因，學得無助與憂鬱

控制觀的起源與相關概念

社交技巧的重要性

以社會認知行為取向幫助決心戒菸者戒菸

摘要

導論

　　本章與第五章的目的在於向讀者介紹與學習，知覺和記憶有關的當代心理學理論。本章所著重的焦點在於從學習理論挑選出某些方面，這些方面已證實與人們對於健康行為及心理衛生的了解有直接的關係。我們鼓勵學生查閱基礎心理學導論的教科書，以獲得關於這些理論更詳細適當的說明。

學習理論發展的背景

　　要了解當代學習理論，就必須對於影響這些理論的思考方法有些許的洞識。十九世紀之前普遍相信，知識的獲得必須透過某種關聯，因為對象與情境在某個方面是相似的（相似性），或者因為事件是在相同時間或空間中同時發生的（連續性），或是透過因果關係。

　　心理學家傳統上將自己分為兩個陣營。相信人天生是潔白無瑕的狀態(tabula rasa)（白板，blank slate）（譯按：來自經驗主義哲學家 Locke 的思想，主張認識起源於經驗的一種哲學概念），並且所有知識都來自於經驗的心理學家，稱為**經驗主義者(empiricists)**。心理學的**行為主義學派(behaviourist school)**正是穩固地植基於經驗主義傳統。受到達爾文進化論的鼓勵，行為主義認為動物與人類的學習歷程沒有分別，並聲稱來自於動物研究所獲得的理論可以適用於人類。他們宣稱，說明學習的唯一合理方

法是呈現出**刺激(stimulus)**（原始定義為能使感覺接受器包括視
覺、聽覺、觸覺、嗅覺與味覺興奮的事物）與可觀察反應兩者的
出現之間存在的可測量關聯。激進的行為主義事實上根本相信，
所有的行為都是外在刺激的作用，而非內在思考歷程（信念或意
圖）的作用。他們並不否認思考歷程的存在，但強調這些「個人
事件」是不能被直接研究的，並且對於我們了解人類行為起因是
沒有相關的。

練習題

> 行為主義的觀點對於健康行為的成因，例如吃一塊奶油
> 蛋糕，與第二章中提到的社會認知模型有何不同？繼續
> 往下讀，想想行為主義理論對健康教育有什麼密切關係。

　　另一群主要的心理學家則是**先驗論者(nativists)**。他們相信，
人類天生具有獨特的能力以特別的方式去構成知識。支持先驗論
觀點的其中一項主要證據，就是孩童在早期學習語言以及文法規
則使用的速度。思考歷程（**認知，cognition**）正是先驗論傳統的
中心思想，因為他們相信行為是受我們思考與處理訊息的方式所
決定。一部份認知歷程的理論在第五章將再作更詳細的檢視。

　　雖然近代的研究認為，行為理論與認知理論或許並未如過去
所以為地那般相互矛盾，然而兩者之間的爭論仍然尚未完全平
息。更何況，我們也不需要去強調其中一個理論是對的而另一個
是錯的，才能在健康照護情境中善用兩者的理論。

行為主義學習論與行為主義

第一章介紹的兩個最著名的行為理論是古典制約與操作（或工具）制約。**制約(conditioning)**是構成學習的一種簡單形式，有機體的反應是透過與外在刺激的配對而形成並維持。也因此，我們常以 S—R（刺激—反應，stimulus—response）來表示這個理論。

古典制約

本世紀初期前後，第一位從事動物行為研究的研究者是 Ivan Pavlov，他從對狗所做的著名研究中，闡述出**古典制約(classical conditioning)**的原則。狗看見食物會像人類一樣分泌唾液，這是自然反射的反應；因此，食物就是非制約刺激，而唾液就是非制約（非學習）反應。Pavlov 描述，如果鈴聲持續地在食物出現於狗的面前時立即響起，最後狗就會在食物出現前，一聽到鈴聲便會分泌唾液。對鈴聲分泌唾液不是自然反射，而是制約反射；因此，鈴聲就是制約刺激，而對鈴聲分泌唾液就是制約反應。這類型的古典制約，或反射學習，是不自覺地發生於前意識層的。

制約反射反應

應用古典制約原理時，有兩個重點需要謹記：

1. 所有的自律反應（關於自律神經系統興奮的反應）都能以這類型的聯結加以制約。想想氣喘，往往由於氣管對過敏源產生反應而收縮所導致。如果一個孩童對貓的皮毛有過敏反應，最後很有可能會導致當孩童看見貓還在很遠的地方時，就會氣喘發作。有時這類型的反射反應還可能會類

化到貓的圖片或是其他動物。

2.制約反射如同其他反射一樣，通常都不是自願受控制的。
在上面的例子中，受苦於氣喘的人可能都不知道這樣的狀
況也會引起氣喘發作。制約反射反應的另一個例子，就是
癌症病人在接受藥物治療及放射治療期間，所感受到的噁
心嘔吐感。有些人最後會嚴重到接近醫院或甚至只是想到
診所時，就會覺得噁心嘔吐。也就是說，任何與醫院產生
聯結的事物都是制約刺激，而噁心嘔吐感就會變成了制約
反應。

練習題

想想其他與自律神經系統有關且易受古典制約影響的症
狀，並說明它們是如何產生的。

制約情緒反應

古典制約理論幫助我們了解許多害怕與恐懼的形成。行為主
義(behaviorism)的創始人 John Watson 以小男孩 Albert 為例，說
明一個先前對任何動物都不害怕的小孩，經過了一段時期讓白老
鼠出現在他面前，同時伴隨嚇人的噪音後，會開始害怕白老鼠(參
見 Watson and Rayner 1920，引自 Gross 1994: ch16)。Albert 後來
對所有白色以及毛絨絨的東西都會害怕，這稱之為類化
(generalization)。

多數的聯結是需要一再重覆的經驗才能形成；然而，一個與
強烈自律興奮反應配對的刺激有時就可能足以形成制約害怕反
應。例如，一個經歷過遊覽車意外事故而活下來的人，可能就會

害怕到從此不再搭乘任何會移動的交通工具，即使他知道事故要再發生的機會很小。

　　古典制約的原理可以用來說明對醫生、醫院及醫療器材的害怕。例如，曾經打針而感覺很痛的孩子，之後可能會害怕任何穿著白外套的人或是臨床情境。母親或是醫療人員很可能不知道孩子害怕的理由，反而覺得孩子的行為是無理取鬧或只是不乖。

　　|練習題|

　　想想其他透過古典制約可能造成病人害怕或焦慮的狀況，並說明這對他們目前的行為產生了什麼影響。

消除古典制約反應

　　對於具有古典制約反應的人來說，與他們做合理的與理性上的爭辯是起不了什麼作用的。事實上，因古典制約而產生的害怕、焦慮與恐懼，通常被認為是「非理性的」，在這種情況下，個體顯然知道對於當下的情況沒有任何理由好去害怕的，卻又不能控制地會害怕。個體用來面對導致壓力的情境最普遍的方法，就是逃避這些情境。然而，**逃避(avoidance)**通常是適應不良的，因為它會使問題持續下去。懼曠症(agoraphobia)是對開放空間感到害怕，導致人們無法離開房子。逃避外出會造成社交能力上癱瘓的結果。

　　有許多用來處理這類問題的治療方法，若健康照護專業人員能有所了解，將會有所助益；然而心理學家的專業協助，或是治療技術的特殊訓練仍是必須的。

　　1. 消弱(extinction)

　　一旦制約刺激不再與非制約刺激產生聯結，制約反應就會漸漸消退而終至消失。例如，對 Pavlov 的狗來說，當鈴聲不再作為食物的訊號，狗最後就不再對鈴聲分泌唾液。止吐劑(antinausea drugs)的使用可以使準備進入醫院的癌症病人停止將醫院與噁心嘔吐感聯結，最後噁心嘔吐的制約反應就會消失。

2. 反制約(counter-conditioning)

　　反制約指的是以一個正向或無害的制約反應來替代負向制約反應。例如，完全放鬆可以抑制自律神經系統的興奮，並用來消除制約的害怕或焦慮反應。只要個體找出了引發問題的刺激，或許就可以學習以放鬆來作為替代反應。要注意的是，放鬆是一種需要時間及毅力才能學會並使用成功的技巧。

3. 生理回饋(biofeedback)

　　生理回饋使用了各種的感應裝置，來測得自律活動，像是濕度或溫度的改變，或是肌肉緊張度，並將所測的結果以連續的、變動的及聽得見的訊號（像是金屬偵測器）回饋出來。生理回饋能使個體在自願受控的情況下，引起正常的自動反射。我們常覺得很難去放鬆，是因為缺乏方法來判斷究竟如何對緊張的肌肉做了多少放鬆。將電極擺放在一定區域的肌肉上，可以測得肌肉收縮的電活動，並使它得以轉換或聽得見的訊號。當我們慢慢放輕鬆時，訊號會跟著改變；只要完全放鬆，訊號就會全部消失。生理回饋使我們更容易學習完全放鬆。

4. 洪水法(flooding)

　　這個技術可以治療害怕與恐懼。個體被強迫地暴露於他

們所害怕的情境或對象，直到害怕的反應完全退去為止。洪水法已被證實對於消除各種害怕與恐懼具有成功的效果，例如害怕蜘蛛。然而，這個技術需要高度的關注，因為個體在一開始時可能會感到非常痛苦。如果由於自然地恢復而經過一段長時間沒有再進行暴露，那麼制約害怕反應很可能會再度復發。

5. 系統減敏法(systematic desensitization)(Wolpe 1958)

系統減敏法對焦慮與恐懼的治療是個比較溫和的方法。人們首先會學習放鬆技巧，來對抗他們平常的自律壓力反應，然後學習在一系列「按階層排列的」(hierarchical)分級情境中應用放鬆技巧，先從想像一個引起輕度害怕的情境，到想像一個引起較嚴重害怕的情境，再到觀看圖片或影片，再到接近真實的情境，最後直到真實地暴露於情境中。在每一個階段，個體必須藉由放鬆來練習控制，才能再繼續下一個階段。Wolpe 也建議以肯定訓練(assertiveness training)（訓練人們維護自我權益）作為額外的方式，來幫助人們能夠控制引發焦慮的社會遭遇。系統減敏法雖然耗時，卻已證實對於治療各種的無能狀態以及長期的制約情緒反應有顯著的成效。

練習題

回想你所舉出的案例中那位因古典制約而產生焦慮或害怕的病人，想一想上文中的任何一個技術，用來協助病人降低或消除焦慮或害怕反應時，可能會如何有效？你會如何著手進行？

降低對醫院情境恐懼感的重要性

　　古典制約情緒反應常是棘手而難以處理的，最好是能透過適當的準備來避免在醫院情境中產生制約害怕反應。人之所以異於其他動物的一個重要面向，就是能彼此溝通；因此，護理人員及治療師可以幫助人們預期潛在地令人害怕的刺激（打針、各種程序等），使人們不必去經驗突如其來的自律興奮。

[練習題]

　　你是否能舉出其他的例子，來說明制約原理應用在預防或治療關於健康照護或是社會關懷的其他問題？

　　直接來自於制約原理的一個治療範例，就是以鈴聲及襯墊來幫助較大的孩童停止尿床。當尿液碰到襯墊時，鈴聲就立即響起以喚醒孩童去上廁所。鈴聲的提示將尿尿與醒來作了聯結，最後使孩童在想要尿尿時能醒來上廁所。事實上在剛開始的階段，鈴聲喚醒的往往是父母，然後去叫醒還在熟睡中的孩子。因此，這個技術能否成功地運用，通常在於父母是否能合作與堅持。

操作（工具）制約

　　操作制約指的是行為的學習是由於自發行為（相對於反射）的結果或影響所產生的。操作理論是一個偏離刺激—反應（S-R）取向的運動。操作制約理論提出，行為的學習是由於**增強**（reinforcement）與**懲罰**（punishment）所產生。例如，我從經驗

中學習到吃草莓令我感到愉快，所以我會再吃更多。在這個狀況
中，草莓稱作**增強物**(reinforcer)，因為它提高了我的行為（吃
草莓）重覆的可能性。或者，我學習到如果去觸摸炙熱的熨斗就
會燙傷，所以就不會再去觸摸它。在這裡炙熱的熨斗稱作**懲罰物**
(punisher)，因為它降低了我重覆這個行為的可能性。

任何滿足像是吃、喝與性這些基本需求的事物，稱作**初級增**
強物(primary reinforcer)。像是尼古丁這類的物質，一旦個體
對它產生依賴，就可能被視為是初級增強物。**次級增強物**
(secondary reinforcer)則與初級增強物有關。例如，金錢可以
用來交易以獲得初級增強物。在人類社會中，社會認可或社會讚
美是最有力量的次級增強物，而同儕團體或「重要他人」的社會
反對則是最有力量的懲罰物。

B. F. Skinner是因發展操作制約原理而著稱的心理學家。這
些原理都是來自於「史金納箱」(Skinner box)這個設備的運用
所做的動物實驗。史金納箱是以燈光或聲音給動物或鳥作為訊
號，如果牠們去壓下或啄動按鍵，就會獲得食物作為酬賞。如此
一來，就可以訓練動物對不同類型的刺激或**暗示**(cue)產生反
應，並且對動物不同型態的行為所產生的效果或是**增強程序**
(schedules of reinforcement)都可以測量得到。在這裡我們只
提到了對健康照護實務工作最有用的原理原則，我們鼓勵讀者參
考一般心理學教科書，以獲得增強理論更詳盡的說明。

區辨性刺激（暗示）

個體很快地學習到只有在某些條件下或是某些情境中，某些
行動才能產生期望的結果；例如，紅燈停綠燈行。區辨性暗示並
不總是顯而易見的；例如，媽媽可能對很小的孩子表達出反對，
甚至摑他一巴掌，要他離火遠一點，這或許在媽媽出現時阻止了

孩子接近火，而媽媽也可能就因此認為現在把孩子單獨留在家裡同時開著火是安全的。然而，當區辨性刺激（在這個例子中就是媽媽）不存在時，孩子可能就會去接近觸碰火。

許多影響健康的行為被認為是受到**刺激控制(stimulus control)**的，例如吸菸的人可能在點支菸時就會想喝杯咖啡。

增強或懲罰程序

有時，偶然或間歇性的大酬賞，會比連續性的小酬賞能對行為產生較大的增強。賭博就是一個例子，足以說明一次的大勝利（或甚至只是大勝的可能性）如何能長時間地提供繼續賭博的動機。事實上，連續的增強可能會導致習以為常；例如，如果我們總是讚美人們，那麼最後讚美可能就被視為理所當然，而不再對人們的表現產生影響。一次偶然而強烈地對超速處以罰金，可能足以降低駕車超速。

增強與懲罰的本質與強度是主觀的

增強與酬賞未必是同一回事。食物只有在我飢餓或我喜歡所供應的食物時，才有增強的作用。有些不太受到大人注意的孩童，可能會做出許多不乖的行為去引來懲罰，作為自己受到注意的一種方式。在這種情況下，懲罰事實上是行為的增強物。

吸菸行為對不吸菸者來說是令人厭惡的，但它對吸菸者而言卻產生許多高度增強的結果；如果吸菸者想戒菸，這些增強結果是需要列入考慮的。

結果的立即性

一般而言，結果的出現愈立即，效果的影響就愈大。喜歡吃巧克力的小朋友一般來說，在小條的巧克力棒出現時就會馬上去吃，而不會等等看稍後有沒有更大條的。我們能透過經驗學習到

延宕滿足(delay gratification)，但立即性的酬賞仍是非常具有影響力的。許多真的想要減重的人，在一段較長的時間後會發現，要抵抗當下飲食的立即性滿足是不可能的。

懲罰通常起不了什麼作用，理由是因為有人犯了罪之後，往往要經過很長的時間才會執行懲罰，於是犯罪與懲罰之間的聯結就因此而減弱了。然而，某些類型的結果卻不因延宕而喪失其影響；例如，實驗顯示，因為吃了有毒食物而生病的老鼠，即使是在吃了這些食物後到牠生病之間，實際上有一段相當長時間的延宕，還是會去逃避含有毒性的那類食物或飲料(Garcia et al. 1966, 引自 Gross 1994: ch31)。這類型的聯結很明顯地具備利於生存的價值，也引發出「有些反應是天生就被完善地教導(primed)或是準備好了的(prepared)」這種理論的出現。

結果的確定性

為了要對行為產生影響，增強或懲罰的結果就必須很確定，或者如果不能很確定，則可能性也要盡量提高。懲罰之所以無法消除或降低犯罪的另一個理由，正是因為歹徒被逮捕的機會並不是很大。

健康的人時常不會接受健康預防的建議，那是因為他們從沒體驗到原因（他們的行為）與結果（生病）之間直接的關係。或許這也說明了為何許多人非得到症狀已經顯而易見了才會去採取行動（但時常為時已晚）。

替代性活動

在我們生活中大部份的時間裡，行為扮演了重要的角色，以產生我們期望的結果。因此，如果一個人想放棄某個行為，就必須以另一個具有相同酬賞且佔據相同時間的行為來替代它。

喝下八品脫（譯按：等於一加侖）的啤酒並非只是滿足品味或解渴，它通常是一個令人放鬆的社交活動，會佔據人們一整晚的時間耗在酒吧。想要改掉飲酒的習慣，就會需要找到另一項足以提供相同程度社交放鬆的活動。只要一同飲酒的伙伴都能如此認同的話，改喝低酒精含量的淡啤酒或是不含酒精的飲料通常也能保有這樣的放鬆作用。

逃避

逃避是面臨懲罰時最普遍的反應，但眾所周知，它並不總是具適應性的。一種最常見懲罰的主要來源就是疼痛。疼痛的發生可以是由於因意外或疾病所造成的組織損傷，或是來自於他人的處罰。脫逃或逃避行為對於意外的疼痛而言是適應性的反應，因為它使我們遠離了意外的肇因，也確保了我們免於在未來接觸到疼痛的刺激。然而，在慢性疼痛的狀況中，逃避也可能導致我們在疼痛事實上已經消卻了之後，仍然不能從事各種形式的活動。

監控 ABC【前置事件(A)—行為(B)—結果(C)；antecedents—behaviour—consequences】

行為主義者建議，在行為改變的計劃開始實施前（例如幫助人們戒菸或是消除孩子易怒的脾氣），應該要記錄下行為發生的頻率、行為立即性的肇因以及行為的結果，這稱作行為的**功能分析（functional analysis）**。行為的頻率提供了可以判斷成功率的基準。行為的肇因和行為的結果則確認了刺激控制、增強與懲罰的來源。這些資料後來都可以用來實施行為矯治。

行為的立即性肇因與行為的結果並非總是如它們表象上看起來的樣子。例如，媽媽可能並不知道孩子之所以有著那麼多憤怒的理由其實是因為憤怒可以引來媽媽對他能有更多的注意。這

可以透過每天簡單的記錄而辨認出來（參見 Westmacott and Cameron 1981）。在孩子表現良好時給予關注，而在孩子使壞要吸引注意時收回關注，這樣的作法能很快地減少孩子這種尋求注意的行為，許多的教師也成功地在課堂上實施這樣的技巧。

行為矯治

行為矯治(behaviour modification)指的是，通常由其他人控制，透過審慎地操作一些增強的因素來改變行為。行為矯治是直接根據 Skinner 的操作原理而來的。

行為矯治在長期住院的心理疾病機構中是一種很普通的方法，藉由代幣制度(token economy)(Ayllon and Azrin 1968)的使用來控制不符合社會期望或是強迫性的行為。社會期望的行為可以藉由立即地給予病人足以用來交換其選擇之主要增強物的代幣來增強（不幸的是，增加物往往是香菸），而反社會行為則會受到忽略（而非懲罰）。

行為矯治也被證實用在使孩子出現社會期望的行為（不論在家中或課堂上），以及具學習障礙的人身上具有功效。懲罰並不是行為矯治體制內的作法，通常不符合期望的行為會受到忽略。「隔離」(time out)（例如離開治療室）對於暫時隔開那些不受控制的人而言是必要的。直到他們能平靜下來為止；然而在初期時就將注意力轉移到其他符合期望的行為上，再藉由讚美或是獎賞來作為這些行為的酬賞，一般而言會是一個更有效的方法。

練習題

行為矯治已被用來作為另一種治療孩童尿床問題的方法，使孩童能學會控制膀胱。你能否找到方法提供一個

> 誘因，適合作為給孩童能「擁有一張乾床」的酬賞？你
> 會如何實施？(參見 Westmacott and Cameron 1981)

過度學習（習慣的形成）

當我們開始學習一項新的技巧，我們會傾向於將它分解成一系列簡單的步驟，然後依序地學習每個步驟，因此一開始的學習是緩慢的。當我們漸漸熟練了以後，我們就能行動地更快，並且就能「不加思索地」操作某些步驟或順序。這就是我們學習開車或幫人打針的方法。最後，所有構成這個技巧的行動就整合起來並且「自動地」執行。這就是**過度學習**(overlearning)。過度學習後的行為通常不會遺忘（你不會忘記怎麼騎腳踏車）。日常生活中一連串的行為經過度學習後，就稱之為**習慣**(habits)。

過度學習有助於解釋為何有些健康行為很難開始或是很難停止。要從事一個新的行為時，例如運動或放鬆，除非我們能不再邊做邊想，否則不可能維持下去。相反的，過度學習後的習慣，例如不良的姿勢，是很難停止的，即使個人可以了解到不良的姿勢對健康有害。

行為主義的問題

行為主義的原則在健康照護的許多領域中，已證實是具有成果的，並且可以藉由其有效性來判斷。然而，行為主義近年來因許多理由而變得不再廣受心理學家與社會大眾的歡迎。大眾開始對於利用動物來從事各種實驗不再能夠接受。許多心理學家則是

因行為主義似乎與自由意志的概念相矛盾，否認了人類的獨特性，並且可能不適用於人類複雜的思考與行為，而拒絕接受行為主義。Skinner 本人相信，操作制約的原則可以如同適用於動物一般地適用在人身上，並且相信在他自己運用這些原則時是非常兼具人性的。例如，他強調對於懲罰的倫理問題與實際操作問題，並且建議人類的行為應該只能藉由增強來加以調整，而非藉由懲罰。Skinner 也承認，對於任何的有機體是如何對其真實生活中的特定情境作出可能的反應，是很難去下定論的，因為有機體的反應很可能受到其增強史（過去經驗）總合的影響所決定。動物作為制約實驗的對象時，必須從一出生就處在毫無刺激的環境中，以確保牠們的反應不會受到先前經驗的影響。然而，學習的發生僅僅只是由於直接經驗的結果，仍不免令人感到懷疑；這些疑慮往下將會有令人感興趣的思考。

　　早在 1920 年代，Kohler 著名的黑猩猩研究指出，有些新奇的行為牽涉到了深思熟慮或「頓悟」。例如，研究者觀察到，黑猩猩在看見一條香蕉放在搆不到的地方時，會研究環境，然後將箱子堆高起來去拿香蕉，在這之前牠們是從沒做過相同的事情。Harlow 對黑猩猩後續的觀察指出，黑猩猩是透過應用先前在不同情境中學習到的策略，而獲得這樣的一個能力的。Harlow 稱之為「學習態度」（learning set)或是「學習如何學」（learning how to learn）。這似乎意味著，即使是動物也能夠藉由整合各種來自於過去經驗的知識，而預測到成功的行動方針。

　　另一個仍持續造成心理學家熱烈爭論的問題，就是語言學習的方法。大部份的人都同意語言的學得並非主要由於外在的增強，即使另一些人提出爭議認為，口語行為是用來獲得初級或次級增強，並且指向黑猩猩能夠透過增強的使用，被教導學會創意

十足地運用符號語言這個事實(Gardner and Gardner 1969,引自 Gross 1994: ch 28)。Noam Chomsky 不斷強烈地提出爭議,認為行為主義的原理並不適合用來說明孩童一開始學習語言的速度,也不適合說明文法規則的運用。他採用了先驗論的觀點,提出人類獨特地具有一種特別的「語言獲取裝置」(language acquisition device)。這兩個極端的觀點(經驗主義論對先驗論)似乎仍存在著問題,因此兩者也都沒有被認為贏得這場爭論。

認知對於制約理論的重新詮釋

　　雖然時下許多人抱持著懷疑論的態度來看待行為主義,然行為心理學仍舊持續地自 1970 年代至今,產生了許多令人振奮的研究結果。遵循行為主義傳統從事動物實驗的研究者,已經能推論出「制約」反應背後的認知(思考)歷程,這使得研究者得以重新詮釋制約歷程。這不只有助於提供行為與認知心理學之間直接的關聯,並且為訊息處理歷程的本質帶來了曙光。學習理論者也因此而目前都被評論為「認知論者」。當代學習理論的主要進展之一,即在於確認及了解預測與控制的重要性。這些概念對健康心理學而言是重要的,並且在下文中有進一步的考量。第六章中會再談起這些方面的許多部份,以了解壓力與適應。

可能性的學習與可預測性

　　基於更新近的行為實驗,我們已經能夠不再以制約反應的配對角度來說明古典與操作制約,而是以有機體(不論是人類或是

其他生物）基於先前在相同或相似情境中的經驗，去預測事件或結果發生的可能性的角度來加以說明。因此在 Pavlov 的古典制約實驗中，是鈴聲預測了食物的出現而導致唾液的分泌，而非是刺激—反應的聯結。同樣地在操作制約中，是具有預測性的暗示，伴隨預測到的後續結果，而決定了反應。

　　與開著的火共處一室的孩童，或許可以被認為是從經驗中已預測到，當媽媽在身邊時，接近火焰是不明智的，否則她會生氣。這暗示了當媽媽沒看見時就可以去碰火了。孩童恐怕尚未經驗到或是了解到這當中的因（碰火）果（燙傷）關係。像這樣的例子未必就表示意識的思考歷程正在進行。許多這一類型的「訊息處理歷程」都是自動化地發生在前意識層，使得人們常錯誤地認定孩子的行為不是故意的反抗，就是愚蠢的結果。舉出動物能夠在簡單的實驗室情境中預測出事件的結果作為例子，未必就表示這個例子能說明複雜的學習。然而，如果能夠舉出例子來說明從過去經驗中可能產生可移轉的預測性規則，那麼這一個簡單的認知原理就能用來解釋 Kohler 黑猩猩實驗中的「頓悟」學習，以及孩童在語言發展過程中產生文法規則的能力。這使得當代的行為與認知心理學更緊密地結合。

　　可預測性的重要性已證實對於健康情境具有影響力，並且針對潛在著疼痛的醫療或手術過程的準備工作所進行的研究，也說明了它的重要性（參見第六章）。不論是孩童病患或成人病患，如果沒有預先被告知，那麼突如其來的疼痛將導致強烈地自律興奮，會造成制約害怕反應，然後這個反應會類化到各個不同的醫療情境。預先告知可以作為一種「安全信號」（safety signal），它會引發全程的焦慮狀態，但不會發動突如其來的自律反應。我們對於心裡有數的事件會比意外的事件來得更容易忍受，並且前

者一般而言也不會造成長期的損害。這個說法似乎表現出我們知覺到自己對於事件或情境具有多少控制力的程度。

失控、學得無助與憂鬱

1960 年代的動物行為實驗，對於應用領域的健康心理學與臨床心理學有一些重要的貢獻，就是由 Martin Seligman 及其同僚明確地架構出的**學得無助**(learned helplessness)這個概念（參見 Seligman 1975）。他們將一系列等量的微小電擊施加在兩隻狗身上，其中一隻可藉由用牠的嘴去壓控制面板就能讓電擊停止；這隻狗不但學會如何避開電擊，即使後來將牠放到動物行為箱(shuttle box)，在裡面時牠必須跳過一道柵欄才能避開電擊，牠也能很快地學會如何去避開後續的電擊。另一隻狗則同時接受與第一隻狗一樣的電擊，但不被提供任何避開電擊的方法，這隻狗就表現出動機上的缺陷（沒有移動的企圖）、認知上的缺陷（不能辨認出簡單的脫逃徒徑）、以及情緒上的缺陷（看起來顯得很悲慘）。這兩隻狗在行為上的差異，只能歸因到第一種情境中牠們所具有的控制力程度，而非牠們所遭受到的電擊。第一隻狗處於可控制的情境，因此也會期待在後續的情境中具有控制力；第二隻狗則處於不能控制的情境，因此也學會了預測自己在後續的情境中沒有控制力。

根據 Seligman 的說法，學得無助意謂著一個人學到自己的行動對於結果不具影響力。他強調這些動機、認知及情緒上的缺陷，都是人類憂鬱的症狀表現。他和同事後來也發現，當實驗者拖著這隻「學得無助」的狗去跨越障礙數次之後，向牠示範牠還是有可能重新獲得控制力而避開電擊，這隻狗的這些憂鬱症狀才會消失。應用到人類的憂鬱狀態時，這個結果意謂著個體處於憂

鬱時，必須透過個人的經驗，去重新學習到他們自己是有能力去
做一些正向積極的事，來影響他們的生活遭遇。當然，光是告訴
他們「如果你試了，你就能做到」是不夠的，必須還要指出能為
個體所用的技巧，然後請他們去做一些保證會成功的事；如此一
來，他們就能透過經驗學習到自己可以重新獲得控制力。

　　失業、低收入、低學歷和婦女族群的憂鬱症發生率較高；可
用來解釋這個現象的理由之一，就是他們缺乏對生活的控制力。
Mirowsky 與 Ross(1989)說明這些族群的憂鬱症是導因於現實環
境，而非個人的憂鬱傾向使他們向下落到低社會階層去。正因如
此，或許更有幫助的方式，是去鼓勵他們參與自助團體或壓力團
體，以提升他們的能力感(sense of power)，而不是鼓勵他們去
強調他們個人的無能。

　　對於可控制性(controllability)以及不可控制性
(uncontrollability)的研究，在對於人類憂鬱症的了解及治療
上，提供了相當實用的線索。後來關於人類對事件結果能知覺到
控制力的實驗，說明了當個體相信自己對於會令人嫌惡的刺激，
例如噪音或不舒服感，具有控制力時，會比起他們相信自己不能
控制時，來得更具有較高程度的忍受度，這也說明了為何當我們
自己開窗戶通風時，我們會樂於享受新鮮空氣，但是當別人這麼
做時，我們卻抱怨風會跑進來的道理了！

　　可預測性(predictability)與可控制性是息息相關的。如果
我不能預測接下來要發生什麼事，我可能就沒能力去控制。這正
是為何提供資訊給病人知道是如此重要了。正如某位長者評論
到：「你只能面對處理自己所知道的事。」然而，預測到將要發
生的事，並不保證個體就因而知道要如何去處理這個狀況。因
此，在特殊情況下，告訴病人能做些什麼事來幫助自己，與告訴

病人將要發生的事，一樣都是重要的。這部份或許牽涉到要教導因應技巧，例如：不論用什麼方法，學習給嬰兒餵食，在母親這部份來說，的確會獲得一些技巧，同時某些指導也會發揮功能。十分常見的一種情況是，由於我們常理所當然地認為病人知道要做什麼，也知道要怎麼去做，而事實上他們其實並不知道，於是他們便因此而身陷無助。因此當病人對狀況不再感到有把握時，確保他們如何去找到協助，也是很重要的，特別是在醫院這樣的地方，他們並不能完全地控制自己。

練習題

設想一位正住在機構環境內接受照顧的老年病人，什麼因素可能會使他們感到無助？會對他們造成什麼影響？他們可能接受怎樣的協助才能感到有把握？為何這會是一件好事呢？

社會學習論

顯而易見地，人類大部份的學習是在社會環境中發生的，而非如同在動物實驗中一般，是發生在隔離開來的環境。這引發了一些重要的問題：社會行為是否包含著相同的學習歷程？或者，社會學習有著十分不同的歷程？顯然，相似點與差異點兩者都是存在的。其中一個主要的差異，就是社會學習可能藉由模仿（imitation）而產生。

觀察學習

　　Albert Bandura 是社會學習論最偉大的創始人以及當代提倡者之一，他出身於傳統行爲主義，但他對 Skinner 所聲稱，人類行爲是被動地由外在暗示與結果所驅動的論調提出批判，不過他也承認外在暗示與結果的確具有其影響力。Bandura 整理了 1960 年代間一系列古典的實驗，這些實驗清楚地顯示出孩童並非只從他們行動的結果產生學習。他們能夠**倣效(modelling)**他人的行爲來塑造自己的行爲，並且透過觀察他人的行動之後所產生的結果，來判斷自己行動的可能結果（**替代性增強，vicarious reinforcement**）。在他的實驗中，孩童在未經鼓勵或引誘的情況下，會模仿成人的攻擊行爲去攻擊玩具娃娃(Bandura et al. 1961, 引自 Gross 1994: ch 14)，這不禁令人擔心孩童可能會從電視節目中模仿到攻擊或暴力行爲。

　　Bandura 對倣效及模仿學習的研究，也有助於補充說明語言的學習。嬰兒在早期的日子裡能夠模仿面部表情與運動，近來的研究更表示嬰兒早在他們說出第一個有意義的字之前，他們就模仿並練習發聲。這就是爲何聽力以至聽力測驗對早期語言發展的階段是如此重要了。

　　社會學習中對倣效作用重要性的研究，說明了父母與健康專業人員應該扮演健康的模範角色。證據顯示，如果父母吸菸，小孩會吸菸的可能性更高。父母要求孩子「照我說的做，不要照我做的做」是絕對不好的。

練習題

　　盡可能舉出一些你可能透過倣效而學來的行爲，與健康

相關或是與疾病相關（不論好壞）。你認為模範角色可以
如何利用於促進健康？你認為健康專業人員是否應該為
了健康生活扮演模範角色嗎？

自我效能與自尊

Bandura 接著又提出，一旦孩童已經學習模仿新技能（例如
使用語言）之後，他們就會拿自己的表現與別人的作比較，並透
過自我調節的歷程去注意觀察且調整自己的表現。透過這樣的主
動歷程，孩童能成就自我效能(self-efficacy)感（個人的能力或優
勢），進而獲得自尊(self- esteem)（個人價值感）。Bandura 堅稱人
們確實是因自己好的表現而酬賞自己，當人們不能確認自己好的
表現因而酬賞自己時，就會造成憂鬱。他認為許多有才華的人時
常會變得憂鬱，是因為他們給自己設定了太高的成就標準。

行為矯治的原則能用來幫助任何人透過自我矯治
(self-modification)來改變他們的行為。人們必須先注意觀察自己
行為的導因、結果以及頻率，然後逐步地修正自己的慣性，以改
變一些日常生活中規律例行的暗示，或是提供自己一些快樂的事
或是自我讚賞，來增強成功的行為並且提高自尊。這可能都會需
要一點來自健康專業人員或治療師的指導或鼓勵。

有趣的是，Bandura 解釋自尊發展的說法，與人本心理學者
的說法多少有些相似。他認為自尊是個體對自己的表現感到滿意
的結果。人本學者認為，自尊反映出我們「我們相信自己能成為
的樣子」以及「我們想要成為的樣子」兩者之間緊密地結合。對
兩個理論而言，社會的比較在於決定什麼才是「好的」或是「可
接受的」表現是很重要的。如果我們為自己設定不切實際的目

標，我們可能會失去自尊。

練習題

　設想任何一個情況中你會希望用來教導病人的技巧，根據你對倣效、正增強以及自我調節的理解，說說看這些概念如何幫助你設計一個可以保證病人達成自我效能感的教學課程。

在社會情境中學習成因的歸因：控制觀

　在 1970 年代，雖然發展自動物實驗的學習理論，已經為人類的學習提供了線索，但一般還是認為，大多數人類的經驗是發生在社會脈絡中的，許多行為的增強是由社會所決定的。歸因論(attribution theory)就提出，人們解釋自己所遭遇的事是根據三個向度：(1)內在的（這是自己的行動）對外在的（這是由於「有能力的他人」或是運氣、命運或偶然的機會），(2)穩定的（在這種情境中我總是做相同歸因）對不穩定的（我的歸因變化著），(3)普遍的（在所有情境中我都這樣歸因）對特定的（我只在這種情境中做這種歸因）。

　因果歸因(causal attribution)比較起來是傾向於穩定的，並且用來預測未來的行動與結果。穩定而普通的歸因型態可以被視為人格特質，稱作控制觀**(locus of control)**。人們對健康與疾病發生的歸因，稱作健康控制觀**(health locus of control; HLOC)**(Wallston et al. 1978)。

　1.內在的健康控制觀。擁有內在控制觀的個體，可能會相信

健康與康復是靠自己的行動而定。人們最有可能由自身的
預防或治療計劃做起,或者需要或利用一些能教育他們照
顧自己的資訊(Peterson and Stunkard 1989)

2. 外在的(有能力的他人)健康控制觀。會將疾病預防與治
療責任歸因到「有能力的他人」(例如醫生)身上的人,
在他們身體有症狀時,很可能會尋求醫生的建議;當醫生
給了建議,他們也很可能就會採取這些意見(他們會照著
他們被告知的去做),但或許他們較不會去開始或持續自
己的行動。

3. 外在的(運氣、命運或偶然的機會)健康控制觀。採取這
種歸因的人相信,健康的維持或疾病的發作關乎運氣、命
運或偶然的機會。他們幾乎沒什麼個人的動機採取個人的
行動,也不太相信其他人能有多大的幫助。

有些針對許多第一級與第三級健康照護環境所做的研究都
指出,個體若採取外在的(運氣、命運或偶然的機會)健康控制
觀,就比較不會去採取促進健康或預防疾病的行動,也較不能在
他們生病時承擔責任去採取行動使自己復健。

Bandura 自我效能的概念與控制觀有緊密的關聯;人們如果
對於各方面的工作都能強烈地知覺到自我效能感,他們就能相信
自己的行動能對事件的結果產生正面積極的影響,這正是內在控
制觀的一個最佳例證。第六章對此將有更進一步的探討。

練習題

一位獨居老人因中風造成左手有些許無力(他慣用右
手),在返家前他正在接受復健治療。醫療團隊要如何應
用學習論和歸因論來確保老人一旦回家之後,能承擔「自

理工作」呢？

因果歸因、學得無助與憂鬱

　　Seligman 與他的同事提出，憂鬱的人傾向於對負面消極的事件結果，採取內在、穩定及普遍的歸因；換句話說，他們將不幸歸咎於自己，並且相信所有的情況都會像這樣不幸。然而，這樣的主張卻與應用研究的結果相互矛盾。應用研究指出，憂鬱的人較可能採取外在（偶然的機會）控制觀。例如，Skevington(1983)發現，患有風濕性關節炎的人如果相信自己與他人對於解除疼痛都無計可施時，他就可能會憂鬱。這就稱作**普遍學得無助(universal helplessness)**，與絕望感有關。參考圖 6.4 能對此有更深入的了解。

控制觀的起源與相關概念

　　如果對於未來事件的結果，會產生內在或外在的期望，是基於過去經驗而來的，那麼似乎就可以合理地假設，孩童時期對因果歸因的發展是一段重要的時期。父母提供環境讓孩子開始學習如何去面對周遭的世界。孩童時期其他具影響力的外在因素還包含與師長、同儕及重要他人的相處經驗。然而，研究證實，孩童的控制觀與父母的撫育型態有關(Baumrind 1967)。溫暖而直接的、或是權威且可靠的父母，管教孩子時能維持堅定的標準同時說明理由，會鼓勵孩子承擔個人的責任，並且能在「正向積極關

懷」的氣氛下給予孩子正向或負向的回饋。這樣的撫育型態較可能使得個體形成內在控制觀，以及高自尊與自信。獨裁型的撫育（父母強烈的控制）則可能使孩子缺乏獨立性、採取外在（有能力的他人）控制觀、低自尊，並且對他人缺乏情感（這表示他們不善於對他人提供情緒支持）。

社交技巧的重要性

　　每一個體生而具有個別的人格，以形成與周遭他人的互動。嬰兒的微笑對母親而言是強而有力的增強物，足以使母親餵養與保護他，接著這也增強了孩子自己的反應。社會行為正是透過上述全部的過程而學得的：透過古典制約反射，透過初級與次級增強以及懲罰，透過倣效，透過替代性增強或懲罰（看見他人因某個行動而被獎賞或懲罰），透過預測事件結果，以及透過自我調節與監控。

　　既然社會肯定是我們生活中增強作用的主要來源之一，顯然地，可能獲得最多這類型增強的人，會是那些擁有外向與善於社交的人格，並且學到良好社交與人際技巧的人。

　　Lewinsohn(1974)所提出的憂鬱理論，認為個體憂鬱是因為缺乏社交技巧，以致於不能從他人身上獲得正增強。當然，有些心理不健康的人會由於他們「古怪的」或是社會所不能接受的行為而受到矚目，這使得其他人會避免與之接觸。在現代由於長期住院心理機構是封閉性的，這些人走在街上很可能會特別地引人注意。社交技巧訓練對於憂鬱症病人的治療與復健，正是一個重要的部分，因為這使得他們能獲得可以增進他們自我效能與自尊的社會接納，。

　　社交技巧訓練與正增強一樣，也是用來處理學習障礙者問題

的一項必要的部分，因爲學習障礙者很難辨認出非語言暗示，或者根本不能在特定的情境中成功地認清或模仿適當的社會行爲。

社交技巧對於身體健康的重要性與心理健康一樣重要，因爲社交技巧幫助個體能從朋友與同伴處獲得社會支持（參見第六章），如此一來就能分享健康資訊，並且在需要時獲得鼓勵去尋求醫療協助。

以社會認知行爲取向幫助決心戒菸者戒菸

本章的最後一部分將協助讀者應用行爲、認知與社會學習理論的原理原則，去幫助病人獲得改變行爲的力量。重要的是，這個課程計劃設定的目標對象，只在於那些決心改變、卻感覺很難成功的人。一開始要說服他們放棄的方法，這部分在第九章中有個別的討論。這裡以吸菸作爲範例，方法是以 Davis Marks(1994) 所建議的課程計劃作爲基礎。

首先必須要向病人解釋下列的因素：

1. 尼古丁對於吸菸者具有正向（增強）的效果：令人放鬆、提神醒腦、並增進認知表現。
2. 由於這些影響，以吸菸來因應壓力是一個好方法。
3. 吸菸能填補時間，因此吸菸的時候提供了思考問題解決的時間，也讓人從困境中挪出了一段「中場休息」的隔離時間。
4. 吸菸讓人有事做。吃東西通常可以取代吸菸，但會導致體

重增加。

5.很多人又會開始吸菸，因爲他們因吃東西而體重增加了。

6.吸菸是個社交活動（提供了社會增強作用），吸菸者時常在同儕壓力下吸菸。

7.點菸是一個習慣，會在某些情況下不加思索地發生（例如喝咖啡時或吃完飯後）。

　下列的技術直接說明這些重點。意志力並非這個課程計劃的主題，個人也不需從課程的第一天就開始不吸菸。吸菸行爲會自然地隨著課程的實施逐漸減少。

1.菸盒先拿掉，用橡皮圈把香菸捆起來，以妨礙拿菸的習慣，造成不便。

2.降低香菸與樂趣之間的關聯：在橡皮圈下面放一張字條，每一次要抽出香菸時就把它唸出來，例如：「香菸會使我生病，我不喜歡這支菸，我不想吸這支菸。」然後必須抽出一支菸來吸，如此一來就能夠將香菸與令人不悅的事建立起聯結。

3.找出病人不加思索就會點菸的各種情境，以降低這個習慣的影響。可以在橡皮圈下放另一張字條，每次在那種情境中要點菸之前就把它唸出來：「正因爲我吃完飯，所以我不需要吸菸。下次吃完飯後我就不想吸菸了。」

4.找些新法子讓雙手忙著，例如塗鴉（希臘人會把玩清心念珠）。

5.做運動或參加體重控制課程以避免體重過重。

6.演練肯定技巧，好能夠向同伴說「不」。

7.尋求其他不吸菸者的社會支持。

8.尋求壓力管理的其他替代方法（例如放鬆、瑜珈）。

　　下面的個案研究將示範如何應用這些技術。

<h2 align="center">個案研究：潘</h2>

　　潘，女性，40歲，已婚，患有嚴重的雷諾氏症(Raynaud's disease)（譯按：一種循環系統疾病，動脈末梢會對冷特別敏感而突然收縮，影響血液循環，通常出現於手指；抽菸會使症狀惡化），已經造成她左手手指末端被切除；因曾經中風而使她的身體右半邊（優勢邊）軟弱無力，並且說話會口吃，特別在她焦慮時會變得更糟。她知道自己的健康問題是由於吸菸，但戒了好幾次都沒有成功。她的「神經」也一直有許多問題。目前她就整天在家呆坐，除了看電視什麼都沒做，她感覺既無助又絕望。她的先生很體貼，扛起所有的家事並且負責準備全家人的飲食。醫生曾向她提出忠告，戒菸是唯一能改善她健康狀況的方法；醫生表示自己已經別無他法了，除非潘能戒菸。潘難過得哭泣，她先生則感到生氣。她們能做什麼？

　　乍看之下，這個情況似乎顯得有些毫無希望。然而，即使她不能完全戒菸，她的處境似乎還是有許多方面可以用來改善她的生活品質。第一件事，首先要承認吸菸給潘一種平靜的安適感，它不是一件潘被期望「理所當然」要戒掉的事，這使得潘與先生更願意去討論目前的處境。

　　每天早上醒來潘會吸第一根菸，就在吸完後她的左手就會馬上劇烈地疼痛。因此，潘夾在香菸上的字條就要寫：「這支菸會讓我受到疼痛的折磨。」並且鼓勵潘改變她的日常生活習慣，去除一些會令她想點菸的暗示。例如，她可以晚上把香菸留下樓

下，早上起床下樓吃早餐前可以在浴室裡多花點時間。既然她的先生並不吸菸，就幾乎沒有什麼社交情境因素引誘潘吸菸。

潘需要在白天時找某件事做，並且她應該要認為，儘管她的身體有疼痛與障礙，她還是可以再做做針織工作並樂在其中。摸摸狗跟狗說說話，也是一項既有趣又能降低壓力的活動。潘的先生為她做了許多是因為他感覺自己是有幫助的，但他也同意如果他當初為潘少做一些的話會更好，現在他鼓勵潘在家裡盡可能做到自己能做到的事。她也可以固定帶狗去溜溜，剛開始在先生的督導下做做運動，然後輕鬆地與他人見面毫無壓力地交談。

這裡還要討論到，吸菸能減少壓力的效果需要找到其他方式來取代。潘以前曾熱衷於參加瑜珈課程，也發現這個課程很有助益。雖然她失去了參加團體課程的信心，但她覺得自己還是可以在家裡利用錄音帶去練習瑜珈和放鬆技巧。最後潘同意去注意觀察自己吸菸的數量，並且記錄下那些鼓勵她吸菸的情境，但是並不為減少菸量設下目標。

這個課程並非著重在意志力，而是以建立自我效能感為目的。它提供了正面積極的行動計劃，並不考慮失敗，因為雖然減少吸菸是被期望的結果，但它並不是初期的焦點。為了不讓自己感覺自己是個自我犧牲者，潘開始感覺仍有一些事是她可以樂在其中又成功做到的。既然這些活動是基於她現有的技巧而設計的，它們就能增強潘的自我效能感並提升自尊。這個課程鼓勵潘能自己控制自己，而不再完全依賴先生。這些活動全都是為了改善其生活品質而設計，完全有別於幫助她減少吸菸。潘結束了開始的第一個小時的諮詢離開時，臉上帶著笑容並多了點自信。接下來的諮詢將會著重在建立潘的自我效能感，並鼓勵她先生也一起同樣這麼做。這個範例說明了行為學習的原理原則如何與認知

的課程計劃相結合，並善用病人中心取向與人本主義目的的方法。

摘要

▶▶ 學習的行為理論基礎是在於，相信可觀察到的行為是環境的刺激與事件結果兩者間的作用。

▶▶ 古典制約理論可以用來解釋害怕與恐懼的生成，並可加以治療。

▶▶ 操作制約的原理根據不同情境中，經驗被增強與懲罰，來解釋行為。

▶▶ 行為主義學習論已被認知的角度重新定義，並特別提到可預測性。

▶▶ 學得無助感（不可控制性）被提出，作為了解人類憂鬱的一個模型。

▶▶ 社會學習論提出，透過對他人行為的觀察與倣效，增加對行為的了解。

▶▶ 個體學習將事件結果歸因於自己、他人或偶然。穩定的歸因稱作控制觀。

▶▶ 社交技巧是決定自我效能與自尊的重要因子。

▶▶ 提出了一個認知行為課程計劃，幫助決心戒菸的人，並加以說明。

延伸閱讀

Atkinson, R.L., Atkinson, R.C., Smith, E.E. and Bem, D.J. (1993) *Introduction to Psychology*, 11th edn. Orlando, FL: Harcourt Brace Jovanovich. Chapter 7.

Bandura, A.A. (1977) *Social Learning Theory*. Englewood Cliffs, NJ: Prentice-Hall.

Gross, R.D. (1994) *Key Studies in Psychology*, 2nd edn. London: Hodder and Stoughton. Chapters 14, 16, 28 and 31.

Mirowsky, J. and Ross, C.E. (1989) *Social Causes of Psychological Distress*. New York: Aldine de Gruyter.

Schaffer, D.R. (1988) *Social and Personality Development*, 2nd edn. Pacific Grove, CA: Brooks/Cole. Chapters 3 and 8.

Westmacott, E.V.S. and Cameron, R.J. (1981) *Behaviour Can Change*. London: Macmillan.

第五章

知覺、記憶與提供病人訊息

導論

知覺理論

社會知覺

從不同的觀點看事情

個人建構論

記憶

　　注意力

　　短期記憶與長期記憶

　　記憶法

　　初始效應與新近效應

　　遺忘

　　心理基模與腳本

與病人有效地溝通

精神分析對遺忘的解釋

記憶喪失與編碼問題

摘要

導論

前一章的重點在於學習理論的發展，以及由行為主義理論到社會認知理論逐漸演進的過程。行為主義理論對思考歷程並未提出任何的假設，而社會認知理論則強調歸因。本章的焦點將著重於認知理論知覺與記憶的部份，並且思考從不限定情境的(context-free)研究到社會情境的研究與應用中，知覺與記憶兩部份是如何發生的。

知覺理論

知覺是一個歷程，決定了我們如何評價周遭世界，並形成了我們為維持生活事件的掌控，所採取之行動的基礎。在第六章中，知覺歷程對於壓力及因應的意義將顯得更加重要。談到知覺的心理學理論時，有個主要的困難是在於，這些理論通常都出現在標準的心理學教科書中，以致於貶低了它們在真實生活情境（如健康照護情境）中顯而易見的關聯性。本章將對理論部份與應用部份都加以強調。傳統上，感官知覺理論重點放在視覺，這一部份一直是研究者特別感興趣的領域。簡單來說，眼睛長久以來一直被認為與照相機相似，外界物體是成像於視網膜上，刺激桿形細胞與錐形細胞將影像傳送到大腦，形成物體的心理表徵；稱作表徵理論 (representational theory)。根據 Richard Gregory(1970, 參見 Gross 1992)的說法，這個表徵並非現實界中

實體精確的鏡像，而是經由過去經驗的了解，而對實體形成的一種「速寫」的詮釋，如此一來就能透過選擇的歷程，而將感官的素材精減成易於處理與解釋的東西。這個歷程將模稜兩可的地方說明清楚了，將不連續的部份銜接了起來，而形成了對視覺影像的推論。如此一來，根據這個觀點，我們所見的並非實體，而是我們自己對實體的詮釋。我們學習利用視覺的線索，從平面的視網膜影像去判斷距離與深度，正是一個實例。這些線索包括熟悉物體的相對大小與位置，直線的遠端收歛，以及雙眼差距（兩隻眼睛看到的影像間有些許的差距）。

如表徵理論中所提出的，支持知覺是一個建構過程的證據，以視覺錯覺的形式呈現。在這裡，眼睛被證明會為沒有意義的東西創造意義；或是將不完整的東西轉變成完整或是熟悉的東西，好為它創造意義。心理學教科書上有許多有力的範例，讀者不妨去參考。

相對於表徵理論的，是由 James Gibson(1996，參見 Gross 1992)所提出的直接知覺理論(theory of direct perception)。Gibson 聲稱，大腦不需要從視網膜上有限的平面視覺影像去建構視覺實體。由於他早年從事飛機降落模擬訓練的工作經驗使他斷言，我們對於周遭世界在視覺上的詮釋，是基於當我們移動時，視網膜周圍充滿了有組織有結構的光豐富的流動，所產生的訊息而來。Gibson 進一步提出，我們會主動地去找出環境中穩定的事物，與正在變化或新奇的事物之間的差異。如果我們的途徑與移動未受限制，那麼視覺錯覺是幾乎不會發生在真實世界中的。事實上，視覺錯覺必須被仔細地建構出來，是為了對一張頁面上可獲得細節的總量加以設限，或是使觀察者的觀點受到侷限。除非是透過針孔觀看，否則立體的錯覺是不可能形成的。當我們遇到一個模

稜兩可的影像時，第一件會做的事，通常是四處移動，以便從不同的觀察角度獲得更多的細節。

　　因此，表徵理論認為，人類是被動地接受大腦所轉譯的平面視網膜影像；而直接知覺理論則認為，人類是主動地追尋來自於豐富的環境中對我們有用的訊息，而不需再進一步加以詮釋。

　　事實上，我們的知覺並非僅僅依賴單一的感官來源，以評估當下的狀況。除了視覺系統之外，我們還運用聽覺系統（聽），觸覺系統（觸摸、疼痛），嗅覺系統（聞、嚐）與定向系統（平衡）來接收外在感覺（外感，exteroception），並提供內在回饋（本體覺，proprioception）。**訊息(information)**，就 Gibson 而言的意義，就是包含於身體的任何知覺系統所能接收的所有感覺（對身體的知覺系統而言，語言與文字只佔一小部份）。如果訊息到達了可以接著產生適當的反射或是自發的反應時（包括進一步尋求訊息的行為），那麼就可以把它當成與上一章所談到的可預測性與可控制性的概念相配合。

練習題

　　想像自己坐在門診等候區，想想所有你可能經驗到的感覺，並想想這些感覺能提供你什麼訊息，以幫助你了解當下的狀況有何意義。

　　說明動暈症(motion sickness)原因的一種解釋是感覺衝突理論(sensory conflict theory)，它強調經由不同的知覺系統所獲得的訊息相衝突，而阻斷了正常的控制歷程時，內在的壓力就會產生。例如，平衡系統可能指示了個體正往一個方向移動，而視覺系統卻指示了另一個不同的方向。事實上，動暈症的現象是可能

產生的；如果在一個靜止的個體面前，轉動一個有著波浪圖形的滾輪，就會出現旋轉以及上上下下兩種運動；在這種情況下，由於眼睛知覺到運動，而本體覺系統對身體的指示是靜止不動，那麼衝突就產生了。

感官剝奪(sensory deprivation)與感官超載(sensory overload)都會造成失控與壓力，會導致身處於這兩種狀態下的個體，產生心理衰弱的效果。感官剝奪還可能造成定向感喪失、厭煩、憂鬱，甚至是幻覺。

練習題

設想一個病人可能置身於感官剝奪的情境，並找出一些可以抒解病人的無聊、缺乏刺激與／或定向感喪失。

感官超載則會導致緊張、焦慮、失眠、憤怒，甚至暴力。試想如果你的鄰居整天從早到晚都吵吵鬧鬧的，你會如何反應？你可能要先想想那究竟是真實存在的噪音，還是你缺乏對聲音的控制，這是很重要的。

範例

設想病人在病房裡，身處於不必要的感官超載的情境中。試著找出一些簡單的方法，是健康照護專業人員可以用來幫助病房中的病人，使他們能夠降低超載與壓力的。

正如與心理學理論其他領域的狀況一樣，健康專業人員不需

要接納知覺理論的其中一種而排拒另一個理論。這裡所呈現的兩個理論，表徵理論與直接知覺理論，似乎是完全不相容的。然而兩者對於不同的情況似乎都是有利於應用的。無疑地，人類會主動地尋求訊息，並且通常也會對於豐富而精確的可用訊息，做出正確的詮釋。如此一來，直接知覺理論不但在我們能不受限制地獲得所需訊息的場合中，會是對的；在相對地熟悉、有秩序且可預測的環境中，它也會是對的。

　　表徵理論的推論，最好是應用在有限的外在訊息，或是獲得訊息的管道有所設限的場合，才有其可信度；否則，當個體處於不熟悉、混亂或是不可預測的情境時，是很難立即為獲得的訊息找到意義的。在這些情境中，大腦必須強加秩序與可預測性於其中，才能確保個體能維持掌控。事實上，伴隨著超載或受限的訊息而來的模稜兩可與矛盾的訊息，在社會環境中是相當普遍的，而不是在於身體環境中。醫院事實上對於那些對它不熟悉的人而言，其實是相當陌生的一個社會環境。

練習題

下次當你進入一個陌生的情境，像是新的部門或是工作調動，想想自己是如何嘗試找出當下的狀況。將你用來蒐集那些能幫助自己了解別人對自己期望的所有訊息的方法記錄下來。當你正在用這些方法的過程，感覺如何？之後感覺又如何？為什麼？

社會知覺

　　大部份人類的知覺是發生於社會環境，在當中我們可獲得的訊息，是受到我們所處的社會，以及周遭的人故意地或無意地形塑或限制的。在社會情境中，我們可能試著主動去找到更多的訊息，例如藉由詢問他人。或者另一種可能，我們會根據可獲得的訊息，盡可能地做出最好的詮釋。例如藉由觀察他人正在做的事。當我們這麼做時，我們時常會產生錯誤。我的祖父過去常常提到，在戰爭期間燈火管制的夜晚，在茫茫大霧中開車回家時，卻發現其他三台車正在跟著他走過的路；或許他們推論，前車走過的路大概是可以走的吧！最近一位日本朋友迷了路，正因為她跟著其他人的方向走，而不是照著手中的指示去走。

　　矛盾的訊息導致壓力這個議題，在社會情境中特別地重要。我們很難了解，是什麼使得一個人說了一件事，而他的聲音或身體語言卻同時發出完全不同的訊號。如果一個人用一種像是狀況一點也不好的口氣告訴你「你會好的」，這句話聽來幾乎不會讓人安心。同樣地，當我們從不同人身上接收到對同一件事的不同的訊息時，或是當別人因不能發現我們的感受（例如我們正感到疼痛）或是我們的需要（而非他人期望我們做的），而下了錯誤的診斷或決定時，我們會覺得困惑，焦慮或生氣。在第九章談到社會歷程時，對於非語言溝通的重要性將有更深入的說明。

練習題

　　試著列舉出對於住院病人、門診病人，或是接受健康照護專業人員家訪的病人而言，可獲得「訊息」的所有可

能的來源。再找出可能產生壓力的矛盾訊息的所有可能
的來源。想想看，健康專業人員如何能幫助病人減少這
些潛在的矛盾衝突。

從不同的觀點看事情

如果你認真地思索過上面的練習題，那麼你可能會遇到的一
個主要的難題會在於，想像作爲一個住院病人實際上究竟是什麼
狀況，如果事實上你從來沒住過院的話。孩童時期的發展任務之
一，就是學習其他人的觀點；心理學中一些著名的實驗，強調了
去自我中心(decentre)或是想像另一個觀點看事情會是怎樣的能
力。

Piaget 使用了三個山的立體模型對孩童進行測試，看看他們
是否有能力想像出其他不同位置的觀察者，所看見的山會是什麼
樣子(參見 Gross 1992: 748)。大約八歲以下的孩童，會挑選出代
表他們自己的觀點所見樣子的圖片，而不是坐在其他位置的人看
見的樣子。這個研究發現受到了其他研究者的挑戰，他們證實三
歲大的孩童可以從事抽象程度較低的工作，而這些工作牽涉到了
解其他人或角色的動機與意圖。另一方面，即使是成人偶爾也會
誤判了他人的需求或動機，因爲我們假設了他們與我們有相同的
方法獲得相同的知識或訊息，或者因爲我們不能想像他人的感
受。在某些情況下不能從其他人的觀點看事情是很平常的現象，
這種現象稱之爲**自我中心主義(egocentrism)**。

有些人認爲，除非我們自己有了孩子之後，才可能了解有了

孩子是怎樣的狀況；除非我們失去親人，才能了解喪親之痛。然而，健康專業人員總是在他人身上接觸到許多超過自己曾經經歷過的經驗。這種想像在某種情境中他人是如何感受的能力，稱作同理(empathy)。我們或許不能完全在每個情境中同理到每個個體，但是我們應該承認其他人也未必如同我們一般地看見了複雜的情境，因為我們對世界的不同於他人的知識與經歷，以及專業化的訓練過程，已經形塑了我們的知覺。

　　現在已經有許多的研究指出，護理人員並不擅於判斷病人的感受。有些研究則證實護理人員易於低估了病人的疼痛感。Johnston(1982)發現，護理人員能夠辨認出病人正在焦慮，卻不十分擅於辨認他們究竟正在擔心什麼。他們會傾向於根據自己假設病人所擔心的事，來進行對病人的觀察，而不是去找出病人真正的擔憂。病人們反而比起護理人員更擅於判斷出其他病人擔憂的來源，這或許是因為他們曾有過相似的經歷。護理人員顯然受到了自己角色在文化上的期望、過去經驗，以及對病人產生刻板印象的過程（例如依據病人的診斷）所影響（參見第九章）。

　　為了解個別的病人感受如何，以及他們如何解釋發生在他們身上的事，有一個簡單的補救方法，就是為病人進行整體(holistic)與人本(humanistic)的個別評估，這不只是強調了病人的病情有何醫學上的事實，也同時考慮到了病人對自己的病情有何了解，病人為何相信自己所做的事，病人的信念對其行為產生了什麼影響，以及有何其他擔憂的事正影響了病人的知覺。雖然這樣的過程看來好像很耗費時間，但如果因溝通上的疏失而延誤了病人的康復，或造成了重要醫療處置上的不一致，那才真的是損失重大。

練習題

有一位患有糖尿病的老人家堅信自己知道病情已經是
「末期」了。想想看,這個想法是怎麼來的?健康專業
人員又如何能夠試著確保這類型的誤解不會發生呢?

個人建構論

George Kelly 是一位依循人本主義傳統的心理學家(參見第
一章與第三章),他對於人們如何為周遭世界創造意義與了解自
身與他人之間關聯的方法深感興趣。於是他提出了一個獨特的理
論,稱為**個人建構論(personal construct theory)**。這個理論通常
是當作人格理論來加以介紹,然而在此我們將它介紹進來,是因
為這個理論主要關心到的是人們用來學習知覺、了解與解釋自己
與世界的方法。

Kelly 發明了一套全新的語言來呈現他的理論,他不希望自
己的理論被現行使用的詞彙所扭曲了。因此,他創造出了一套非
常合理而實用的理論;然而他的理論若以原始的形式來呈現的
話,對大眾而言幾乎是難以了解的。因此,我們針對一些關鍵的
重點提出了自己的解釋。

Kelly 將每個個體都設想成自己就是科學家,稱作「作為科
學家的人」(man-as-scientist)。根據這個觀點,每當人們接觸到新
的刺激或經驗時,就會對當下正發生的事形成自己的假設,然後
他們會去檢驗這些假設,看看自己的預測是否正確。如果錯了,

他們就會重新調整自己的觀點或是再試一次。這就形成了對世界的**建構(construct)**，或是一套信念。只要某個假設不斷地被嘗試或檢驗，那麼現存的信念或預測就會受到強化或是挑戰，亦或者新的信念或預測就會形成。

Kelly 認為，所有的建構都是兩極的；意思是說，每一個建構都存在於積極端到消極端的連續帶間。這麼一來，我們可能會在某個特定的時候，認為自己處於愚笨與聰明，美麗與醜陋，受歡迎與不受歡迎之間的某個點上。Kelly 認為，每個個體的建構都是獨特的（所以稱之為個人建構論）。正因如此，在他的衡鑑過程中，他允許人們去找出與他人比較之後對自己的描述（參見第一章），而不是對一套固定的特質向度作出回應。這也正是 Kelly 的取向異於其他態度測量法的地方；即使是某些態度測量法，像是**語意差異量表(semantic differential scale)**以及**李克特量表(Likert scale)**，也都是兩極的。Kelly 所修訂這套個體衡鑑的獨特方法就是**彙整方陣(repertory grid)**(參見 Gross 1992: 898-901)。在第一章中，**彙整方陣**被用來說明安安在與他人的關係中對自己的信念；讀者在做下列的練習題之前，可以回頭去參考第一章裡的那一部份。

練習題

圖 5.1 是一張空白的彙整方陣。首先，在你的生活中找出兩個你常拿自己跟他們比較的重要人物（重要他人），將他們的名字填進去。這些人可能包含了你的父母、手足或最好的朋友，你自己選。然後找出三個你常拿來做比較的建構。例如，你可能會發現自己常說「我希望自己能更像甲，因為她很苗條」，或者說「乙的為人很好，

因為他很仁慈」。現在你的建構已經有了其中一端，可能
是積極端也可能是消極端。接著為每個建構找到相反的
那一端。仁慈的相反可能是不仁慈或是殘酷或是邪惡，
視你自己究竟如何看待它而定，然後選擇適合你的相反
那一端。當你填滿了三個積極端與消極端之後，在每一
個空格中打勾或打叉，來表示你如何看待自己以及你的
重要他人。

你的真實自我、理想自我以及重要他人之間有什麼相似
或相異的地方？你認為原因為何？你的判斷符合實際情
況嗎？（你想其他人也會這麼認為嗎？）

把方陣影印下來，去掉你的勾勾與叉叉，下次當你遇見
你所選擇的重要他人時，把方陣拿給他們填。他們看待
你是否像你看待自己一樣？如果有任何的不同，你想原
因為何？你是否對自己有所學習了呢？

兩極建構 積極的(V) 消極的(X)	自己的樣子 （真實自我）	自己所期望 成為的樣子 （理想自我）	重要他人 （一）	重要他人 （二）

圖 5.1　個人使用的彙整方陣簡式表格

Kelly 並且認為，在人們與世界進行互動以及獲得新經驗的
過程中，可能會來來回回往返於建構的兩極之間。然而他提到，

只要現存的建構一經建立而十分有效用，就會變得非常難以完全改變（注意它們與第九章中提到說服的各方面之間的相似點）。因此，如果個體發展出認為自己是毫無價值的信念，並認為這樣的信念有一連串的失敗經驗可以支持，接著要改變這個信念就非常困難。Kelly 提到，治療憂鬱症的重要工作之一，就是「鬆動」這些建構，好讓個體停止再以如此固著的方式看世界。Kelly 認為，只要個體先在安全的治療情境中去嘗試新角色，練習新經驗，再應用於真實的世界中，這樣的工作就可以達成，正如第一章所強調過的。在第九章提到 Goffman 的劇場模型(dramaturgical model)之後，讀者不妨從那個角度再回來重新思考這個方法。

　　Kelly 的理論與前一章所談認知行為理論，其理論背後的概念並沒有太多的不同，有些意涵多少還有些類似。然而 Kelly 強調，在健康照護中，重要的是病人的建構而不是醫療團隊的建構。如果健康專業照護人員看待病人處境與問題的角度，是以「治療」(curing)去看待 healing（療癒）這種建構的角度，而病人卻是以「照護」(caring)去看待 healing（療癒），那麼兩方面在構想、方法與目標，基本上就可能無法配合。Kelly 的理論支持以個案中心的取向來解決問題，護理人員或治療者是作為一個催化者(facilitator)的角色。

　　就最廣泛的意義而言，教育或許正是我們持續培養新世界觀最重要的途徑之一。你或許會發現與你一同工作或是你所照顧的人，他們接觸到的資訊較少，或者他們的經驗侷限於有限的領域中，他們的觀點就會比較傾向於固執甚至極端。心理學運用社會學及其他社會科學的研究，讓我們從不同的觀點去透視相同的議題，因此有助於我們早先所堅持的假設與信念得以鬆動，也讓我們能以比較不那麼理所當然且更具彈性的方式看待世界與人

群。這或許令人感到疑惑不安，也同時令人感到解放。不確定性推動了科學上的努力。以 Kelly 所提「作為科學家的人」這個比喻來看，那些對所有事情都表現最確定的人，是最不可能學習到任何異於他們現有觀點的新事物。

練習題

> 我們時常認為那些持有堅定且確定意見的人，是以「黑白分明」的方式來看事情。回想一個你認識或曾遇過的人是屬於這類型的。說說看，當你試著反駁他們的信念時所發生的事。他們是如何反應的？你認為原因為何？

記憶

記憶牽涉到訊息的接收、處理與編碼、儲存與提取。雖然並沒有證實訊息會隨著長時間的儲存而慢慢消失，但上述過程的任何一階段都有可能產生問題。大部份遺忘的問題，會發生於接收與編碼或是提取的時候。在本章這一部份，我們將探討這些議題，並檢視這些議題對於病人照護上的意義。記憶的結構並不是我們的重點所在，而是在於記憶的歷程，這部分是個人能直接加以應用，並適用於健康照護情境中的。

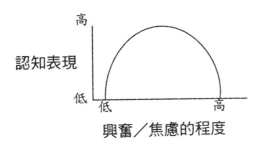

圖 5.2　興奮與認知表現關係的 Yerkes-Dodson 法則

注意力

　　我們必須先注意到訊息，才能接收到任何類型的訊息；換句話說，訊息必須首先刺激我們的注意力，也就是某種自律興奮的覺醒狀態。事實上，包括記憶功能等的認知表現，已證實與我們的興奮程度有關，它們之間顯然形成倒 U 形的關係，稱作 Yerkes-Dodson 法則（參見圖 5.2）。也因為自律興奮與焦慮感有關聯，所以這個曲線也可以等同於認知表現與焦慮程度間的關係。

　　興奮程度如果非常低，是不會引發興趣及注意力的；因此記憶編碼或提取的狀況可能就會非常不良。而非常高度的興奮又與高度焦慮甚至恐慌有關，在這種情況下，個體可能會分心而不能適當地從事認知工作；因此對訊息的記憶要不是效果不好，就是僅僅集中於訊息最明顯的那一面（而這部分卻未必是健康專業人員想要傳達的）。當一個人腎上腺分泌，處於警醒且輕微焦慮狀態，其注意力能集中在手邊的工作或耳裡正聽到的話語內容時，他的認知表現會是最好的時候。這表示病人的情緒狀態也應該受

到注意。我們必須花時間去傾聽正處於高焦慮狀態中的人，使他們平靜下來；或是，如果有些人完全不關心某個議題的重要性，我們也要花時間提醒他們。

最適合觀察高程度興奮與焦慮的兩個地方，就是遭遇意外事件的門診病人身上與急診室。有位同事曾經在他指示病人於病床上坐起身來，並看到病人把腳放在枕頭上之後，他觀察到病人似乎在他們走進醫院的大門之後就失去了理解力了。更貼切的說法可能是，醫院這個情境太令人陌生、害怕與困惑，病人就完全無法直接思考，或是「怕到不知所措」了。

即便是人們正在注意著當下別人正在說的話，但其注意力仍會傾向於集中在對他們有特別重要性的事物上。換句話說，人們會很容易注意到自己想要或期望聽到的事，而未必是健康專業人員感到重要的事。

短期記憶與長期記憶

記憶儲存有兩種類型：短期（*初級*）記憶與長期記憶，這樣的概念已被一般人所接受。短期記憶也被稱作工作記憶，因爲在這一層次的記憶保留的，是主動的與意識的過程。早期使用無意義音節以及不相關的單字或圖片所做的研究顯示，短期記憶的訊息處理能力大約限於七個單位。英國的車牌號碼混合使用七個字母與數字，就是根據心理學的研究所設計的；但你會發現記憶一組像是 LIM1T 的車牌號碼會容易得多，因爲這個包含五個單位的訊息，有效地縮減成一組有意義的字集;而記憶一組如 NMG3P 的車號就顯得較難，因爲它包含了五個各不相干的單位。

短期記憶轉變爲長期記憶是透過背誦、複習以及聯結。如果我們想記住一組電話號碼，我們就會不斷地反覆記憶直到它「令

人印象深刻」。在這個過程中如果我們分心，我們往往就必須從頭開始再查一遍。當我們在很短的時間內接收到一系列重要的訊息項目，我們就沒機會去做任何的背誦，這有助於說明為何大部分我們會很快地忘記這些項目。

練習題

下次當你在診所內看見其他人給予病人一些訊息時，把這些訊息寫下來，並數一數他們給了病人多少則重要訊息。然後仔細想想：病人有沒有時間去複習任何一則訊息？他們有沒有嘗試去複習訊息？如果可以，跟著病人到診所外，看看他們在沒有指示的情況下，事實上記得多少訊息。

記憶法

記憶法(mnemonics)的技巧對於將一則訊息中個別的單位，組織成一組有意義的字集，是很有用的方法。例如，上文中提到的那組毫無意義的車牌號碼 NMG3P，就可以記成 "No Man Goes for 3P"（沒人去拿 3 便士）來增強記憶，特別是在收費站看見車子同時伴隨視覺影像，就更容易記憶。一般我們會將頭蓋骨十二條神經的第一個字母記成 "On Old Olympic's Towering Tops, A Fin And German Viewed Some Hops"（在古老奧林匹克高聳的塔頂，一個芬蘭德國人看見一些啤酒花）。在治療管理規則中，我們鼓勵病人去多複習幾次治療指示，並將這些指示與日常生活事件（如特定用餐之後）加以連結，才能記住這些訊息。當我們試著

記住每一顆藥丸的作用時，如果藥丸的顏色真能幫助我們用這種記憶法去記住，那麼我們就可以記成「白色的(white)可以調節水分(water)，藍色的(blue)能處理血液(blood)問題，而黃色的(yellow)則與打哈欠(yawning)（睡眠）有關。」病人若發明了自己的記憶法或許是最好的，但他們可能需要受到鼓勵，有些人喜歡口語的記憶法，有些人則偏好視覺記憶法。當然，確定我們的確記住某些事的最好辦法，還是把它寫下來，並且不斷地想到它。因此病人在任何可能的地方，都應該要能接收到畫面的訊息。

初始效應與新近效應

當人們接收到數則依續排列的訊息時，他們最可能記得的是首先接觸到的那一則（初始效應，**primacy effect**），以及最後接觸到的那一則（新近效應，**recency effect**），而大多數其他的部分都會忘掉。理由之一是因為，人們有比較多的機會在心裡背誦這些項目。健康專業人員應該要確定在一開始的時候就提供重要的訊息，並且在最後再重覆一次，如此才能確保這些訊息的確被記住了。

遺忘

大多數的遺忘並非由於記憶的衰退(decay)或喪失，而是由於一組記憶扭曲或取代了前一組記憶（逆向干擾，**retroactive inhibition**，或逆向抑制，**retroactive inhibition**）或下一組記憶（順向干擾，**proactive interference**，或順向抑制，**proactive inhibition**）而造成的干擾所致。當病人從專業的角度與大眾的角度接收到不同的說法時，就可能會產生這樣的現象。他們最後會

忘記誰在何時說了什麼，然後完全會混淆不清。

　　你有沒有過這類的經驗？某人先告訴你要做什麼事，然後再向你強調不該做的某事。後來你所能記住的是最後的指示，然而你卻記不得最後的這件事究竟是該做的還是不該做的。你可能常常會這樣，因為那就是你唯一能記得的事。這或許正說明了為何有時病人所做的事，會剛好跟別人告訴他們該做的事完全相反了。

　　要儘量避免給予病人冗長多餘的訊息，因為病人可能因此受到干擾，甚至造成病人去做了一件被建議不該做的事。

心理基模與腳本

　　更多晚近對記憶的研究強調，事實上個體對訊息加以編碼的過程，與他們自身所具有的理解架構有關，稱之為**心理基模(schema)**（參見第三章）。它使我們能對大量的訊息加以組織處理，但並不表示記憶的編碼與回憶需經過一定程度的重組。這些基模通常合併於**腳本(script)**之中，我們藉由腳本而建構故事情節，以幫助我們了解在特定的情境中應該如何行為舉止，並幫助我們陳述事件的順序。用倫敦地下鐵地圖來說明基模，是一個很好的範例；它的設計就是為了幫助人們了解地下鐵的網絡，並能找到由甲處到乙處的路徑，即使地下道與地面上地理位置之間並無太大的關係。個體用來從甲處到乙處的腳本包含了許多細節。例如，從購票機買票，搭電扶梯向下走到北線(Northern Line)往北的月台，等車，上車，在牛津圓環(Oxford Circus)轉搭中央線(Central Line)等等。基模就好比是地圖，而腳本就好比是程序。

　　醫生與其他健康照護專業人員不難發現，病人對於自己的狀況或者別人告訴他們的事所做的敘述，會與記錄上的敘述完全不

同。這可能是由於病人與健康照護專業人員有著不同的基模所致。因此重要的是，要建立起病人對於諮詢前後的狀況能有所了解。不論是言語或是文字上，技術性或醫學上專業術語的使用，就會使這個問題更加複雜，因為病人會以自己的解釋去看待一件他們不完全了解的事。

> ### 練習題
>
> 列出一些你用來描述醫療情境，醫院的設備或程序，身體的部位，外科手術或身體功能的字眼。然後問問你非此專業朋友，請他們就自己對這些字眼的了解來下個定義。你可能會意外地發現到比起你來，他們對這些知識的不足。

與病人有效地溝通

　　病人之所以不能順從醫療建議的理由之一，正是由於病人無法精確地回憶起自己究竟被告知了什麼，以及健康專業人員不能了解到病人記不得每件事。對於記憶歷程能有些認識，將有助於健康專業人員促進病人的回憶與了解。

　　在當代的健康照護情境中，與病人建立良好溝通以及訊息的提供這整個大議題，是極具重要性的。事實上，這一部分都包含在病人約章(the Patients' Charter，DOH，1992b)裡面。Philip Ley(1988)認為，良好的溝通是使病人感到滿意的重要成份，同時

也是病人是否順從醫療建議的重要元素。不正確的藥物治療問題包括服藥不夠，服用過量，不正確的用藥間隔，不正確的療程，以及接受額外的藥物治療；任何一種問題都可能潛在地具有傷害的結果。

在藥物中，抗生素最廣為大眾所濫用。人們常常在症狀解除後就不再使用抗生素，但這仍會導致細菌的抵抗力增強，以致於一般的疾病就會變得更難治療。人們需要知道的不只是正確的用藥須知，還要了解嚴守用藥須知對個人而言為何很重要的理由。

技術性專業術語的使用，在健康照護中是個普遍存在的問題。我們視為理所當然的許多字眼，可能完全被病人錯誤地詮釋了。下面有趣的例子是從 Nursing Standard 這一份期刊中列舉出來的：

一位護士正帶領一位老太太進病房住院時問道：「妳是否曾經大小便失禁？(Have you ever been incontinent？)」。病人高興地回答：「噢！那裡我去不起，但是我曾去過威特島(the Isle of Wight)。」

【譯按：老太太將護士的問句聽成了"Have you ever been in Continent？"（妳有沒有住過歐洲大陸？）對英國人而言，"Continent"指的是不包含英國各島的歐陸部份，老太太於是才會回答她「去不起歐陸，但去過威特島（位於英吉利海峽的一個小島）」。】

Ley 將一些令人憂心的研究發現，整理歸檔成一份目錄，這份目錄說明了病人對於醫療資訊的記憶不良，以及對於醫療指示的了解不佳。這當中令人最擔憂的研究發現，是與知情同意(informed consent)有關的部份，例如對於像是重大外科手術、化

學治療、精神科覆診程序，以及精神科使用抗神經症藥物
(neuroleptic)來治療等程序，對病人的告知並獲得他們的同意。病
人對這些部份能夠回想起來的內容，大約從30%到70%不等。

　　第四章與第六章中提到的**順從性(compliance)**一詞，意思是
「照我說的去做」，這個觀念在1990年代已相當過時；當代所重
視的是，病人能獲得力量並自我照顧。就英國的國民醫療保健制
度(National Health Service, NHS)的照護哲學觀而言，已經從鼓吹
外在（有力量的他人）控制觀轉變為鼓勵個人控制。當你讀到關
於病人順從性的文獻時，特別要記住這項轉變。不明就裡地去做
別人告訴你的事情，有時會導致不幸與難以預料的後果，例如忽
略了副作用的產生。

　　老年人由於其生長的文化背景，對於像是醫生這樣的專業權
威敬重有加，所以易於採取外在（有力量的他人）控制觀的想法；
關於這一點一直是有爭議的。Beisecker(1988)發現，雖然老年人
較不願去挑戰醫療權威，但他們與年輕人一樣強烈地想要了解醫
療資訊。患有關節炎的老年人，可能會因為太願意遵照處方一再
地用藥，因為不了解消化不良的現象與這些藥丸子的關聯，以及
因為他們對於自己正在承擔的風險幾乎不了解甚至一無所知，而
繼續服用消炎藥導致疼痛與胃腸方面致命的副作用，即使這些藥
並沒有顯著的效果(Walker et al. 1990)。

　　病人們幾乎不會提出問題，或是表示自己對某件事的不了
解，因為他們不想佔用寶貴的時間，也不希望自己看起來很愚
蠢。因此，護理人員、治療師及醫生就有責任義務，確保病人對
於目前的狀況有精確的了解。有許多的方法運用了來自記憶研究
的原理原則，有助於改善個案與健康照護專業人員之間的溝通
(Ley 1988)：

◈改善環境（避免延誤，保持友善，讓病人用自己的話說明
　狀況）。

◈找出病人的信念並鼓勵病人給予回饋。

◈強調特殊內容的重要性並一再重覆。

◈重要的資訊要首先提供，並且最後再重覆一次。

◈檢查一下自己正在使用的語言是否是病人所能夠了解的。

◈提供的資訊要明確，不要籠統或模糊不清。

◈提供文字輔助資料，並確定這些資料書寫與呈現的方式能
　為病人所了解。

　　值得注意的一點，指認出某事總是比回憶起某事要來得容
易；因此使用「上次你聽到了什麼？」(What were you told last
time？)這樣的開放問句，會比「你記不記得上次你聽到……？」
(Do you remember that last time you were told...？)這樣的封閉問
句要來得好。因為病人一旦被提醒，就一定會記得，因為他不希
望自己因承認忘記了而顯得愚蠢。

　　某些記憶是與特定情境有關的，並且透過回復到一開始接收
到這些訊息的環境或情緒狀態中，就可以回憶起來（例如某一段
音樂能勾起一段遺忘已久的事）。因此病人很可能完全忘了聽到
的事，直到他重回醫院的景象與氣味之中才又記起。只有在那時
候病人才會記起原本應該做什麼，但他們實在是尷尬到不能承認
其實什麼也沒做。

　　Ley 聲稱，有效的訊息提供與病人的滿意度及順從性有關。
Fleissig(1993)的發現支持了這個論點。他舉出剛生產完畢的婦女
為例，在分娩中與分娩後整個過程間都感覺醫療人員有給予足夠
資訊的婦女，會比那些要求更多資訊及進一步說明的婦女，較能
對自己的經驗表現出較高的滿意度。在此，「足夠」是一個重要

的字眼。對某一個人足夠的資訊可能對另一個人而言是不夠的，對第三個人而言可能又是過多的。有個人認為她女兒的產後憂鬱症，是因為在懷孕及生產的過程中醫療人員提供了太多的選擇，她認為女兒對此不能應付。這個例子可以觀察到的重點在於我們需要個別化地評估每個人對於訊息的需求（換句話說，詢問病人是否獲得足夠的資訊，或者想不想知道得更多）。

有一種特別難以將訊息採納進來的狀況，就是病人已經聽到自己病情或是預後狀況的壞消息。病人時常不能完全了解，一個壞消息（例如罹患癌症）同時也意味著目前對此疾病治療成效的一個好消息。有些健康照護專業人員實驗性地將他們的「壞消息」諮詢製成錄音帶(Fallowfield and Hogbin 1989)，讓病人能帶走，可以在有空時拿出來聽。當然，這種方法不見得適合每一個人，但是許多已經選擇了這麼做的人發現到，這個方法相當有助於他們增加對整個情況的了解，並且易於對親朋好友提出說明。

精神分析對遺忘的解釋

Freud 強調，某些痛苦的記憶會被**潛抑(repressed)**，或是被強逼出意識而進入潛意識。潛抑就是一系列**防衛機轉(defense mechanisms)**的其中一種；Freud 描述，防衛機轉是用來保衛自我或是自我感，以對抗嚴酷無情的外在現實。另一種防衛機轉是**否認(denial)**，在否認的防衛下，個體不能承認情境的現實狀況。在不同的個體身上以及不同的情境中，我們都能觀察到這些所謂的潛意識心理機轉。雖然它們能暫時保護個體以對抗焦慮，但也可能因為對現實缺乏接受度而導致長期的問題。否認也會造成病人

與其親近的他人間溝通不良的狀況；然而不論是意識的還是潛意識的過程，溝通時常都是難以建立的。我們不難發現，親人間往往各自基於某種自己認為好的理由，而對一件不好的事一起保持沈默，在這樣的狀態下，每個人都焦慮地試圖去保護其他人，同時也正獨自承受著痛苦。諮商對這樣的狀況或能有所助益，它採取善解人意以及溫和的輔導態度，去接納事實的真相，但重要的是要知道何種決定對病人是最好的。直接的面質是有害的；許多病人曾表示，當他們面對一些他們所不能忍受的現實時，他們就放棄了。

並非所有回憶出來的記憶內容都一定是精確無誤的，像是「回復的記憶」(recovered memories)這樣的現象就一直具有爭議性。某些孩童時期的記憶，例如與性侵害有關的往事，就被認為可能是受到潛抑，只有在成人以後才會被「記起」。我們並不知道像這樣的事件究竟有多少程度的「真實性」或是憑空想像的，因此常常就很難獲得其他類型的證據。

記憶喪失與編碼問題

某些類型的頭部損傷會造成記憶喪失或**失憶(amnesia)**。有些意外的傷害會導致短期記憶與編碼功能的完全喪失，例如個體不能記得幾分鐘前，到疾病或創傷發生時這段期間中的任何事情。不同類型的記憶功能可能會受到不同類型腦傷的不同影響。對於孩童時期自傳式經歷或長期記憶（**情節記憶，episodic memory**）受到些微的影響的同時，另一些關於腦傷前因過度學習而獲得的運動技巧，規則或一系列有關聯的連續事件的長期記憶（**程序記**

憶，procedural memory），以及關於對事實一般性知識的長期記憶（語意記憶，semantic memory）卻可能依舊保持完整。腦傷發生後開始喪失對事物記憶的現象，可能是由於訊息無法從短期記憶轉變為長期記憶的儲存。阿茲海默症(Alzheimer's disease)的發生顯然就會造成記憶的減退。剛開始，過去的記憶尚能保留，而較近的記憶會消失，然後慢慢地愈來愈遠的記憶也會漸漸消失。這會造成相當程度的定向感喪失。一項廣為人知用來診斷失智症的記憶測驗，包含了詢問病人「目前的首相是誰？」，以及「今天是星期幾？」等問題。我們已經可以確定混亂的產生與失去控制有關（參見第四章），因此失智症患者也傾向於患有憂鬱症（另參見第六章與控制、支持與憂鬱有關的議題）。

記憶的問題會造成溝通上很大的困難，需要付出極大的耐心與了解。我們很難不去認為，一個人的記憶一旦消失了，這個人的內在也就一起消失。很多照顧者會經驗到極度的沮喪，因為他們所愛的人不再記得他們是誰了，或是將他們錯認成爸爸或媽媽。失智症患者會一再地重覆提出相同的問題，卻似乎從來沒將答案聽進去。這會讓人感到相當挫折，也可能造成患者容易受到那些不再能夠承受挫折感的親人加以虐待。相同的狀況對專業人員來說也是一樣困難的。

【焦點研究】

失智症的生命回顧

Marie Mills(參見 Mills and Walker 1994)對一群長期住院，患有嚴重失智症的老年患者，進行一系列深度的訪談，她鼓勵老人們多談談自己的過去。她仔細地描述一

位稱作費洛斯先生的病患，在剛開始的訪談中是如何地感到憂鬱。費洛斯先生仔細地從他孩提時代、校友們以及他與父母的關係所經歷的事加以描述，這些事都經過他的妻子與老校友們確認無誤。事實上，Mills 與醫療工作人員都非常驚訝於他竟然能夠記得這麼多。他也仔細地說明他那頂在學時代所戴的鴨舌帽有多麼重要，他又是多麼害怕帽子會弄丟。將這些事反映給工作人員時，他們也指出費洛斯先生有時會非常盛怒地在病房內走來走去，口中還一邊說：「我的帽子呢？」在後來的幾次訪談中，費洛斯先生吐露當他大小便失禁時，他會覺得很丟臉，也會生氣為什麼足科醫生沒有來看他的腳。顯然地，他對自己當下的感受是非常清楚的。隨著研究的進行，他開始高興了起來，並且較少表現出盛怒或憂鬱情緒。一部分的原因，可能是因為他喜歡跟研究者談天（雖然他從沒記得過她是誰，他似乎是將她聯結成某個令人高興的事物；而且當她出現在病房時，他就會走向她）。另一個較具說服力的理由可能是，工作人員用不同的方式給他回應，他們尊敬他是一個擁有許多令人感興趣的個人故事的有趣人物，而不只是一個記憶消失、大小便失禁的老人。這個部分的重要性在第九章裡將更深入地探討刻板印象 (stereotyping) 與去個人化 (depersonalization) 之間的關係。Mills 建議，工作人員應保持對長期住院病人的社會史有詳細的了解。如此才能時時記得去看見個人，而不只是行為。

值得注意的是，像是嚴重的貧血症，或是因自我疏忽所造成

的營養不良或脫水等這類單純的醫學狀況，都會是導致老年人心智混亂與定向感喪失的常見因素。另一種常見的原因就是藥物方面的**醫源性**（**iatrogenesis**，意指醫療上所導致的疾病）問題。許多常見的處方藥都可能造成混亂狀態，特別是服用過多劑量時。未依指示服藥與混亂狀態，也可能同時互為因果。在這些情況下，正確地找出問題的來源並實施適當的治療，應該就能逆轉記憶力喪失的現象。

摘要

▶▶提出兩種知覺理論（表徵理論與 Gibson 的直接知覺理論），並討論這兩種理論適用的情境。

▶▶討論兩種知覺理論與社會情境的關聯性，特別關於訊息匱乏，或是充滿矛盾訊號的情境。

▶▶討論從他人的角度或觀點看事情之能力的重要性。

▶▶強調 Kelly 的個人建構論，並討論該理論與人們知覺或詮釋世界之方法的關聯性。

▶▶說明許多方面的記憶研究，特別關於人們能記得多少醫療建議。

▶▶提供對健康資訊能增進記憶的方法。

▶▶討論記憶喪失及其意涵，與相關治療的方法。

延伸閱讀

Gross, R.D. (1992) *Psychology: The Science of Mind and Behaviour*, 2nd end. London: Hodder and Stoughton. Chapter 9.

Ley, P. (1988) *Communicating with Patients: Improving Satisfaction and Compliance*. London: Chapman and Hall.

第六章

壓力與因應：在健康照護中的理論與應用

個人控制與控制觀

心理學的概念與介入之間的關係

工作環境中的壓力

摘要

導論

　　什麼是壓力？人們是如何面對病痛與厄運呢？不論是閱讀報章雜誌，看電視，或是聽廣播，你都會發現壓力(stress)這個字；它既可用來解釋原因，例如「他覺得壓力很大，所以丟了工作」，也可以用來當成結果：「丟了工作讓他感覺壓力很大」。壓力這個概念其實相當令人困惑，缺乏一個清楚明確的定義。Briner(1994)就認為，壓力已成為一個現代的迷思，就類似中世紀談惡魔與巫婆，或是 1950 年代談「神經」一樣，具有「歸因的力量」。或許我們應該完全放棄使用這些詞彙；或者，我們可以選擇徹底地將壓力與因應這些概念究竟意謂著什麼想清楚，並且對現行的各種理論取向加以了解。

　　本章將探討壓力的三個取向：Selye(1956)根據反應觀點所下的定義，Holmes 與 Rahe(1967)根據刺激觀點所下的定義，以及 Lazarus 與 Folkman(1984)的交流模型。個人內在因素的部份也考慮在內，包括 A 型行為模式、韌性、自我效能與知覺到的控制力。另外像是社會支持這類人際間因素，如何調整壓力反應的方法也一併列入考量。這些因素幫助我們能更仔細地看見個體的差異性是如何影響了他們是否生病，以及個體如何在生病時因應這個經驗。當我們去檢視現行使用的技術，以及記錄下來的測量結果，就能發現這些概念對外科手術的心理準備是有關係的。這裡提供了健康照護專業人員實用的建議，使他們能夠去幫助病人因應外科手術，也讓他們能夠找出他們自己工作環境中的壓力源。

壓力與因應的理論

　　由於疾病的型態，特別是心血管疾病，不再能夠單單用生理因素就能說得通，因此**壓力(stress)**已成為一個重要的議題。在兼顧到**生物心理社會(biopsychosocial)**三方面的健康模型下，普遍已認為是個人的生物方面，心理狀態及社會環境三方面複雜的交互作用，決定了個人是否生病。這當中交互作用真正的機制目前仍不清楚，但一般認為其中之一的因素可能是免疫系統的作用。這個稱作**心理神經免疫學(psychoneuroimmunology)**的新研究領域所研究的是個人的想法與感覺如何影響大腦的運作以及免疫系統如何反應。免疫系統需要能完全充份地運作，才能預防感染或是避免發生某些類型的癌症。HIV 帶原者發展成 AIDS 就是一個很好的實例。已經有一些證據顯示，在經歷過一些如喪親之痛的壓力事件後，免疫功能會下降(Schulz and Schulz 1992)。在這個階段，不可能精確地去測定心智，社會環境與身體之間是如何地交互作用，才會在某些人身上造成病痛，卻又對其他人沒有影響。我們需要更多的研究才能完全了解當中的歷程；在此同時，也必須去評估壓力理論模型的相關性。

根據反應的壓力模型

　　一般介紹壓力這個概念時，通常會認為是 Hans Selye 所提出，但事實上在本世紀初，是由 Cannon 首先提出「**戰鬥或逃走反應**」**(fight or flight response)**。當人們在一個緊急的情境中知覺到非常具有威脅性時，就會出現戰鬥或逃走反應，這是一個生理

學上的反應，由於交感神經系統的興奮而導致副腎上腺素與正腎上腺素的釋放。這些化學神經傳導物質，將儲存於肝臟的葡萄糖（肌肉活動所需的）釋放出來使身體活化，並提升心跳速率與血壓使心血管活動增加，提高血液黏稠度，將消化器官與皮膚的血液輸送到大腦與肌肉，增加呼吸速率與深度，以及使瞳孔放大。Cannon 認為，這種興奮的狀態會暫時性地擾亂了恆定性（**homeostasis**，意指生理上一般狀況下的平衡狀態），直到有效的行動能成功地處理掉威脅的事件後，才會再回復到穩定的狀態。

　　這個反應之所以稱作「戰鬥或逃走」的理由，是基於對動物的觀察；動物在面臨其他動物的威脅時，最普通的反應不是與之戰鬥對抗就是逃跑。於是乎假設，由於這些反應是適應性的，所以隨著人類的歷史進化發展下來。這些反應使人類準備好去戰鬥以保有自己的領土（不幸的是這也包含了人類彼此的戰鬥），並且使人們可以逃離危險的情境。現代科技已相當程度地改變了這些情境的形式，所以戰鬥或許可以透過長程武器，而「逃跑」可以用車子。這也意味著這些生理上的反應或許在現代對人而言，已經顯得相當不利於適應了。長久以來一直有個爭議，興奮狀態長時間的持續與重覆而沒有機會從事身體上的活動，是否的確可能造成健康問題，例如高血壓？然而，即使身體上的行動已不再適用於處理現代的問題，但自律神經興奮對於促使解決問題行動的出現，以及為更合適的因應行動提供能量而言，仍是必須的。因此，Cannon 的成果仍然關係到支持我們對壓力反應的了解。

　　Selye 將這些觀念加以發展成壓力的理論模型，稱作一般性適應症候群(General adaptation syndrome, GAS)，如圖 6.1 所示。Selye(1956)將壓力描述成「對作用於身體的任何要求所作出的一

種非特定反應」。他提出不同類型的刺激，例如有毒物質、熱或冷，會引起生理上類似於腎上腺皮脂素分泌的反應。然後他在所列出會造成壓力的刺激之中，加了心理上的壓力源。

　　一般性適應症候群有三個階段。假設身體具有正常程度的抗壓性（如圖 6.1 所示的水平線）。在第一階段，一開始的警戒反應會導致抗壓性的輕微降低（震驚期，shock），然後在反震驚期(countershock)抗壓性又會回復到高於正常程度。在第二階段，抗壓性會持續升高，一直到最後的耗竭期(exhaustion)，抗壓性會急遽地下降。到了第三階段，稱作崩潰(collapse)，會導致疾病出現或終至死亡。

　　Selye 基於動物實驗以及對許多生理歷程的解釋來說明壓力，這對於了解與壓力相關疾病的發生，已具有相當的影響力；但它卻不能解釋個體在這些疾病發生時所表現出來的差異性。有些人的生活似乎過得要求苛刻壓力很大，但卻不一定會生病。此外，Mason(1971)也已提出證據，說明不同的刺激會導致特定的不同反應，這挑戰了 Selye 認為只有單一壓力反應的說法。一般性適應症候群有助於用來解釋會造成壓力相關疾病的生理歷程，但這個模型對於壓力的心理學部份談得較少；不過它強調了，除了心理歷程外，我們必須考量到生理恆定性的需求。

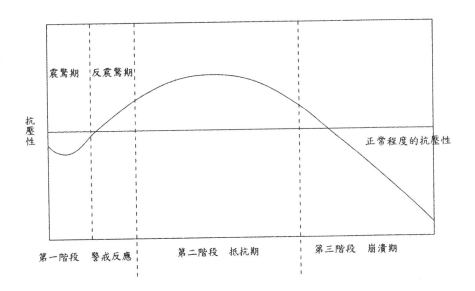

圖 6.1　一般性適應症候群(引自 Cox 1978)

練習題

57 歲的藍傑恩，勤奮工作於管理自己的水果零售生意，興趣是玩板球以及帶家人去露營。他於不久前在家中發生了意外，造成右手臂及背部嚴重的燒傷。請以 Selye 的 GAS 模型，預測藍傑恩對這個意外立即出現的反應將會是什麼。在生物層面、心理層面與社會層面有什麼樣的因素，會威脅到藍傑恩的長期復健？作為一個健康專業人員，你會做什麼事去幫助藍傑恩的健康恢復到正常狀態？

根據刺激的壓力模型

　　另一個了解壓力的方法將焦點放在會引起壓力反應的刺激，稱作**壓力源(stressor)**。這個方法並不假設所有的壓力反應都具有同等的重要性。Holmes 與 Rahe 提出，不論是正面或是負面的生活改變或是**生命事件(life events)**，都是會加重人們適應能力負擔的壓力源，會造成生理上與心理上的緊張。他們假設，健康發生問題的高度可能性，包括身體上的病痛、焦慮與憂鬱，會造成這樣的緊張狀態。

　　Holmes 與 Rahe(1967)發展出廣為人知的社會再適應評估量表(social readjustment rating scale, SRRS)來研究其理論。他們列出四十三個普遍可能發生在人們身上的事件，並且將結婚這個項目定為五十分，然後要求人們將其他項目的事件排列出順序。喪失配偶被認為是最具壓力的事件，所以將之定為總分一百。包括像是假日出遊或是聖誕節這類被認定是快樂的事，所有的事件都要打個分數。這些事件的選擇如表 6.1 所示。

　　研究者並不關心這些事件究竟被當成正面的還是負面的，他們認為所有的改變都需人們花點力氣才能在生活中適應。研究者假設，正是改變造成壓力，並且影響身體健康。利用 SRRS 所做的這個研究要人們將一段時間內，通常是一、二年內所經歷過的事件標誌出來，然後每個分數相加起來做為個人的總分（稱為生活改變單元）。這個研究假設生活改變單元得分高的人，較可能經歷身體上與／或心理上的疾病。有些證據支持了這個假設；但是普遍說來，生活事件與隨後發生的疾病兩者之間的相關性（統計學上關聯性的測量）卻是相當低的，這表示其中還有其他的影響因素。

表 6.1　測量生活壓力：生活改變量表(引自 Holmes and Rahe 1967)

生活事件	生活改變強度指數
喪偶	100
離婚	73
夫妻分居	65
入獄服刑	63
親密家人過世	63
個人受傷	53
結婚	50
遭到解僱	47
夫妻復合	45
退休	45
懷孕	40
飲食習慣的改變	15
放長假	13
聖誕節	12
輕微地觸法	11

練習題

SRRS 是二十五年前發展出來的。社會的變遷可能已造成新的或是不同的壓力源出現。你是否能找出在 1990 年代中會導致許多壓力的重要生活事件嗎？將你過去兩年中生活裡主要的改變列出來，並且找一位朋友一起比較他的，看看有什麼不同。

對於 SRRS 的一項重要批評在於，它並未解釋個體對各種不同生活事件意義的評估；例如，離婚對一個破裂並充滿衝突的婚姻而言，可能會是個令人解脫的好結果，卻也可能是由於在一段完全不幸福的關係中信任感受到令人痛苦的背叛所造成的。有些重要的生活事件會引起模稜兩可的感受；例如，孩子的出生可能帶來了一個令人十分期待的娃娃，但母親也可能同時為自己失去的自由而感到遺憾。SRRS 中的措辭是相當模糊的；「家人健康狀態的改變」指的可能是末期的疾病，也可能是較輕微的問題。再者，在一個家庭中，疾病對每個人產生的衝擊可能不同。有些人遇到了大問題能因應得很好，而有些人卻因為瑣碎的小事就整個人垮了。SRRS 的總分來自許多不同的壓力源，因此在實用上，它其實並沒有透露出太多如何幫助人們的方法，只是單純強調人在身體上或心理上可能都是脆弱而容易生病的。

具有壓力的生活事件對癌症的影響在病理學上的意義，一直有著特殊的爭議，儘管在這方面已有許多的研究作為支持。有個問題在於，我們不能確定癌症在被發現之前，究竟已經在身體裡形成了多久。大部分對生活事件的研究會要求人們回憶過去幾年前的事件，但某些癌症也可能在被發現之前就已經存在數年了。如果人們被要求去回溯過去數個月以致數年的記憶，他們的記憶也可能因為忘了一些非常好或非常壞的事件而產生一些扭曲。而另一個問題是，如果我們要求那些診斷為癌症的患者去回憶生活事件，他們的記憶或許會有所偏誤；在回想的過程中，有些事件之所以會顯得清晰正是因為他們後來得了癌症。對此在第二章中已有部分說明人們如何主動積極地為疾病找到解釋的原因。

日常生活紛擾事件

刺激取向的最後一個問題，在於它對重大主要壓力源或生活

事件的強調。在日常生活中，像是喪親之痛、離婚或入獄這類重大的生活改變，相較之下所幸並非時常發生，但人們仍然表示經驗到壓力並且產生疾病。或許正是如趕不上公車，上班遲到或打翻咖啡這些較小的擾人事件日積月累後，決定了生病的可能性。

　　Lazarus 與其同僚(參見 Kanner et al. 1981)提出，日常生活中負面經驗（日常生活**擾亂事件，daily hassles**）及正面經驗（日常生活鼓舞事件，daily uplifts）的出現都會影響健康。證據顯示，日常生活擾亂事件的確對健康的後果有關聯，但是卻仍不清楚究竟是個人經歷到紛擾事件的數量，還是這些事件對個人而言的意義造成健康狀態的改變。然而對於「鼓舞事件」的經歷能多少緩和壓力所造成的影響這個論調，則較少有證據支持。相較之下，這是個新的研究領域，尚有許多的部分是我們還不了解的。

練習題

　　下列十二項擾亂事件錄自美國大學生日常生活紛擾事件指標 (Daily Hassles Index for College Students in America)(Schafer 1992)：

◇停車困擾

◇圖書館太吵

◇時間太少

◇錢太少

◇洗衣服

◇決定什麼衣著

◇要借的書圖書館沒有

◇早上起床

◇個人體重

◇吵鬧的鄰居

◇令人厭煩的無聊老師

◇持續的讀書壓力

評估過去兩天的自己，你還經歷了什麼其他的紛擾事件？在你目前從事臨床工作的地方找一位個案或病人，詢問他們的日常生活擾亂事件，並同時列出你的這些。將兩份列出的事件比較看看，有多少事件是類似的？為何有差異存在呢？健康專業人員能做什麼，去幫助個案或病人減少日常生活紛擾事件呢？

壓力交流模型與因應

　　根據刺激的壓力模型與根據反應的壓力模型一樣，都起源於工程學的概念化過程。人被假設成以機械式架構（如一座橋）的方式，去表現出某種程度的壓力效應。以這個方式來了解人是合理的嗎？人與橋之間最主要的不同點之一，或許正是在於人具有思考的能力。當然，思考可以使壓力變得較好，也可以變得更糟；這正是下文中壓力的認知模型之所以顯得特別重要的原因。

　　Richard Lazarus 發展出的壓力互動理論，如圖 6.2 所示。根據 Lazarus 與 Folkman(1984)的說法，「壓力是個人與環境之間的一種特殊關係，個人將之評估為加重其個人資源負擔或超出其個人資源，並危及個人的健康幸福」。這個理論中心的假設認為，任何事物都潛在地會導致壓力。對某個特定的個體而言，事件的威脅性程度就是其**認知評估(cognitive appraisal)**（個人心智裡所作出的評估）的一項特徵，個體可能會根據情境而各自以不同的方式對同一個事件（如跌下樓梯）作出評估。舉例而言，一個身

體健康的年輕女性跌下樓，並沒有造成明顯的傷害，她可能會認為這不過是件小事（甚至會覺得很好笑）；但如果這個女性懷孕了或是身體上有傷殘，那麼她對這件事威脅性的評估可能就會非常不同。

　　依照 Lazarus 與 Folkman(1984)的觀點，人們的評估過程有兩個階段（參見圖 6.2）。**初級評估(primary appraisal)**的階段決定了事件對個體是否呈現威脅。開始的評估有三種可能的結果：事件可能被認為是無關緊要而加以忽略；事件可能被評估為正向的，會增進健康幸福；或者，事件被看成對健康幸福具潛在的**威脅(threat)**。如果評估出來的結果是後者，那麼個體就會接著進入**次級評估(secondary appraisal)**的過程。在這個階段，個體會衡量自己可以用來因應的資源，包含了一些環境因素，像是實質的東西如金錢或社會服務，可利用的社會支持或協助，或是個體可用來使自己採取直接的個人行動以減少或消除威脅的知識或技能。

　　個體因應具潛在威脅性情境的方法，也受到他們自己的**因應型態(coping style)**（個體通常處理困境相對穩定的方法）所決定。此外，人們也會考慮生活中是否還有其他好的壞的事件正在發生。這個複雜的評估過程的結果，可能就形成了人們處理威脅的因應反應或是**因應策略(coping strategies)**。

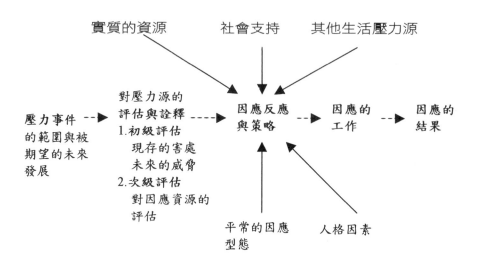

圖 6.2　壓力交流模型(引自 Lazarus and Folkman 1984)

練習題

想像你突然接到了銀行的通知，說你有了負債。你感覺
如何？列出所有可能用來解決這個狀況的方法。區分出
根據自己行動的方法，以及根據他人行動的方法。什麼
都不做的結果可能會怎樣？你最可能採取什麼行動？

Lazarus 與 Folkman 認為，因應的反應不是情緒取向就是問
題取向。**情緒取向的因應(emotion-focused coping)**，其目的是減
少與威脅有關的挫折感或恐懼感。在此你可能會注意到精神分析
的影響。例如，個體可能會選擇否認威脅的存在，使他們藉由重
新將情境評估為不具威脅性，而能繼續過日子。另一種因應的反

應稱作**問題取向的因應(problem-focused coping)**；使用這種因應
方法的個體，會主動地尋找緩和或處理威脅的方法。由於威脅受
到處理，因此問題取向的因應會帶來較好的結果。然而，情緒取
向的因應對於某些階段來說，可能是適應性的，因為它或許有助
於降低焦慮到達某個程度，使人們能更冷靜地考慮自己的選擇。
其他的研究者有人將因應分為**主動或被動的因應策略(active or
passive coping strategies)**，表示採取行動相對於不採取行動或依
賴他人(Rosenstiel and Keefe 1983)；也有人分成**趨近(approach)**
（面對現實並處理問題）相對於**逃避(avoidance)**(參見 Miller
1992)。這兩種分類法有其相似之處。在第八章談到慢性疼痛的段
落時，會針對它們的有效性作進一步的探討。

　　成功的因應通常被認為是**適應(adaptation)**或調適
(adjustment)，而不成功的因應則通常被認為是**適應不良
(maladaptation)**。這些定義有個問題是，它會隨著人們所採取的
觀點而改變。例如依賴他人這件事，從一個接受照護個體的觀點
看來，可能是適應的，但是從一個被依賴的個體他的觀點看來，
可能就是適應不良的。如果目前情況最好就是維持現狀，那麼無
所作為是適應的；但如果情況是需要採取直接的行動，那麼無所
作為就可能是有害的。有些適應不良的因應策略牽涉到物質的使
用，像是酒精、香菸與非法藥品，這些物質會讓感覺變得遲鈍，
並造成快樂的錯覺。它們被歸類為適應不良的因應策略，是因為
這些策略不但不能處理個體所遭遇的問題，事實上還會造成額外
的經濟問題、個人問題或健康問題，使個人的狀況變得更糟。這
表示因應策略也會成為新增的壓力源。

　　Lazarus 的理論將壓力與因應的概念定義為交互作用的動力
過程，過程中所有的因素都是互為因果的。因此，人們對自己因

應的企圖加以評估，並從中獲得回饋，而這樣的評估又影響了情
境是如何被知覺的。

個案研究：麗莎

　　麗莎是個 16 歲大的女孩，目前已懷孕三十六週。她的
父母親曾對她說只要她生下孩子，就別再回家。麗莎將思考
這對她會有何影響（初級評估）。她或許可以覺得沒關係，
因為她與 21 歲大的男友已經有間小套房。她也可能認為父
母要她不要回家是件好事，因為她一直想鼓起勇氣告訴他
們，生完孩子後她要搬去和男友同住。如此一來，父母的訊
息反而增加了麗莎快樂的感受，並且避免了許多的爭執。另
一種可能性，麗莎可能會認為這是一個威脅，因為她沒別的
地方可去。如果是這種狀況，麗莎就必須考慮她的選擇（次
級評估）。她擁有些什麼資源以因應這個威脅？她可能有個
富有的祖母，逝世後留給了她許多錢可以買個小套房（實質
的資源）。或者，她可能有個已婚的姐姐願意接納她，並提
供她照顧孩子所需的協助（社會支持）。通常出狀況時麗莎
都怎麼因應的（因應型態）？平常麗莎是否都是自己處理狀
況，或者只是期待些什麼會出現，還是她會依賴他人來搞清
楚狀況（主動或被動的因應策略）？麗莎目前的生活是否還
有其他的事情正在發生（同時發生的生活壓力）麗莎是否努
力克服吸毒的習慣？她是否正忙於普通中學教育證書考試
(GCSE)？這對她有什麼影響？有沒有可能造成她早產？她
對自己的問題感到焦慮嗎？有沒有因此變得憂鬱呢？

練習題

利用壓力交流模型與因應，並以麗莎的故事為例，健康
專業人員要如何介入，以增進她的因應效果？列出所有
你認為有助於麗莎的行動。你能否想到任何會使麗莎的
狀況變得更糟的行動呢？原因是什麼？

　　Lazarus 與 Folkman 的模型相當地盛行，因為它清楚地說明
了因應在心理上與行為上的組成因素。Banner 與 Wrubel(1989)將
這個模型改編納進護理情境，並且對不同情境脈絡下，壓力因應
與照護之間的關係作了詳盡的分析。然而對這個模型還是有許多
的評論被提出。首先，這個模型不能適當地解釋心理歷程。其次，
這個模型是相當針對個體的，認為有許多可能的因應反應可以選
擇而不受限制。然而，舉例而言，這可能與家庭中的狀況不一樣；
在家庭裡對一個育有小孩的母親而言，她能夠選擇可能因應反應
的範圍，或許相當地受到侷限。另外這個模型可能也不足以用來
了解家庭因應過程的複雜性，例如當家庭中母親患有慢性疾病時
(參見 Stetz et al.1986)。最後一點，這個模型假設了認知層面的評
估確實發生了，但是非常少的證據對此加以支持。人們對於日常
生活事件的反應，通常都出於習慣或習俗，可能只有一些重要的
事件才足以引發 Lazarus 的模型所提出的認知歷程。這也意味著
一種可能性就是，能夠有彈性地利用不同類型反應去處理不同類
型情境的人，對於所有的壓力能因應得比較好(參見 Cohen and
Edwards 1989)。

心理適應：焦慮與憂鬱

　　當因應帶來正向的結果，如通過考試時，我們通常會感到高興，並經驗到自信的提升。在一開始被當作是有壓力的事件，可能在後來被評估為是一種挑戰。而負向的結果對心理上造成的影響，包括了**焦慮(anxiety)**與**憂鬱(depression)**，兩者都是面對壓力情境的正常反應，但是當它們成為一種強烈緊張與／或慢性狀況的經驗時，可能就會造成失能的效應。心理疾病這個議題雖然超出了本書討論的範圍，但是下文將會把焦慮與憂鬱當作是面對壓力的正常反應來加以探討。至於正常與不正常之間的界線，這無疑是個爭議性十足的主題。當個體不再能因應自己的感受時，或者當健康專業人員對於協助個體因應其感受發生困難時，或是當親友或照顧者發現個體的行為已經對他們自己或他人產生有害的影響時，通常會決定尋求協助。如果心有疑慮，明智的作法就是尋求醫師的建議，醫師會視問題的類型轉介給臨床心理師、精神科醫師、心理衛生護理人員或是社會工作人員。

　　在第一章裡有許多理論的觀點可以檢測輕度的焦慮，它是關係到伴隨著面對上文指出知覺到的威脅的警戒反應，或是「戰鬥逃走」反應的自律神經興奮。這通常在個體衡量自己的因應資源，並實行有效的因應策略以降低或消除威脅的同時，就能很快地解決了。例如，當我發現自己有可能與他人產生衝突的趨勢，我會很快地改變路線。然而，有許多的狀況是不能以初級與次級評估，去找到適當的行動方針。總結如下：

◇不可確定性：「我不知道發生了什麼事。」（初級評估）

◇不可預測性：「我不知道那會發生。」　　（初級評估）

◇不可控制性：「我不知道能對它做什麼。」（次級評估）
　　　　　　　「我不能對它做什麼。」　　（次級評估）
　　　　　　　「沒人能對它做什麼。」　　（次級評估）

　　知覺到的不可確定性與不可預測性與焦慮有關，而知覺到的不可控制性（無助感）則與憂鬱有關。讀者或許還記得，個體的知覺是以個人經驗為基礎，因此可能會變化。有些憂鬱或焦慮的人，或許真的是處於超過他們所能控制的情境中，但有些則是因過去曾有過負面的經驗，導致他們對於一個單純的情境不能看見獲得控制力的任何方法（參見第四章 Seligman 的學得無助模型）。

　　不可確定性，不可預測性與不可控制性也可能本來就存在於情境之中。例如，突如其來的喪親之痛，就是個完全不能預測與控制的事件。許多日常生活擾亂事件也都是突然而不可預測的事件，例如突然跌倒。像是失業或貧窮這樣的社會因素也可能是（或者也可能不是）過個體所能控制的。另一方面，不可確定性與不可預測性，也可能反映出個體部分對於資訊、知識、或教育程度的缺乏。這正是為何提供訊息以及教育病人之所以對於降低對醫療處置與照護的焦慮感如此重要的原因。而不可控制性則可能反映出個體缺乏足以使他們成功地處理狀況的實用技巧、社交技巧或實質的資源。因此，教導病人呼吸與放鬆練習，以及提供病人便利的緊急呼叫鈴，對於降低醫療照護情境中的壓力都有幫助。總之，健康專業人員必須避免給予衝突矛盾的訊息，因為這會使病人缺乏控制力。

　　知覺到不可控制性所造成的憂鬱，可能是由於一次重大的不可控制事件，例如創傷後壓力狀態，或是由於長時間一再地經驗到失去控制所造成。在孩童時期曾受到虐待的過去史，可能會因為深刻的失去控制感，以及長期對自信與自尊的傷害，而使得一

個人傾向於憂鬱。許多較不嚴重的憂鬱狀態其實是自我設限，因
為隨著環境的改變或是知識的獲得，控制力會漸漸增加。

　　心理學上對於憂鬱的處置，可能是利用第一章所列出的諸多
模型之其中一種。臨床上，憂鬱時常包括了自我否定以及自我傷
害的意圖，因此可能會需要暫時將個體安置於安全的醫療環境。
認知行為取向的處置會分析目前的情況，並試圖找出短期可達成
的目標，以及達成這些目標所需要的因應技巧。個體接受新技巧
（如社交技巧）的教導，並學習到達成成功的結果是可能的。同
時，他們也會學會辨識出不切實際的負面想法，並且以合乎現實
的正面想法取而代之。然後行動的計劃就會引導他們成功地實現
長程的目標。這些方法已經證明是有成效的，並且是除了抗憂鬱
劑之外被推薦使用的輔助方法，以協助個體能學會有效的因應技
巧，避免將來病情復發。然而要注意的是，如果只將憂鬱歸究於
個人的心理或生理因素，而忽略情境因素的話，就可能犯了**基本
歸因謬誤(fundamental attribution error)**（參見第九章）。像是人
際關係、工作環境與社會政治因素等外在因素完整的分析，都應
該要列入考慮加以說明（參見本章結尾表 6.2 中的摘要）。

因應醫療程序

　　不論是為研究或是為治療，醫療程序的經歷潛在性地就是一
個非常具壓力的經驗。即使是明顯地比較不嚴重的程序（對健康
專業人員而言），像是拍胸腔 X 光片，仍會因不可確定性介入其
中而令人焦慮。

練習題

列出所有你想到在接受胸腔 X 光攝影時會有的不可確定性。其中有多少是可以透過提供病人適當的資訊而加以降低或消除的？

住院通常被認為是對個體生活型態一項重大的擾亂。隨著角色轉變成「病人」，常會聽到他們抱怨缺乏獨立性、缺乏隱私、無聊厭煩、失去控制與感覺去個人化。有人提出在手術前常造成焦慮與壓力的因素包括：對未知的害怕；對疾病的擔憂；對手術的擔憂；特別是對麻醉以及身體形象改變或殘廢的可能性；對家人的擔憂；以及對工作與經濟的擔憂。

為了說明這些擔憂，建議病人在手術前心理上要作好準備。這些準備是根據許多的常識及理論假設作為理論基礎。在重視消費者權利與病人約章(the Patients' Charter)的當代思潮下，人們有權利知道將要發生在他們身上的事，並且進一步地知道這樣的了解能減輕其焦慮。從理論的角度來看，我們可以在本書的其他部分看見，像是知覺到的控制力，學得無助，疼痛管理與認知評估這些概念，可以緩和壓力的經驗。許多為手術作準備的不同方法被加以嘗試，它們都是基於心理學的理論，在本書中已有探討。

◇程序的訊息—事件將發生的次序。

◇感官的訊息—病人可能的感受。

◇行為的訊息—病人在每個階段該如何行動。

◇放鬆訓練—利用活動與呼吸減少肌肉緊張的方法。

◇教導認知上與行為上的因應反應—教導病人如何利用可以有效地處理問題的「正向」自我內言或積極的因應行為。

這些技巧可以透過各種不同的方式傳遞給病人，包括與護理

人員或治療師一對一的課程，團體課程，利用錄影帶或是宣傳單。有了適當準備的病人可能會體會到下列的好處：

◇焦慮與挫折感降低

◇疼痛經驗減少

◇止痛藥的使用量減少（要注意這未必等同於經驗到較少疼痛）

◇住院時間縮短

◇行動力增加

◇復原得較快，例如傷口癒合得較好，較不會受到感染

醫院作爲一個機構而言，也可能體會到好處，包括：

◇住院時間縮短表示更多的病人可以接受治療

◇減少使用止痛藥表示藥品的開銷降低

◇成本降低

有許多的研究報告評估心理準備的有效性(例如 Hayward 1975)；大體上，多數的方法都是有效的，卻沒有足夠的證據去了解對於特定的病人，哪一種方法最好。另一項更嚴厲的批評是，在企圖改變病人個體的反應時，我們忽略了醫療情境本身所造成的壓力(Hallett 1991)。因此在我們爲病人貼上「焦慮」的標籤，並提供「減少壓力的訊息」時，我們將改變反應的責任加諸於病人身上，卻沒有考慮到醫院這個組織內結構性的因素，例如缺乏彈性的照護方式。說不定是醫療服務需要修正，而不是接受服務的病人。爲確保個體所擁有的訊息，是與他們所能因應的一樣多，病人中心取向是絕對必要的。訊息超載與訊息缺乏一樣都是危險的，確定個體需求的最好方法，就是與他們共同商議（詢問病人）！有些病人會說：「別告訴我，儘管做就是了。」

【焦點研究】

幫助孩童為一日手術(day surgery)作準備

現在有許多的孩童也像成人一樣，當一天的病人接受手術。一日型的手術對孩童而言減少了住院治療的負面效應，對機構而言也有財務方面的優點。Ellerton 與 Merriam(1994)敘述一個研究，評估一套準備課程對一群加拿大年約 3 到 15 歲將接受預定手術的孩童是否有幫助。手術前的星期六，每個孩童及其家人被邀請到一日手術中心(Day Surgery Unit)參與團體課程。他們收看示範因應行為的錄影帶，然後孩子們會聽到手術前例行事項程序的介紹，像是量他們的體溫。接著孩子們被帶去參觀手術區，並且在那裡預演一些事件，例如對父母說「再見」。之後父母親則由護理人員帶開，向他們說明手術後的副作用，以及照顧孩子時所扮演的角色。此時，孩子可以去玩娃娃或是醫院裡的一些設備。研究者發現，參加過課程的孩童與父母親，在手術前比較少表現高程度的焦慮。然而這是在出院前以回溯的方式進行測量，因此可能有記憶回想的誤差。但有趣的是，先前接受過手術的父母與孩童，會比沒有過的感到更焦慮。

練習題

什麼類型的訊息是提供給(1)孩童(2)父母？在為 3 歲、8 歲與 15 歲大的孩童及其家人所設計的課程中，你會有何不同的安排？你如何評估這些課程的有效性？

社會支持

　　人本質上是屬於社會的。我們生活在家庭中，生活在社會裡；與他人建立關係，且個人生活脈絡裡充滿了親戚、朋友、同事與陌生人。我們是以一個人與他人有無某種關係的角度來形容這個人，例如未婚、已婚或者有了孩子。關係是這個段落的焦點，我們將檢視社會關係中獲得的支持將如何可能幫助人們因應壓力，以及它對健康如何產生影響。

練習題

思考一下你自己的人際關係，並完成以下的句子。

我是……

我與……一同生活

我與……一同工作

_____

　　你可能會形容自己是個妻子、丈夫、母親或父親。我們常以自己與他人的關係來定義自己。這些定義明確地指出了我們被期待去扮演的角色。例如，作為一個母親，意味著必須照顧孩子。你可能生活在家中，有個伴侶，或是與朋友同住一間公寓。我們常會為孤單獨處的人感到遺憾，我們大部分也害怕寂寞。大部分人與他人一起工作或讀書，而且工作或讀書的伙伴也常是社會支持的重要來源。他們分享對彼此的了解、接納與效力，互相幫助以因應日常生活中的困擾。這些連繫對於成功的感受與避免心力**交瘁(burnout)**能有所貢獻。所謂心力交瘁，指的是一種與工作有

關的壓力類型，特別是對照護專業而言，會妨礙照顧他人的能力
(參見 Taylor 1991)。

　　這個段落首先要分辨社會支持與社會網絡的不同，也將檢視
各種不同類型的支持。從研究結果看來，顯然並非所有的支持都
會被認為是適當或有幫助的。

　　由於社會支持可能改變壓力所造成的效應，並且可以避免或
降低疾病的產生，因此健康心理學家向來對此進行深入的研究。
Cobb(1976)將社會支持定義為「引導個體相信自己是被關懷與
愛、尊重且有價值，並歸屬於溝通與共同責任義務網絡中的訊
息」。研究者感興趣的是，人際關係如何保護人們免於遭受壓力
的不良後果。或許正是因為個體了解到有人關心他，他的言行都
具重要性，並且他也被接納成為社會活動的一部分，使得個體能
夠因應壓力。然而眾所周知，與家人或伴侶一同生活所受到的要
求，往往與所受到的支持一樣多。人們因此產生衝突矛盾，因而
提出異議與批評。

　　人們最早接受到的社會支持，是早期生活中孩童與其父母或
照顧者建立的關係。根據 Bowlby(1969)的理論，要成功地養育孩
子，需要在母親與孩子間培養強烈愛的連結（參見第七章）。擁
有穩固依附關係的孩童，較能夠學習並長成健康的成人。此外，
這些早期的關係也提供了一種樣板或模型，使孩子能夠發展後來
的關係。

　　早期的研究標準關心的是社會支持的可用性。人們會被問到
有無其他家族成員，以及是否有鄰居或親戚住在附近。然而，僅
僅只是知道有某些人是可以利用的資源是不夠的，因為可利用的
可能不具支持性。另外，某些來源的支持才會被認為是比較可
信，也比較能夠被接受。例如，醫生所提供的疾病建議，可能被

認爲比鄰居所提供一樣的建議，要來得有用得多。較晚近的研究已開始關心到，人們對於社會支持特定方面上可利用性與適切性的知覺。例如，一個老人可能有一些友善的鄰居，但鄰居們如果一整天都在工作，他們就沒辦法在中午時爲老人家送一頓煮好的午餐。事實上老人家可能也不希望鄰居送食物來，他可能將這個行爲看成善意，也可能認爲是對隱私的侵犯。或許老人家寧可自己付費接受「送餐到府」(Meals-on-Wheels)的服務。如此一來，他人所提供的協助，可能只有在某些情況下才會被認爲是支持性的。因此決定一個行爲具支持性與否的並非行爲本身，而是個體對該行爲所具意義的覺知。讀者如果要回顧關於社會支持與健康之間關係的研究，可以參見 Callaghan 與 Morrissey(1993)。

練習題

一個剛開始有孩子的人可能會想從(1)伴侶、(2)母親、(3)助產士、與(4)鄰居那裡得到什麼樣的社會支持呢？

社會網絡

社會網絡是一個社會連結系統，例如家人、親戚與朋友之間形成的連結。在社區中，有些人發展出許多的社會連結，也有人一出生就擁有很多。你可能會想起大家庭成員中的某個人，而大家庭大部分的成員也都居住於同一個村落或城鎮。另外有些人則比較社會疏離，或許是因爲他們老了，許多家人和朋友都已過

世；也或者因爲他們剛搬到一個陌生的城鎮或國家。當然，現代
化的通訊（例如電話）使地理位置上分散各地的人們，仍然能維
持緊密的連繫。隨著當代健康照護的潮流，有更多的人在社區內
接受部分或全部的照護；這也顯示出護理人員是如何衡量社會網
絡並加以利用（要回顧心理衛生方面的護理工作，請參見Simmons
1994）。

　　社會網絡(social network)是依其結構性質而定義：

◇規模(size)—網絡內的人數。

◇網絡密度(network density)—成員之間接觸的數量。

◇便利性(accessibility)—成員接觸的容易度。走到街尾就能
　接觸到，還是得飛到世界另一頭才能接觸到？這會不會是
　個問題？

◇時間的穩定性(stability over time)—關係維持的時間。

◇互惠性(reciprocity)—關係中施與受的數量。人們通常對於
　建立在施與受數量平等的關係中，會感到比較自在；但有
　些關係在這方面是相當不平等的，可能因爲其中一個成員
　的社會地位並不平等。

◇內涵(content)—關係中相互牽涉的本質（例如同一社團或
　年級的成員）。

◇強度(intensity)—關係內的親密度。

練習題

想一想下列關係的互惠性。它們如何可能會是平等的？
理由爲何？

◇護士—病人

◇祖母—孫子女

◇老闆─員工
◇學生─老師
◇丈夫─妻子

Berkman(參見 Simmons 1994)提出一個社會網絡有著七種功能：

1. 親密性(intimacy)──讓人可以自由地表達情感
2. 社會整合(social integration)──提供分享經驗與意見的機會
3. 培育他人(nurturing others)──提供照顧他人的機會
4. 價值感的再確認(reassurance of worth)──提供強化自尊的回饋
5. 援助(assistance)──與他人直接地交換物品與服務
6. 指導與建議(guidance and advice)──他人的回饋
7. 接觸新事物的管道(access to new contacts)──遇見新的人或意見

各類型的社會支持

有許多不同類型的支持已經被提出，每一種都以不同的方式在發揮作用。有些類型的支持是「爲他人做些什麼」，有些則是鼓勵個人採取行動，還有一些僅僅只是「陪在那兒」。

訊息的支持(informational support)指的是，針對個體正在經歷的情境提供相關的知識。祖母給予新生兒母親一些關於照顧孩子的建議，就是這類型支持的一個範例。個人可以憑藉他人的經驗，作爲自己生活的支持或指導。有時僅僅只是知道別人也曾經

歷過相同的生活變遷，也會讓人覺得受得支持。這正是自助團體
中經驗分享的基礎。醫師與護理人員也可以提供訊息的支持，例
如當他們在說明治療可能產生的副作用時。

實質的支持(tangible support)指的是他人所提供的特定活
動，並且被認為是有幫助的。例如，對一個新生兒的母親而言，
這類型的支持可能會是協助家事或照顧孩子。也許某個病人的朋
友開車載他去赴約看病，或者一群人籌錢讓某個人可以接受特殊
的醫療處置。

情緒的支持(emotional support)是指知覺到體貼關懷，並且能
分享想法與感受之個體的可利用性。許多人都培養了令他們感覺
安全而受到愛護的親密關係。男人大部分的支持來自於妻子，而
女人則還會與其他女性建立親密可信賴的關係。情緒支持關係的
存在對於心理健康的維持似乎顯得格外地重要。

肯定(affirmation)或確認性支持(validatory support)是在他人
承認個人的信念或情感具有適當性時所提供的，使個人不會感覺
自己很怪異。它指的是情感的分享，避免個人感到孤立。護理人
員或許能幫助病人了解到，在開刀前一晚他們並非獨自面對害怕
的感受。護理人員可以向病人反映，在手術後復原階段的各個不
同時期感受到憤怒、難過或是快樂，都是適當的情緒。鼓勵病人
將信念與情感開放地表達出來，也可以作為一種型式的社會支
持。

社會聯繫(social affiliation)是指個人與其他個體或機構具有
共同責任義務與互惠協助的系統，與社會網絡非常相似。人們彼
此相互提供服務，所有人也都從中獲得利益，例如育兒團體，責
任義務是以先前的服務為基礎的；許多人之所以願意照顧他們年
邁的父母，正是因為他們自己小時候所受到的照顧以及情緒上的

依附。

　　Hobtoll(1988)認為擁有緊密社會網絡的人，身邊會有一群人可以看出他們處於壓力，氣色不好或是身體不適，並且勸他們去看醫生、放個假或採取其他適當的因應行動。他也認為社交技巧不佳的人，較不易獲得這種型式的「社會激勵」，因為他們缺乏社會網絡。

練習題

下列關於社會支持的問題改編自 Sarason 等人(1990)。試著回答這些問題，並思考他們究竟提到了什麼類型的支持。

1.　當你需要傾訴時，誰是你可以真正依靠，能夠傾聽你的對象？
2.　當你需要幫助時，誰是你可以真正依靠，值得信賴的對象？
3.　與誰在一起時，你能完完全全地做你自己？
4.　你認為誰能夠真正地欣賞你是一個個人？
5.　當你非常沮喪時，誰是你可以真正依靠，能夠安慰你的對象？

社會支持功能如何發揮功效？

我們對於社會支持如何可能影響健康的潛在過程所知甚

少，以下的部分是一些可能的機制。

1. 社會支持或許影響個人是否接觸到可能的致病因子。例如，一個性生活關係穩定的人會比擁有許多性伴侶的人，較不可能接觸到經由性行為傳遞的疾病。

2. 會支持或許影響個人是否容易生病。例如，剛失去丈夫的女人可能會比同年齡的已婚婦女，經歷較多的病痛。

3. 社會支持或許影響人們的行為，而使他們免於生病。例如：獨居老人可能比已婚者飲食上攝取較少的營養。

4. 社會支持或許協助人們在生病時能立即尋求醫療服務。發現乳房有硬塊的女性，通常會尋求女性親屬（例如姐妹）的建議。如果這個女性知道了乳房硬塊可能是乳癌的徵兆，他們就會鼓勵她儘速尋求醫療的協助而不會有所延誤。

5. 社會支持或許修飾了疾病或其後果的嚴重性，或是生活事件。懷孕期間受到支持較少的孕婦，可能會經歷較多的困擾(Oakley 1992)。

　　並非所有的社會支持都是有幫助的。Rose 與 Mirowsky(1989)根據調查資料指出，完全使用對他人傾訴的方法作為因應壓力情境策略的人，較易於感到憂鬱。此外，關於慢性疼痛的文獻(例如Flor et al. 1987) 中也有證據顯示，配偶比較擔憂焦慮的人會感受到較多的疼痛與憂鬱（參見第八章）。這表示「為他人做些什麼」這種類型的支持也不是適應性的支持。最好的社會支持類型，似乎是那種能激發自尊與自我效能的類型，也就是支持人們得以幫助他們自己。

練習題

想一個你最近照顧或幫助過的人，說說看你能提供什麼
類型的支持。你認為這些支持如何能被接受？並且這些
支持又是如何有效？

控制與支持的平衡

　　就理論而言，知覺到的控制、知覺到的支持與心理上的挫折
三者之間的關係，如圖 6.3 所示。在這裡是以一個需要接受照護
的人作為範例，但同樣的地可以應用於生病、失能、失業或是貧
窮的狀況。兩軸所代表的是個人知覺到的控制與支持，以百分率
來表示。我們應該要注意到這些向度，是以知覺作為基礎的；知
覺通常反映出經驗的真實性，但是當知覺出現暫時性或是永久性
的偏差時，決定情緒反應的，似乎就是對於控制與支持的知覺了。

　　根據理論與研究，兩者都認為最好的狀態，是個人處於能夠
控制情境的狀態，同時在需要支持時能夠確信擁有可用的支持。
完全只依賴他人，長期而言絕不是一個最好的選擇，譬如花錢請
來的照護者可能會要求其他私人的時間，或者值班時回家，或可
能想換工作了。即使是一個全心投入的照護者也可能會生病（非
正式的照顧者常會發生一些與壓力有關的病），或是意外地身
亡。因此，要為人們賦能(empowerment)，也就是要使人們能夠讓
個人控制力的程度擴大到極限，同時保證他們能夠感覺自己擁有
適當的支持。

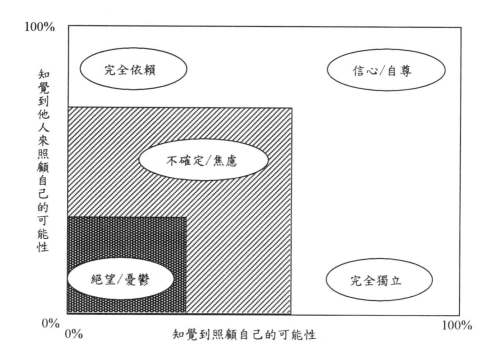

圖 6.3 個人知覺到的控制、支持、信心、焦慮與憂鬱之間的關係(引自 Walker 1989)

練習題

想像你自己於醫院臥病在床，你需要便盆並按下了呼叫鈴。你的要求有多少可能性會立即被滿足？如果你必須等一下，你會有什麼想法？感覺如何？你可能會等多久才會嘗試靠自己去上廁所？

【焦點研究】

個人控制與社會支持

Rose 與 Mirowsky(1989)進行了一項大規模的調查，藉由
這個調查想透過個人的自我陳述，去檢視控制、支持、
因應策略與憂鬱之間的關係。他們發現，在個人控制方
面得分高的人，憂鬱方面的得分就低，並且以正向情緒
的角度來看，也沒有從社會支持獲得額外的好處。而社
會支持方面得分高的人，憂鬱方面的得分也低，並且也
沒有從個人控制獲得額外的好處。他們的資料與圖 6.3
所示的理論模型相吻合，這表示個人控制與社會支持兩
者，在保護個體的健康上可以相互替換。

干擾與憤怒

　　一個人熱切地想去協助他人的渴望，可能會被別人解釋成干
擾，特別是在個體希望能自己處理事情的時候。在這種狀況下，
干擾行為就會造成他人的煩惱甚至憤怒。憤怒與暴力的爆發時常
受到忽略，其實它們是失去控制而產生壓力下的反應。在醫院
中，特別是在個體沒有適當的方式自己處理狀況時，任何被病人
認為是侵犯個人隱私與自主性，或是蓄意去除病人個人控制力的
事物，都可能引起憤怒與暴力的反應。對於已經處於害怕、焦慮
或困擾狀態中的病人，這更是他們可能會有的反應。一個典型的

例子如：老人家或是一個感到困惑的人住進醫院或護理之家的陌生環境中，然後被期望要去遵守那些強加在他們身上的規定，如起床、漱洗、吃飯甚至與人社交。病患中心的取向尊重個體的要求，並與其協商他們的需要，可以避免許多憤怒的爆發。

跟一個已經在生氣的人進行爭論，通常是有反效果的。最好是能聆聽他們的抱怨，承認他們有權利生氣（從他們的角度來看，通常有很好的理由可以生氣），試著達成協商和解，可能的話甚至向他們道歉。及早道歉通常會引來他人這樣的反應「噢！其實也不是你的錯」。下次當病人或長輩表達憤怒或不滿時，不妨可以試試看。然而，近來人們會遇到的許多憤怒的狀況是令人擔憂的，也就是在酒精或藥物影響的情況下產生的，因此個體不能有合理的言行舉止。遇到這種狀況時，明智的作法是讓步，並採取順從的姿態，然後儘快地尋求協助或離開現場，但千萬不要在過程中激怒對方引起攻擊的行動。

與壓力有關的個人特徵

人們對於事件的知覺與體驗的方式非常地不同。是什麼因素使得有些人比其他人更具有恢復的彈性呢？這個段落將介紹一些因應的型態（人格因素），這些型態相對而言都是穩定的。關於詳細的介紹，讀者可以參考 Cooper 與 Rayne(1991)，以及Miller(1992)的著作。同時我們要注意到，雖然我們說這些型態相對而言是穩定的，但這並不表示它們就經不起改變。

行為模式

關於心臟疾病的致病因素中壓力所扮演的角色，已經有大量的研究成果，包括了大規模流行病學上的研究。基本上研究指出，有些人的人格特徵，可能使他們更易於罹患冠狀動脈性心臟病(CHD)。如 A 型行為模式就是由三種特徵所組成(Friedman and Roseman 1974)：

    1.誇張地感到時間急迫(time urgency)

    2.由成就驅力明顯可看出過度競爭(competitiveness)

    3.敵意(hostility)與攻擊性(aggressiveness)

研究發現，表現出這些特徵的人會比 B 型行為模式的人，更容易成為冠狀動脈性心臟病的高危險群。所謂 B 型行為模式的人並不會表現出 A 型特徵，他們一般被認為對生活採取更隨和輕鬆的態度。這些特徵的測量是利用自陳式問卷與結構性訪談（Jenkins Activity Survey, JAS 量表）；前者與冠狀動脈性心臟病之間並未獲得很好的相關性，後者則是相當不錯的測量方法，因為它衡量出人們未覺察到的反應，如話說得很快以及插話的傾向，也衡量到其他人們可能不願承認的行為，如攻擊性。早期大部分的研究都以男性作為焦點，這可能是由於這樣的行為模式是受到文化所定義，因為一個人職業上的成功是需要嚴謹、肯定（控制的渴望）與競爭這些特性，特別是對西方國家的商業而言。A 型行為模式的重大意義仍然是具爭議性的，同時當代思想也提出了心臟疾病與高血壓其他可能的致病因素，或許與敵意、憤怒與攻擊性這些感覺的壓抑有關。

練習題

設想一個你已經很生氣，卻覺得沒必要表現出生氣的情況。想像一下自己感覺如何，並思考這對於你的心跳速率、呼吸速率與肌肉緊張度有何影響。之後你又是如何平靜下來的？

　　另一種 C 型行爲模式與罹患癌症的傾向有關(Temoshok 1987)。C 型的反應是消極、順從與壓抑憤怒。這種型態可以想成是從不挑戰醫療權威的完美病人！在對於乳癌病人與淋巴瘤病人所作的研究中已有證據顯示，過度的情緒控制，特別是關於憤怒的表達，對於長期的生存展望而言，與冠狀動脈性心臟病中的過度攻擊，是一樣地具有損害的(Morris et al. 1992)。

韌性

　　Kobasa(1979)引出韌性這個概念，視它爲人格特徵之一，並具有三個組成因子：

　　1.全力以赴(commitment)—積極參與生活中各項活動
　　2.控制(control)—相信具有影響生活事件的能力
　　3.挑戰(challenge)—相信改變是正常並促進成長的事
　　這些因子被認爲具有保護的作用。Kobasa 發現，許多表現出這些特徵的商業主管，他們生病的比率較低。Nicholas(1993)在美國進行的一項護理研究中發現，在自己的陳述中有較高程度韌性的老年人，會覺得自己比他人身體更健康。此外也發現，韌性項目得分高的人，較可能從事良好的自我照護行爲。隨著社區中獨居老人的與日俱增，爲了他們的福祉著想，重要的是他們能維持

或建立能促進健康的生活型態，例如適當地用餐飲食並避免體溫過低。護理人員若對老年人的人格型態（包括韌性）的潛在貢獻能有更多的覺察，就能用來幫助他們的個案獲得力量。

自我效能

社會學習理論(Bandura 1977)強調了各種與健康行為有關的不同因素，包括倣效在獲得新的健康行為中所扮演的角色，發展適當的技巧，以及自我效能，也就是相信改變是可能的想法。知覺到的自我效能，就是堅信自己可以成功地實踐一些行為，以產生期望的結果。這是從提供訊息足以改變行為這個簡單的觀點而來的。很顯然地，即使人們完全知道該做什麼，還是時常不能有最合宜的行為。這是因為知識與行動之間，需要有自我參照的想法居間促成兩者的關係（參見第二章的行為策劃論）。一個人面對其環境的效能並不是一個固定的動作，也不僅僅是了解該做什麼而已；相反地，它牽涉到認知、社會與行為三方面的技巧，並且整合成行動的計劃。知覺到的自我效能，與一個人判斷自己如何能好好地實行行動計劃有關。不論正確與否，自我效能的判斷都影響了一個人對於活動與環境的選擇。人們會避免從事那些他們相信超過自己因應能力的活動，卻也能夠充滿信心地承擔與執行那些他們判斷自己能夠設法處理的活動。自我效能的判斷同時也決定了人們將會付出多少努力，並決定人們在面對阻礙或令人厭惡的經驗時能持續多久。

個人控制與控制觀

許多的研究中已大量地使用控制這個概念（參見第四章），

這個概念對於了解壓力經驗、行為與健康三者間的關係，明顯地是個重要的因素。顯然一個具有內在控制觀的人比較可能會從事健康篩檢與其他健康照護行為，或許是因為他們相信這些行為可能會帶來一些不同。然而，還是有些情況下人們會不切實際地不相信有力量的他人所扮演的角色。例如，有些人就是不能對醫生說清楚，直到來不及接受幫助，因為他們寧可自己處理問題。罹患慢性腎衰竭的病人需要規律地接受像是血液透析這樣的醫療行為的介入，如果他們不能夠相信照顧他們的那些人，他們就可能會死亡。Hack 等人(1994)所作的研究發現，罹患乳癌的婦女對於參與醫療處置的決定有著各種不同的期望。想要扮演積極參與者的婦女，對於其疾病與治療的選擇就會要求詳細的說明；而有些婦女則希望表現得被動些，讓醫生為治療做決定，她們就可能寧願少討論自己的病痛。從知覺到的控制這個角度來看，她們較喜歡由醫生為其醫療做出決定；這是她們的期望，需要被看見並加以尊重。而發現這些期望的唯一方法，大概就是得透過與個人進行協談。

　　如果控制觀是以過去經驗作為基礎，那麼它就可能隨當前與未來的經驗而改變。直到晚近，健康照護體系仍鼓勵病人去相信醫生的力量，並且去做他們被告知的事項（順從性）。Rap 等人(1982)表示即使是短期的住院也會造成認知、行為與情緒方面明顯可見的缺陷。他們認為，時常使人聯想到「好病人」的那些被動、順從與沒有活力的行為，事實上可能是學得無助的結果。現代強調的重點在於「賦能」(empowerment)（增加個人控制），並且鼓勵病人從事「自我照護」。

練習題

找一個你目前正在照顧的個案或病人，仔細想想本章所
討論到的那些個人內在的因素。找出那些可能影響他們
健康或康復的因素。作為一個健康專業人員，你會做些
什麼去增進他們的康復與健康？

心理學的概念與介入之間的關係

　　圖 6.4 所示的是本章所強調的許多概念之間，動態循環的假
設性模型。事實上，人們幾乎不會發現自己是處於極度高尚或是
極度惡劣的循環中，而是在這兩個循環之間的某處起伏不定，處
於相互依存的狀態裡。第一章所強調的心理學模型在此會依其作
為介入方式的優先順序而加以區別。

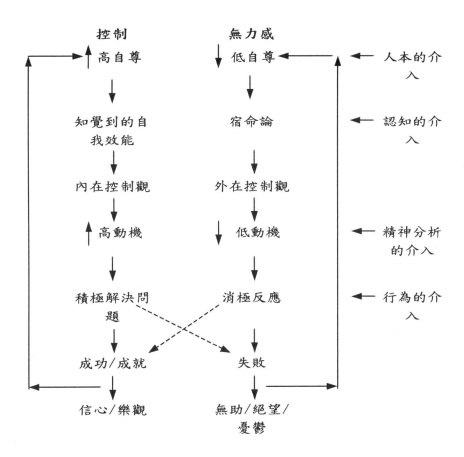

圖 6.4　與控制有關的概念與結果之間動態關係的假設性模型與介
入方法的潛在焦點 (Walker, J.M., 先前未公開發表)

工作環境中的壓力

　　本章大多數的部分都圍繞著病人或個案的需求作爲中心。然而，我們需要知道壓力是日常生活中正常的事件，在任何組織的情境中，特別是英國國民醫療保健制度體系下，照顧病人是充滿壓力的。你的上司可能支持你也可能不支持（參見第九章關於領導風格的段落）。因此，你可能感到自己受重視或者被剝削。下面指出了一些壓力的身體與心理症狀，你或許可以檢查看看是否有時在自己身上也找得到：

◇缺乏食慾或過度飲食

◇感覺沮喪或想哭泣

◇消化不良或噁心

◇易怒或不合理的行爲

◇感覺自己是個失敗者

◇很難做決定

◇失去幽默感

◇恐慌發作或不合理的害怕

◇容易因小病痛而休息

◇容易使用酒精或尼古丁使自己感到舒服

　　壓力常使人聯想到與野心勃勃的主管有關（例如信託部門的經理）；但研究發現，與壓力有關的身心疾病更普遍發生在藍領階級的工人，以及對自己工作幾乎沒有控制權的人身上。組織的架構常常決定了實際從事工作的人或是直接參與照顧病患的人，究竟要承擔多少責任與獲得多少支持。當事情發生了狀況，時常也是這些人被指責缺乏因應的能力，而事實上組織不良的溝

通以及缺乏參與決策過程的問題，往往常是重要的關鍵點。這個例子的重點在於，可能是「生病的」組織需要加以被評估與改變，而不是「生病的」個體需要接受諮商。

　　健康照護已經歷一段時間急劇的轉變，個體在這樣的轉變當中於各個層面上，正經歷到不同程度的不可確定性，不可預測性與不可控制性。當工作團隊的成員各自擁有個人問題、經濟問題或健康問題，並且缺乏工作環境外的支持時，這些問題就會更加嚴重了。這也正是壓力導致工作滿意度低、表現不佳與缺乏同理病人的能力之根源。工作變得儀式化，並且將病人「去個人化」的傾向與日俱增（參見第九章），缺席率也逐漸上升。為工作人員而設立的支持性團體也愈來愈成為支持照顧者的一種普遍的方式，但這些團體都應該以提供短期情緒抒解，並採取結構性的方法去提升工作環境作為目標。領導風格、組織的架構與溝通，以及設法力求改變，都是產生或減少組織內壓力的重要因素。這些因素在第九章中還會再談到。

　　我們鼓勵學生找出自己的壓力症狀，確認出壓力症狀的來源，並且在早期採取適當的行動適當地處理問題。Cooper 等人(1988)在這個過程中提供了一套有效的指導作為輔助。

　　本章中涵蓋的所有議題在表 6.2 中以表列作出摘要。

表 6.2　壓力形成與壓力降低的普遍因素(Walker, J.M., 先前未公開發表)

環境因素	中介因素	普遍因素	介入因素
災難事件 重大生活事件 生病、失能與住 　院治療 日常生活擾亂	個體因應型態： ・知覺到的自我 　效能 ・控制觀 A/B/C 型行為模	情緒與認知： ・焦慮 ・憂鬱 ・憤怒 行為：	創傷後的諮商 　與情緒支持 告知、教育與提 　供資源協助 獨立

事件 組織架構與管理 社會政治因素 （失業、貧窮）	式 ·韌性 個人因應策略： ·積極/消極 ·問題/情緒取向 社會支持	·適應/不適應 身體： ·與壓力有關的病痛	教導因應策略 決策過程中更好的溝通及參與 增加社會政治參與
普遍因素： 不可確定性 不可預測性 不可控制性	積極解決問題能力提升個人控制力 社會支持能促進控制力	喪失控制力與認知、情緒及行為的缺陷（Seligman 1975），以及恆定狀態受到干擾有關。	目標：降低不可確定性，增加可預測性，提升與促進控制力。

摘要

▸▸根據反應的壓力模型，強調遭遇壓力事件時在生理上造成的普遍後果。

▸▸根據刺激的壓力模型，強調環境中壓力源的角色。

▸▸壓力交流模型，強調認知歷程在評估與因應反應中的角色。

▸▸面臨不可確定性，不可預測性與不可控制性時，焦慮與憂鬱是正常的反應。

▸▸幫助人們做好心理準備，以因應醫療程序。

▸▸像是社會支持這類人際因素，會影響壓力對健康造成影響的方式。

▸▸像是 A 型行為模式、韌性、自我效能與知覺到的控制力這

類個人內在因素，能調解壓力的經驗與健康。

▶▶壓力影響每個人，並普遍存在於各個組織裡，像是英國國民醫療保健制度，正經歷一段時期急劇地轉變，或苦於網絡不良的溝通。

延伸閱讀

Bailey, R. and Clarke, M. (1989) *Stress and Coping in Nursing*. London: Chapman and Hall.

Benner, P. and Wrubel, J. (1989) *The Primacy of Caring: Stress and Coping in Health and Illness*. Menlo Park, CA: Addison-Wesley. Chapters 2 and 3.

Cooper, C.L., Cooper, R.D. and Eaker, L.H. (1988) *Living with Stress*. Harmondsworth: Penguin.

Miller, J.F. (1992) *Coping with Chronic Illness: Overcoming Powerlessness*, 2nd edn. Philadelphia, PA: F.A. Davis. Chapter 2.

Oakley, A. (1992) *Social Support and Motherhood*. Oxford: Blackwell. Chapter 2.

Sarafino, E.P. (1994) *Health Psychology: Biopsychosocial Interactions*, 2nd edn. New York: John Wiley. Chapters 3–5.

Taylor, S.E. (1991) *Health Psychology*, 2nd edn. New York: McGraw-Hill. Chapter 8.

第七章

社會關係的發展與失落

導論

依附關係

Bowlby 的依附理論

依附關係的發展

分離

「連結」

依附行為

主要依附對象

親職的態度

依附關係的測量

生活轉變

失落、悲傷與哀悼

失落理論

因應失落的假設所受到的評價

預期性悲傷

為喪親者提供協助

摘要

導論

　　人們是如何彼此建立關係？又為何要彼此建立關係呢？當關係結束時會發生什麼事？第六章已指出了社會關係對於影響健康與幸福狀態的重要性。我們傾向於認為關係的建立大部份發生在生命的早期，而關係的失落則大部份發生於晚年；然而事實上，老年人也會建立新關係（例如與孫子女建立關係），而孩童時期也普遍會經歷失落（例如失去祖父母或寵物）。護理人員與其他照顧者需要了解關係建立與失落的過程，原因是：

　　1.健康狀況不佳與醫療處置時常會干擾關係。

　　2.具有健康問題的個案可能會同時經驗到失落事件，這會對他們的處境增加壓力感。

　　3.失落經驗可能自己造成健康問題。

　　因此，在與各年齡層個案互動時，了解其社會關係的性質是有幫助的。這使我們能對他們的態度與行為達到更好的了解，也能避免錯誤的解釋與了解。

　　本章將提供關於 Bowlby 的依附理論如何說明早期關係的建立，可以適用於醫院照顧嬰兒與孩童的情境。依附理論後續的發展也會用來了解早期關係對於後來行為的影響。人類發展一個必然的結果，就是心理上與家庭分離而過著獨立的成人生活；我們也將檢視分離的過程。本章最後的部份重點在於不能改變的失落，像是喪親之痛。我們會以理論模型作為背景來探討失落的概念，這些理論模型都是被提出來為了解這個過程的。最後會說明健康專業人員在失落與調適的過程中所扮演的潛在角色。

　　社會關係關乎情緒的寄託；事實上這正是非會關係的定義。

如果我們毫無感受，就稱不上是關係。我們所有人終其一生都會經驗到依附與失落。並非所有的依附事件都一定是好的，也不是所有的失落事件就必然是壞的。這些事件給予我們挑戰，可以把它們當成是對我們個人成長有所貢獻的事。作爲一個健康專業人員，我們時常會參與或是親眼見到人們努力要了解其社會關係轉變的過程。

依附關係

關於嬰兒與母親之間如何與爲何形成最早的依附關係，已有許多不同的理論提出說明。行爲主義者的觀點會認爲母親的餵食降低了嬰兒的饑餓（**驅力降低假說，drive-reduction hypothesis**）。行爲主義的另一觀點則主張嬰兒會學習將母親與好事物連結起來，像是食物、安慰與擁抱，這些事物帶來增強效果（**操作制約假說，operant conditioning hypothesis**）。我們有時稱之爲「索愛」理論。這些假說的問題在於嬰兒會與許多人建立關係而不只是餵食他們的人，並且一旦這些關係建立之後就會長久地維持下去。此外，Harlow 著名的獼猴實驗說明了小獼猴如何較喜歡緊緊抱著用布覆蓋住的替代母親以尋求安慰，即使從金屬的替代母親那裡可以獲得牛奶。這顯然表示除了初級增強物的有效性之外，還有更多其他因素才能形成社會關係。事實上，精神分析的傳統中已出現許多的理論對於當前我們了解孩童依附有極大的貢獻。這或許是因爲精神分析心理學家偏好於研究親密的家庭關係在心理發展上所造成的衝擊。

Bowlby 的依附理論

　　當前被接受的早期關係理論最早是由 John Bowlby 在戰後時期所提出的（參見 Bowlby 1969）。Bowlby 深受精神分析、動物行為學（研究自然棲息地的動物），以及自己身為精神科醫師處理青少年困擾行為經驗的影響。從精神分析（參見第一章）理論中，他採納了新生兒本能行為是不可改變的生物學型態這個論調，像是吸吮與哭泣（為了滿足本我的需要）。從動物行為學中，他獲得**銘印(imprinting)**這個概念，指的是有些類別的動物一出生就會表現出立即且不會改變的依附關係。這個概念被類化到人類身上，成為**連結(bonding)**，下文中會有更詳細的描述。而在他的臨床工作裡，Bowlby 注意到具有行為問題的青少年在孩童時期的家庭中時常是疏於照顧或是處於混亂的。

　　Bowlby 提出嬰兒與母親雙方都發展出與彼此維持長久接觸的生物需求。這或許確保了嬰兒的生存，因為他們得以受到餵養，受到保護免於傷害，並且被愛。他的理論有著下列主要的假設：

1. 在出生到五歲之間有一段**敏感期(sensitive period)**是連結形成的最佳時機。
2. 嬰兒的依附行為(attachment behaviors)目的是為了引來母親，包括哭泣、微笑或是當嬰兒長大些時會跟母親或依偎著母親。
3. 母親或是其他主要的提供照顧者就是主要依附對象(primary attachment figure)。
4. 嬰兒只與一個人建立依附關係。

5.一旦依附關係產生了，孩子就會持續地依附著被依附的個
　體。

　　這就是以互動模型為基礎的依附理論簡略的摘要。依附關係
不只是根據嬰兒或母親的反應；相反地，參與其中的兩方面都會
影響彼此。依附關係是依靠早期生活中親密與持久的關係而來。
因此，一個憂鬱的母親不能適當地回應嬰兒尋鋋注意的需要時，
可能就會影響嬰兒後來在行為上無法對哭泣的信號有所回應。同
樣地，一個非常幼小的早產兒或許無法產生如哭泣或微笑這樣的
反應以拮取成人的注意。Bowlby 認為在嬰兒期原始依附關係是重
要的，因為它能提供後來關係發展的模型。我們需要經驗到正向
愛的感受才能讓一個人能夠了解如何去愛別人。我們在社會關係
中學習施與受的互惠關係。再者，如果早期沒有了這種愛的關
係，情緒的發展可能會受到扭曲。Bowlby 強調孩子在五歲以前如
果與主要照顧者分離，可能會對孩子的心理健康造成損害。
Harlow 表示，如果在獼猴的發展過程中剝奪了牠們與母親及其他
獼猴所有的接觸，牠們對自己的嬰兒就不會表現出任何情感並且
有虐待嬰兒身體的傾向。精神疾患傷害了他人卻無法了解他人的
感受或為此表現出罪惡感，或許正是因為缺乏早期依附關係的緣
故。依附關係的形成之所以極為重要的另一個理由在於，依附關
係讓孩子可以感覺到足夠的安全，而能開始去探索環境，這對孩
子的認知發展是極具重要性的。下文中將有關於依附關係如何發
生的詳細內容，以及支持了 Bowlby 最初理想的許多近代的研究。

依附關係的發展(引自 Berk 1991)

1. 前依附關係時期(the pre-attachment phase)（出生到 6 週）：
   嬰兒一出生就馬上會有反射反應像是吸吮、覓食（將頭轉
   向乳房吸奶）以及抓握。雖然這些反射在剛開始幾週會消
   失，但它們顯然具有生存的功能。新生兒似乎非常明顯地
   會將臉朝向其他人類的方向。雖膾他們的視力功能相對比
   較下比成人差，但他們仍比較偏向於盯著人的臉看而不是
   其他物體(Goren et al. 1975)。他們能夠辨認出自己母親的
   聲音與氣味。這似乎表示一個健康的嬰兒具備拮取成人注
   意力的反應能力而來到世上的。人們很難去忽略嬰兒的哭
   泣，並且大部分人會發現到他們給與嬰兒的反應是有回饋
   效果的。因此雖然不可改變的依附關係尚未發生，但嬰兒
   的行為與成人的反應似乎已為了繼續發展成社會關係而
   作準備。

2. 「依附關係醞釀」時期(the "attachment-in-the-marking" phase)
   （6 週到 6-8 個月）：大約 6 週時嬰兒開始會笑，這對於
   成人照顧者是非常有回饋效果的。在大約 6-8 個月時，嬰
   兒開始會對特定的人，通常是母親，表現出明確的喜愛。
   Berk(1991)認為嬰兒會因分離而變得沮喪，雖然這也包括
   了對其他依附對象而不只是與母親的分離有關。

3. 依附關係形成時期（the phase of established attachment）
   （6-8 個月到 18-24 個月）：在這個時期嬰兒能夠立即辨認
   出母親。當母親不在時，他們似乎可以保有母親的心理表
   徵（像是在心裡有一張母親的照片）。這稱為「物體表現」

（object performance），是 Piaget 所提出的認知發展理論中的一部份；Piaget 強調，這對於孩子獲得即使在事物並未出現於眼前的環境中，也能夠知道它會持續存在的能力是很重要的。這個年紀的嬰兒在母親離開時很典型地會表現出離焦慮，牽涉到像是哭泣與找尋母親這樣的抗議行為。隨著孩子漸漸能夠爬行與步行而變得更具行動力時，這些行為就會讓孩子有能力維持與母親的接觸，也會讓母親即使只是要離開一會兒都變得很困難。

4. 互惠關係的形成(formation of reciprocal relationship)（18-24 個月以上）：在這個時期孩子開始會使用語言來表達需求，也開始會與母親或其他照顧者討價還價。例如孩子如果迷路或害怕時會大叫媽媽。隨著孩子對母親的行為越來越了解，而能夠預期在熟悉的情況下母親何時會回來後，分離焦慮會漸漸消失。

分離

Robertson 製作了一系列悲慘的影片，在片中透露出早期分離的孩童所表現出來的痛苦程度與特徵，其階段包括：

◇ 抗議(protect)─特徵是憤怒與大哭。

◇ 絕望(depress)─特徵是退縮與減少強烈的哭泣。

◇ 隔離(detachment)─特徵是外在表現上出現歡樂的行為但情緒上仍保持疏離。

這些孩子在社會行為上的表現並不適當，他們接近陌生人卻不與陌生人建立情緒上的接觸。即使與其父母親相聚，這些孩子

也會表現出矛盾與困擾的行為，像是把母親推開或是拒絕被牽著
或擁抱。

　　Bowlby 的理論對於改變照顧孩童的方式，已相當具有影響
力，不論是在醫院、產科或是社會服務方面。在過去，孩童普遍
從一到醫院起或是被安俳住院時，就會被刻意地與父母親分開。

　　連結、依附行為與重要依附對象是 Bowlby 理論中三個重要
的部分，在下文中會有研究證據的介紹。

「連結」

　　研究自然棲息地動物的動物行為學家所作做的觀察法研究
發現，有些物種會經歷一段稱作「銘印」的過程。Konrad Lorenz
偶然發現到在孵化後剛開始的二十四小時內，雁鵝寶寶就會緊跟
著牠們第一個所見到的移動物體（在野生環境中一定是雁鵝父
母），並且與之形成依附關係。對於那些嬰兒跟著父母才能鑊得
食物，以及後代必須出生後就能立即有行動力的物種而言，這類
型的「銘印」行為是生存所必須的。在山羊與綿羊這些哺乳類動
物身上也觀察到，如果嬰兒拒絕母親立即為牠舔舐清潔的機會，
母親也會拒絕嬰兒。這些在鳥類與動物身上觀察到立即接觸的需
求，後來也被類化到人類身上稱為「連結」的需求。Kennel 等人
（1979）強調，母親在新生兒出生後立即要與孩子有身體上「肌
膚之親」接觸的這種需求，是為了促進母親與嬰兒間的連結與依
附關係。這類型的接觸被認為對於母親成功的撫育是必須的。我
們也觀察到出生體重過低而需要在嬰兒房接受特別照顧的嬰兒
與後來的虐待行為之間具有相關性。

　　連結這個概念已相當具影響力。現在婦女在分娩後會被鼓勵立即與新生兒建立肌膚之親的接觸。然而，幾乎沒有研究證明「連結」是人類生物學上的需要。首先，人類的嬰兒是不具行動力的，因此也不能到處走動。第二，這似乎意謂著在母親與嬰兒於生命剛開始的數週間形成依附關係的同時，若母親沒有馬上感受到自己對新生兒的愛，這多少是有些不正常的。第三，如果連結是出生後立即會產生的一種生物學上必然的現象，那這就表示嬰兒只會與親生母親形成依附關係。然而，有許多的證據顯示在後來某段重要的時間嬰兒也會與養父母建立依附關係。因此，即使嬰兒在出生後病得嚴重，需要立即接受復甦術及醫療照顧，我們還是可以向母親保證她們仍然能夠與孩子建立良好的關係。對於遭到社會剝奪或是遭受機構化的孩童所做的一些研究指出，即使到了孩童時期中期，這些孩子還是有能力發展出穩定的依附關係(Hodges and Tizard 1989)。敏感期這個論點或許是真的，但它似乎要比 Kennel 等人所提出的要長得多了。事實上，立即產生連結這個概念可能會在沒有馬上感覺到自己立即湧現出母愛的母親身上，引發罪惡感，也可能會在與嬰兒關係自然就發展得較緩慢的母親身上強加操之過急的壓力。

依附行為

　　嬰兒發展成可以給予提示去引來成人的注意以及照顧，這似乎是理所當然的事。嬰兒的臉部會有一些特徵，像是一對張得大大的眼睛，寬寬的臉頰與短短的臉蛋，在成人看來都是很吸引人的(Alley 1981)。卡通與電影製作人向來充分地開發出這些提示，

像是小鹿班比(Barnbi)與外星人(ET)。依附關係是以互惠的互動作
爲基礎。母親與嬰兒會影響彼此的反應。針對母親與其嬰兒之間
的互動所作的詳細觀察中發現嬰兒的行爲像是轉頭、看、笑或是
手臂運動，與母親口語的反應之間具有同時性。當中顯然有著輪
流式的互動(turn-taking)，教導嬰兒學會基本的行爲模式，並且在
後來能成爲輪流對話。這是非綜細微難辨的社交技巧，但對於後
來是否能成功地建立並維持社會關係卻是極爲重要的。在六個月
之後互動會發展出複雜性，在「拍拍餅」（配合 pat-a-cake 這首童
謠，兒童以黏土做甜餅，或拍腿拍手的遊戲）或是「躲貓貓」這
樣的遊戲中可以看得到。照顧者需要小心注意觀察互動，才不會
提供嬰兒過多的刺激。許多成人在與嬰兒互動時會自動地使用緩
慢且簡化的語言，稱作「媽媽話」(motherese)。這似乎可以合理
的認定母親或主要照顧者在情緒上是完全投入孩子的幸福與健
全狀態中，並且比起其他並未感到這種投入感的人更能與孩子發
展出相互回饋的互動關係。依附行爲對於互動中的雙方而言是一
樣重要的。孩子這方面過度的哭泣或是不能反應，或許與照顧者
那方面缺乏投入與注意力一樣，對於這份關係的發展都會造成破
裂。

主要依附對象

Bowlby 強調主要依附對象的重要性。他認爲主要依附對象通
常是親生母親，但他也認爲可以是代理照顧者。後來的研究也顯
示，孩子會對某個人形成特別強烈的依附關係，但並不一定是母
親，而且孩子也會建立多重的依附關係。父親、手足以及「重要

他人」也可以成爲依附對象，完全依孩子所處的社會環境而定
(Schaffer and Emerson 1964)。子也會對寵物與無生命的物體像是
泰迪熊及毛毯建立依附關係。估計大學有 50%兩歲到三歲的孩子
會對柔軟的玩具或毛毯形成依附關係(Passman and Halonen
1979)。當孩子處於陌生或令人害怕的情境中，會利用這些物品作
爲一種讓自己安心的東西。在照護孩童的工作中，建議孩童帶一
隻泰迪熊或其他自己喜歡的柔軟玩具一起進病房或診所，這是非
常有幫助的。總而言之，無論孩子是否擁有較喜歡的依附關係，
對他們而言擁有一群依附對象似乎是有保護作用的，因爲這確保
了孩子可以接受到他們所認識與信賴的其他人或事物的安慰。

親職的態度

　　親職的態度隨著時代的歷史與文化脈絡而有所不同。例如在
英國本世紀大部分時期，對孩子施予體罰不論在社會上或是道德
上都是被接受的。這樣的現象在「省了棍子、就壞了孩子」(Spare
the rod, and spoil the child.)這類的諺言當中可見一般。然而過去的
十年，體罰不再爲學校所接受，也同時被許多人認爲不適合作爲
家中懲罰的形式。這個影響是來自於許多不同的起源，像是人權
組織，人本心理學家以及如 B.F. Skinner 這些行爲學家。世界各
地在照顧孩子的實際狀況上有著其他主要的差異點。例如，第三
世界國家就比西方國家在照顧孩子時會出現更多的身體接觸，因
爲第三世界國家的母親傾向於到任何地方都帶著孩子。是否用母
乳餵食會比用牛奶餵食能給予任何長期心理上的優點（相對於生
理學上的優點）？在公共類型的照顧下成長的孩子，例如在延伸

家庭，合作農場或托兒所中養大的孩子，相較於在核心或單親家
庭的親密環境中成長的孩子，之間是否有任何的不同？在撫育孩
子的型態上重大差異的存在，或許正好說明了人類嬰兒是多麼具
有彈性及適應能力；然而有趣的是，人們也該好好思索親職的這
些變數究竟如何可能影響了孩子與成人的發展。

練習題

選一本給母親看的提供關於照顧嬰兒建議的書看一看。
書中如何描述「最佳」照顧類型？例如，書上是建議依
需要餵食還是依時間表餵食？用母乳餵食還是用牛奶餵
食？對於「調皮」行為的控制或懲罰書上有何建議？是
否有一些建議是相矛盾的？當代的價值觀與道德觀書上
是如何說明的？如果可以，試著找本世紀早期的育兒
書，並比較書中提供的建議。有沒有可能去證實哪些建
議是對的或是錯的？

依附關係的測量

　　測量依附關係最普遍的實驗方法就是「陌生情境法」
(Ainsworth et al.1978)。這個實驗程序（參見表 7.1）的目標是爲
了辨認出孩童所表現出來的依附類型。實驗的過程會引發分離焦
慮的反應，然後再針對分離事件前後母親與孩子的互動進行詳細
的觀察。一開始觀察的對象是美國中產階級的母親及其十四個月

大的孩子。以下是實驗所發現依附關係的各種類型：

1. 安全型依附(secure attachment)（大約佔66%）：這些孩子在母親在場時會開心地探索週遭環境。他們或許會因母親的離開而哭泣，但母親回來時就會立即尋求與母親的接觸，並且會馬上減少哭泣。

2. 逃避型依附(avoidant attachment)（大約佔20%）：這些孩子在於母親分離時不會表現出憂傷。當母親回來時，他們也不會衝向前與母親打招呼，而是逃避接觸，但是他們不會抗拒身上的接觸。

3. 抗拒型依附(resistant attachment)（大約佔10~12%）：這些孩子的反應被認為是矛盾的。在分離前他們會緊緊挨著母親，而在母親離開房間候顯得非常憂傷。但是，當母親回來時他們又顯得非常生氣，對母親又打又推，即使在身體上給予安慰他們還是繼續哭泣。

4. 解組型依附(disorganized/disoriented attachment)（大約佔5%）：最後這個分類是由 Main 與 Soloman(1986)所提出的。這些孩子顯得非常混淆，並且表現出矛盾的反應，像是接近母親卻沒有任何高興的跡象。

表 7.1　測量依附的安全程度(引自 Ainsworth *et al.* 1978)

在場的人	持續時間	事件
1. 母親+嬰兒	30 秒	實驗者在房間裡
2. 母親+嬰兒	3 分鐘	母親與嬰兒玩遊戲
3. 母親+嬰兒	3 分鐘	陌生人進入房間
4. 母親+嬰兒+陌生人	3 分鐘	母親離開房間
5. 母親+嬰兒	3 分鐘	母親回到房間

6. 嬰兒獨處	3 分鐘	母親離開房間
7. 陌生人＋嬰兒	3 分鐘	陌生人進入房間
8. 母親＋嬰兒	3 分鐘	母親回到房間

　　「陌生情境法」廣泛地使用於測量孩子表現出的依附關係類型。然而，必須謹慎注意到我們是否假設了只有安全型依附才是「正常」的。事實上什麼樣的關係與反應可以被視爲正常，還有著相當大的變異性。例如，德國與日本所做的觀察就指出他們的結果與美國的型態十分不同。這就可能意謂著父母親會依個別差異以及每個文化中所認爲的「正常」而對孩子做出不同的要求。

　　依附理論要強調的是剝奪母愛以及對孩子機構化的照顧所產生的不良影響。其中最有害的就是多重照顧者，這些照顧者是無法投入與孩子長期情緒上相互回饋的關係，會讓這樣的孩子失去了發展或經驗安全型依附關係的機會。證據顯示，不安全型依附的孩子無法有良好的學業表現，並且與其他孩子建立關係也會出現困難。對於成人後心理健康長期的影響結果，支持的證據還非常地少，主要是因爲早期關係的本質不容易以回溯的方法加以證實，同時縱向研究也因爲花費甚鉅且難以從事而爲數甚少。雖然具有心理問題的成人，早期關係已受到破壞，但他們還是可能會經歷到逆境，如貧窮居住問題以及無法接受教育(Rutter 1981)。另外，依附類型的差異或許也可以由孩子的氣質加以說明。如此說來，執拗又神經質的孩子對於親職撫育的行爲就可能比起隨和、容易滿足且快樂的孩子較沒有反應，也因此接著對照顧就較缺乏回饋或造成更多的挑戰。我們很難根據目前的研究證據就做出結論，認爲不安全型依附會導致成人時期的心理疾病。但無法建立依附關係的確是自閉的重要特質。父母親常表示他們的孩子

無法有眼神的接觸或是對親密的身體接觸或愛有所回應。自閉可能是由於基因的缺陷所導致,且自閉的孩子時常伴隨有學習障礙。

依附理論對於生病童的照顧上影響深遠。孩童住院時不再被例行地與父母分開。理想上,孩童應被置於特別適合滿足孩童身體、情緒及智力需求的醫院中,由經過特別訓練的工作人員加以照顧(Price 1994)。另一方面也持續在努力嘗試提供孩童不需分離的照顧,例如託兒手術以及任用特別訓練的社區小兒科護理人員提供居家照護。然而還是有許多的孩童,特別是患有慢性疾病的那群,需要不斷地住院或是需要接受定期的醫療監督(Eiser 1993)。這些狀況下,就會鼓勵母親持續陪在孩子身旁以提供照顧及情緒支持。然而值得注意的是,對於身體健康良好、待在家裡由父親或親友照顧的手足而言,也可能造成他們感覺受到剝奪。這使得家人產生了選擇上的困難,特別是住家距離病童接受治療的單位不近的時候。

生活轉變

在人的一生正常發展當中,會需要離開某些社會關係而建立一些新的關係。孩子離開父母去上學,並且與老師及同儕發展新的關係。後來在青少年時期與成人早期會是一段重要時期的轉變,那時人們會建立自己的認同,並與同儕發展出新型態的關係。也就是在這個階段中會發生親密的性關係(不論是異性戀或同性戀)。Erikson(1963)提出心理社會發展的八階段模型(參見表7.2),他的觀念是來自精神分析理論。他強調,在發展的每個階

段都有特殊的主題必須面對（稱作危機），才能成功地發展下去。
例如在第一年，嬰兒必須與另一個人建立信任關係，通常是與母
親；如果這樣的關係建立了，才會被認為是成功的結果。這與
Bowlby 所提出的依附過程相當類似。

表 7.2　Erikson 的心理社會發展八階段(引自 Erikson 1963)

階段	社會心理危機	重要社會關係	理想結果
1. 一歲	信任與不信任	母親或代理母親	信任與樂觀
2. 兩歲	自主與懷疑	父母	自我控制感與勝任
3. 三到五歲	主動與罪惡感	其本家庭成員	目標與方向
4. 六歲到青春期	勤勉與自卑	鄰居、學校	智力、社交能力與體能
5. 青少年期	認同與混淆	同儕團體與外團體，領導模式	對自己作為一個獨特個人統整的形象
6. 成年早期	親密與疏離	友誼伙伴；性、競爭、合作	建立親密且持久關係的能力；投身職志
7. 成年中期	生產與自我沈溺	勞力分配與家事分擔	對家庭、社會與下一代的關懷
8. 老年期	統整與絕望	「人類」、「我的族群」	對人生的實現感與滿足感

【特殊主題】

青少女母職

國民健康報告書(DoH 1992a)強調，二十歲以下的年輕女
性成為母親的趨勢與日俱增，因此降低這個年齡懷孕的

比率就成了公共衛生的目標。我們已經知道,非常年輕的女性生孩子,對母親而言產科方面的風險會增加,並且嬰兒體重不足的發生率也較高。青少女成為母親也會與經濟社會問題有關。比起年齡較大的為人母親者,青少女撫育的技巧較差,例如對嬰兒的需求限制較多,同時也較不敏銳。以發展的觀點來看,青少年時期與親職兩者,都關乎重大的轉變。在英國,青少年時期的發展任務包括建立認同、獲得教育與/或工作,並且通常會離開家庭搬出去。根據 Erikson 的看法,成年早期的發展任務包括建立穩定的親密關係,撫育下一代,以及建立一生的職業。當這些任務全部一起降臨在年輕母親身上,她們要如何因應這個挑戰呢?兩難問題可能就出現了,例如她們究竟該完成教育、繼續住在原生家庭裡?還是該搬進自己建立的家,以尋求自己的獨立性呢?

Spieker 與 Bensley(1994)在美國所做的一份護理研究中,針對一百九十七對母嬰進行評估,指出了青少年的母親所提供的社會支持以及他們對生活的安排,究竟對嬰兒所表現出來的依附類型有何種程度的影響。正如上一章所述,社會支持能協助修正壓力所產生的影響。這份研究的結果顯示,如果嬰兒的母親與伴侶同住,並且能從他們自己的母親那裡獲得高程度的社會支持,嬰兒就比較可能安全地依附。如果青少年父母的母親並未提供社會支持,那麼嬰兒在母親獨立居住的情況下,似乎也比母親與伴侶同住的情況下發展得要來得好。這是一份相當複雜的研究,卻也指出了雖然對初為人母的青少年而言,繼續住在家中的好處是可以獲得許多育嬰經驗上的協助,但是對新生兒卻有著許多的壞

處。住在家裡的情況下，年輕的母親很可能無法在自己母親的面前，對自己的孩子表現出撫育的行為。在這樣的情境中，嬰兒可能會搞不清楚究竟母親與外婆誰才是主要依附對象。當然，對一個青少年而言，情緒上或許需要具備格外的成熟度，才能與伴侶成功地建立一個家庭，同時在照顧嬰兒的需求上還能維持來自自己母親的善意。由於這是一份相關性的研究，我們也無法從中找出因果關係。

　　青少女母職對於健康服務與社會服務工作帶來了挑戰。發展的觀點顯示出三代間的需求可能如何產生衝突：外婆、青少女母親與其伴侶，以及孩子。較不那麼悲觀的是，還是有許多年輕人對於為人父母角色的要求適應得很好，也不能就認定所有的青少年都是在未經計劃或是不被期望的情況下懷孕的。

　　中年生活對許多成年人代表了一個困難的轉變，那是一個孩子已長大並正想著獲得獨立性或離家的時期。女人必須退出母親與照顧者的角色，去找到其他的管道以自我實現。為人父母的本來就沒有在彼此身上保留多少相處時間，現在會突然發現自己花了較多的時間相互陪伴。男人與女人都必須面對的事實，是自己可能再也無法實現一生的抱負，並且許多人還會面臨提早退休而不再有什麼好期待的了。退休對於夫妻雙方都是一個重大的轉變。如果太太一直都是待在家中，她可能會發現先生長時間一直待在家中是一種不受歡迎的入侵。不論男女，退休的人如果沒有其他的活動讓自己保持參與感或振作起來，也可能會覺得自己很無聊厭煩，並苦於失去自尊，處於憂鬱狀態。

　　到了晚年，Erikson 提出人會到達自我實現感或是絕望感。他的模型用來了解老年人這個向來在心理學中大受忽略的族群之

經驗與需求，顯得特別地有用。例如，它激發了人們對於在機構中接受照護的老年人，進行懷舊與生命回顧治療的興趣。Haight(1988)發展了一套為數六次，每次一小時的生命回顧療程，讓專業人員與一般照顧者能用來協助老年人達成心理上的健全幸福感。老年人被鼓勵在這些療程中重新細數從孩提時代到成年時期的重要事件，並且以正向的眼光去回顧這些事件。這些療程能幫助老年人確認自己過去經驗的價值，分享過去成就的驕傲，並且肯定自己的個體性。

練習題

找一些老年人談談他們對自己人生的感受。你會如何以 Erikson 理論的角度去描述他們的心理社會發展呢？你認為他們是否已成功地轉型進入老年期？或者，是否有些你認為阻礙了他們成功適應的因素存在呢？你覺得 Erikson 的模型用來了解這些議題有用嗎？你能否找出其他理論（例如參見第六章）有助於說明當代老年人所具有的任何問題呢？

　　Erikson 的模型被批評為相當模糊不明確之處，在於很難去衡量出心理社會發展得充分適當。例如，我們要如何知道嬰兒是否已建立了「信任感」呢？儘管如此，這個模型對於健康專業人員仍然十分有用，因為他不但提醒了我們在個體的人生中要統整心理與社會的元素，還提醒了我們發展是一生的過程。

失落、悲傷與哀悼

　　終其一生，我們都會經驗到許多的失落。我們必須接受這些失落，並將之融入我們連續不斷的人生之中，否則我們的心理健康會受到損害。經歷失落是人生不可避免的一部份。當我們選擇職業、關係、住所與生活方式，每個選擇時常是不能相互比較的。因此，選擇了其中一項就等於失落了另一項。像是結婚或是工作上的晉升這類的轉變，也同時帶來了收獲與失落。有些失落並非屬於真實的東西或事件，而是潛在的事件、角色或是關係；也因此，失落的可能是某些你不曾擁有過的東西。許多不能生育的夫妻都經歷到這類型的失落，因為他們為人父母的角色不可能實現，其他像是失業、無家可歸，或是失去身體的部分或功能這類的失落就更顯而易見了。最後，我們大多數人都會經歷我們所愛之人的死亡，並且我們所有人也都要面對自身死亡的結局。有人提出，有些健康專業人員之所以選擇受苦或生病的人為工作對象的理由之一，是因為他們自己的死亡，而這或許正是為何他們似乎經驗到死亡焦慮程度特別高的原因。你不妨想想這項聲明之下的假設究竟從何而來。

　　以下的段落將針對一些解釋人們失落經驗的理論作出說明與考量，也會思索這些理論對健康照護的實務工作有何意涵。首先我們必須對基本的用語加以定義。**喪親之痛(bereavement)**指的是以所愛對象的失落為主的一種過程。這個對象通常是人，但也可能是寵物、一份工作、一種生活方式、信仰系統，或者是實際上對我們具有個人意義的任何事物。**悲傷(grief)**是與這一類失落有關的反應。

　　悲傷有許多構成要素，最好是將它當作是對失落的整體反應。悲傷是一個正常的過程；它既不是一種狀態，甚至也不可能是一連續的階段。它是充滿痛苦的，幾乎會影響個人的所有面向。悲傷的情緒症狀包括有憂鬱、焦慮、內疚、憤怒、寂寞與喪失生活的愉悅。行為上的改變則包括坐立難安、疲倦與哭泣。心理上與悲傷有關的改變可能有低自尊、無助、絕望，或者感到不真實或否認。個人的心中或許會牽掛著去世的人而經驗到對他的懷念、矛盾、理想化或模仿。這並不容易清楚地想到或是注意到。悲傷對身體功能也可能造成影響，包括沒有食慾、失眠或昏昏沈沈。人們將悲傷形容成身體上感到痛苦，於是他們就必須加以確認自己沒有生病。此外，人們也會藉著增加使用改變情緒的物質，像是酒精、香菸或藥物，來面對悲傷。這些物質不但阻礙了成功的適應，也會增加健康上的風險。我們已經知道，在太太過世的剛開始幾年，先生也死亡的危險性會提升。在經歷喪親之痛後，人們似乎更容易受到感染，遭遇某些疾病、意外以及自殺。這種病態與死亡率的增加，被認為是免疫學上的衰弱所造成的。健康專業人員必須知道，經歷喪親之痛的人本質上是很脆弱的。鼓勵他們分享他們的感受，並且讓他們知道這些都是經歷傷痛正常的部份，這是有幫助的。我們或許無法移除他們的痛苦，但我們可以提供他們支持與了解。

　　哀悼(mourning)是悲傷在行為上與情緒上的表現，這部份強烈地受到文化標準的影響。例如，死亡之後所舉行的儀式，像是準備埋葬遺體、喪禮的形式與追悼者所穿衣著的形式，都是完全依一個人所處的文化而定。在美國，使用開放式的棺木是普通的事；但在英國，這就很不尋常。在愛爾蘭當地，社區型態小而親密，喪禮時常會舉行公開儀式或大家一起守靈；而在英國，小家

庭聚會是較常見的，亡者僅僅在家庭傳統與活動的情境中受到懷念。或許採取最被接受的儀式會是比較有幫助的，因爲這些儀式讓人們在難以做出已知的決定時，知道要如何行動並且知道如何對彼此做出反應。一場正式隆重的喪禮這樣的儀式，對於情感的公開表達是包容並且允許的。

　　這類的儀式明顯地指出個體地位的改變，像是妻子變成了寡婦；也提供了表露情緒支持的機會，讓悲傷中的人可以獲得他人的安慰。在病人過世後，護理人員應著手進行儀式化的照護，讓遺體依照上一世紀以來改變甚少的禮俗準備下葬(Wolf 1986)。許多護理人員認爲，這最後的照護行動對於向他們照顧過的個人表達敬意，並且爲自己提供照護工作的完成感而言，是極具重要意義的。

練習題

　　說說在你成長的社區或文化中關於哀悼的實際情形，並思考下列問題。人們穿什麼？是否被允許或是被期待公開哭泣？在情緒表達許可上是否存在著性別差異？宗教信仰又如何影響了實際哀悼的狀況？人們會哀悼多久？試著將你的敘述與一位來自另一國家、種族或信仰的同事比較看看。

失落理論

　　許多**失落(loss)**的理論如依附關係，都是來自於精神分析的觀點，僅僅只是因為這個領域重要的理論家都出身於這個傳統。這些理論的中心概念是「自我防衛」(ego defense)，意指某些發生於人們身上的事物可能太具威脅性以致意識部分的心智—自我—不能加以因應。Freud 提出防衛機制的論點，是一種潛意識因應的方法，像是否認。一般認為，我們都會潛意識地使用這些防衛機制。此外，防衛機制還有助於我們在壓力很大的情境中仍能繼續發揮功能，然後我們可以再去「修通」(work through)（意識中的過程）這些威脅性的感受。Freud 認為我們要想從失落中復原，就需要用意識的方式去面對我們的害怕與感受，他稱之為「悲傷工作」(grief work)。他認為如果不能做到這一點，就可能造成長期的或病態的悲傷。

　　依附理論(attachment theory)將悲傷這個概念看作是分離焦慮(Bowlby 1980)。因此在 Robertson 所提出經歷失落會出現抗議、絕望與隔離的說法中，我們也能看見相同的型態。這些反應似乎是由依附對象的失落所引發的。依附關係越是親密而濃烈，產生的反應就越是激烈而長久。這個理論指出，我們失去配偶的痛苦，會遠過於失去一個遠房表親戚所經驗到的。有趣的是，婚姻生活幸福而滿足的人對於鰥寡生活的調適，會比婚姻關係不幸福或不滿足的人要容易得多。你能否對此提出一個解釋呢？

　　Kubler-Ross(1969)根據她臨床上與臨終病人的工作經驗，提出了**失落階段模型(stage model of loss)**，說明了病人被下了如癌症這類威脅生命的診斷時，在心理上能夠調適過來之前，似乎都會

經歷五個階段：

1. **否認(denial)**：根據 Kubler-Ross(1969: 34)的觀察，一開始
病人對於末期預後(terminal prognosis)典型的反應是「不！
不會是我！這不是真的！」病人會拒絕情況的真實性，並
且為自己的症狀找到比較讓人安心的解釋。

2. **憤怒(anger)**：過了一段時間，病人會了解到診斷是真的，
接著就會經歷「憤怒、發狂與怨恨」等反應。病人在這個
階段可能會對護理與醫療照護工作變得非常挑剔多所批
評。

3. **討價還價(bargaining)**：病人開始會為了多要些時間，抒解
疼痛或免於受苦而企圖與照顧者、老天爺或其他對象進行
交涉。這些企圖幾乎都是不合理的，只不過為了改變事件
過程的一種不顧一切的渴望。在這個階段，病人可能會到
不同的中心尋求各種治療。

4. **憂鬱(depression)**：隨著病程的發展，失落所帶來的衝擊就
反映在憂鬱的表現上。在整個疾病中可能會存在著多重的
失落，以喉癌為例，一開始的手術可能會切除聲帶或是造
成它的改變，這也表示可能會失去工作或是社會接觸的改
變。病人身體越來越虛弱也會造成其個人為人父母或配偶
主動積極的能力有所變化。因此，讓個體處於悲傷的，可
能是已經發生的真實失落，也可能是個人預期未來會發生
的失落。憂鬱普遍的一種面向，就是退出與家人及朋友的
接觸。

5. **接受(acceptance)**：如果病程到了臨終前還有足夠的時間，
病人可能會到達對自己的命運有十分平靜的了解。對有些
人而言，這樣的境界存在於信仰系統內，例如宗教，它提

供人們對自己生命的解釋，並提供了對未來的希望。

這個模型廣受護理人員及其他照護專業人員的歡迎。然而，雖然 Kubler-Ross 的階段理論，提供了一個了解失落調適的參考架構，但是沒有證據顯示人們一定經歷了所有的階段，也無法證明一定不是以這樣的次序經歷這些階段。失落的反應是相當多變的，個體時常會經歷相當程度的矛盾與情緒擺盪，以階段的角度為臨終者劃分類別是毫無幫助的。另一種角度是將臨終的過程當作是為我們呈現挑戰的另一段生活轉變。我們因應這些挑戰的方法會受到許多因素的影響，包括病前人格，我們所擁有的社會關係與社會支持，我們疾病與症狀的本質，以及我們接受到的照護品質。

或許對我們大多數人而言會經歷到的失落中，感受最強烈的是關於所愛對象的死亡。Parkes(1986)發展出一套發生於喪親之後的失落模型。他認為，所有意義重大的失落對於個人視為理所當然的世界都會造成重大與急劇的改變，變得具威脅性而令人害怕。他提出了下列的過程：

1.麻木與懷疑。

2.開始的警戒反應，經驗到焦慮、坐立難安與恐懼。

3.尋尋覓覓（類似 Bowlby 所提出懷念與抗議的觀念）。

4.懸念(pining)，Parkes(1986: 61)描述為「對亡者的一種持久而強迫的想望，完全受到只會帶來痛苦的想法所佔據的狀態」。他認為懸念是尋尋覓覓過程在情緒上的表現。

5.繼續維持與亡者互動，像是感覺他們仍然活著，並對他們說話，來緩和與避免悲傷所帶來的痛苦。

6.憤怒與內疚。

　　7.憂鬱與退縮。

　　8.對自我的失落感。

　　9.對亡者的認同。

　　10.悲傷的消散。

　　與 Kubler-Ross 的模型一樣的是，這個模型也簡單地認爲所有人都會依序地經歷這些反應。一般而言悲傷的經驗是急劇痛苦的突發事件，而不是持續的狀態。可能在於像是亡者的生日與忌日，或是其他如聖誕節這樣的特殊情況時，悲傷會令人特別感到劇烈。悲傷也可以由於與亡者有關的小事物而引發。過去曾經認爲人們過了幾星期或是幾個月後就能從喪親之痛中復原；現在則了解到，即使隨著時間過去，痛苦的程度減輕了，也得經歷很長時間的過程才能平復，通常會持續數年，而不是幾個月。認爲人們從喪親之痛中「復原」(recovering)回來或許是錯誤的觀念，因爲這似乎表示他們生病了，並且只要他們「復原了」(recovered)，就會恢復到像以前一樣的正常生活。首先，悲傷不是病而是一個正常的過程。第二，失落經驗會改變我們及我們的世界。我們再也不會與過去完全一樣，但這並不表示我們就不能再建立新關係或是享受人生。因此未來還是充滿希望；與喪親者分享這樣的想法而不去否認失落所造成的衝擊，或許會帶來安撫的效果。人們常常經歷複雜或是很長期的悲傷反應，需要專業的介入，但大多數人表現得很有彈性並運用自己的資源去因應失落經驗。

　　近來 Stroebe(1994)提出了失落「階段」模型外的另一種選擇。她的「擺盪」模型認爲，我們可以預見喪親者會面臨的是來回擺盪於失落向度(loss orientation)與未來向度(future orientation)之間。在任何時候都會發生這樣的擺盪。在失落向度上，個人會表

現出悲傷的行為，像是哭泣與想念過世的人；在此時人們或許很難將心思放在日常活動上，像是做飯或是回到工作崗位上。而在未來向度上時，個人就會將心思集中於日常的工作，例如照顧孩子與處理家庭經濟問題。可以預期的是，在剛遭遇喪親之痛後的時期，個人花在失落向度上的時間會多於花在未來向度上的時間，然後隨著時間慢慢過去，狀況就會相反過來。然而，即使在多年後，一些事件或記憶仍會使人們來回擺盪於這兩個向度之間。Stroebe 主張病態的喪親之痛可能起因於個人「卡在」這兩個向度中的其中一個向度上了。

【焦點研究】

寵物的失落

許多人對他們的寵物有著相當親密的關係與依附，特別是老年人。Archer 與 Winchester(1994)在英國對八十八個人進行一項調查，以了解他們對於自己的寵物狗或寵物貓死亡的感覺如何。他們想知道相較於對人類的喪親之痛，人們對於失去寵物究竟感到何種程度的痛苦。他們發現，雖然在許多的案例中情緒上的痛苦是比較少的，但是人們也有著類似於失去親人型態的悲傷。超過一半以上的受訪者表示，在他們的寵物死亡後感到麻木與／或懷疑，並且發現自己完全被思念寵物的念頭所佔據。

因應失落的假設所受到的評價

Wortman 與 Silver(1989)主張，有些關於失落的**因應(coping)**
背後的假設幾乎沒有證據作爲支持：

1. **痛苦或憂鬱是無可避免的。** 一般而言，都會假設每個經歷
   失落的人一定都會感到痛苦。然而，在一些針對喪親者所
   做的研究中顯示，並非每個人都會變得憂鬱。

2. **痛苦是必須的。** 根據精神分析觀點的失落理論，如前文所
   述，在所有事情開始好轉之前，人們都必須去面對他們失
   落的現實。事實上，如果人們沒有表現出痛苦，就會被指
   稱爲病態。Kubler-Ross 認爲在接受之前會有憂鬱的產生；
   然而，Vachon 等人(1982)對寡婦所做的研究指出，在失落
   事件發生後的初期表現出憂鬱的人，往往也是最有可能在
   事件發生的兩年後仍然處於憂鬱狀態的人。

3. **「修通」失落感的重要性。** 我們都假設悲傷需要經過認知
   與情緒上的處理過程才能得以消散，而這正是心理治療或
   是喪親輔導(bereavement counselling)這類型介入的目標。
   然而研究結果也顯示，表露出懷念或懸念程度高的人，儘
   管已做了介入，長期而言還是傾向於產生較糟的結果。

4. **復原的期待。** 所有的失落模型都假設，痛苦悲傷最後都將
   會恢復到正常的心理狀態，即使所需經歷的時間普遍都沒
   有明確地被指出。Wortman 與 Silver(1989)認爲，對少數個
   體而言，在悲傷並非不正常的狀況下，仍可能持續長達數
   年。然而幾乎沒有任何研究對人們進行長達數年的追蹤，
   因此我們也很難知道「正常」的痛苦悲傷究竟會維持多長

一段時間。

5.**達到消散的狀態**。一般都會普遍地假設人們最後一定會到達可以平靜地想到或談論到失落經驗，而能不再感到過度痛苦的時候。個人總將會對死亡產生了解並找到理由（未必是醫學上的觀點）。健康專業人員能用以幫助喪親者的其中一種方法，就是協助他們找到意義與目的去解釋親人為何會去世的理由。通常，意外的死亡是更難以接受的，像是流產、死胎或嬰兒猝死，或是如溺斃在海上這類找不到遺體的狀況。暴斃（如交通意外事故）與夭折（如發生於孩童或年輕人身上）對於喪親者而言似乎也是非常難以承受的。

　在現代許多家庭，家人都分散在各地，因此彼此相互見面的機會就很少，在這種情況下，經歷悲傷的過程就可能不是順著「正常」的型態發展。有一個每年大約只見到家人四次的朋友表示，她一直沒有真正深刻地了解到失去了母親，直到喪禮後的四個月她錯過了一次會面；從那時起，她的悲傷變得強烈多了，因為身邊沒有人認識她的母親，也沒有人可以跟她一同分享關於母親的種種回憶。要能接受，需要花上好多年的時間，並且還會不斷地有突發的事件，令她想起母親臨終時她並沒有陪在身邊，而造成情緒上強烈的痛苦與內疚。

練習題

（如果你最近經歷了喪親之痛，或許你可能不會想要做這個練習）
想一個你過去曾經歷過的失落經驗（如失去寵物、祖父

母、病人等等），並寫下你的反應。試著回想自己是如何
知覺到死亡。你當時做了什麼？感受如何？三個月、六
個月、一年與兩年後，你的反應分別為何？對每一個時
期自己的感覺，你能記得多清楚？這個失落經驗如何地
干擾了你的生活？你可以找個朋友或同事比較一下這些
經驗，這將會幫助你洞察到個別的悲傷反應究竟多麼地
不同。

預期性悲傷

　　有一位年輕婦女在她父親過世後的某個時間，回到了父親過
世的病房對護理人員們表達謝意。她解釋到，儘管當她被通知父
親的狀況已經到了末期並且接著就要死亡時，所經歷到的憂傷與
痛苦，她還是對於父親即將死亡的宣告到父親過世這段時間心懷
感激。當中最重要的是，這讓她有時間與父親解決衝突，表達她
的愛並向父親道別。(Evan 1994: 160)

　　這個故事說明了在死亡真正發生之前，我們能幫助人們為喪
親之痛的階段做好準備，並且開始去哀悼他們的失落。大部分提
供給臨終病人家屬的照護工作，都是基於「悲傷工作」可以在死
亡之前就開始的假設之上。對家屬而言，勇敢地面對這隨時都可
能就發生的失落，被認為是有幫助的，於是接下來經驗到的悲傷
才能幫助他們免於後續不正常的喪親之痛。然而，關於預期性悲
傷的研究證據卻是相當令人混淆的。Evan(1994)建議，在疾病末
期的階段，我們應該要覺察到病人及其照顧者所遭遇到的多重失

落，而不是把焦點放在死亡這件事上。

阿茲海默症(Alzheimer's disease)正說明了配偶所必須面對的一連串拖延甚長的失落。例如，一個妻子會在其伴侶身上失去與她結婚的那個人、朋友、社交伙伴、情人；失去經濟支柱；失去開車接送的司機；失去與她拌嘴的對象等等。這些失落可能會逐漸地一一出現長達數年，每一個失落都被哀悼著並需要調適。然而預期性悲傷的時期，如果過度地延伸或許就沒有幫助了，因為「悲傷工作」牽涉到收回對所愛對象的情感投注；這樣的一個過程可能就不適用於慢性病人的照顧者，因為他們所愛的人還需要受到照顧。再者，收回對所愛對象的情感投注可能會引發照顧者內疚的感覺。

練習題

找一個你認識的人，有過照顧罹患慢性病的親人或朋友的經驗，與他談一談（請事先徵求他們的同意，只有在他們願意的情況下才能進行下去）。你得確定過程不會被干擾打斷（如果對方允許的話就將過程錄音下來）。試著找出他們生活中的轉變，以及他們曾經歷過的失落與收穫。詢問他們對未來的想法如何。你必須對他們的感受保持敏感。記住，傾聽(listening)是技巧，不要試著打斷或是提供建議。如果你訪談的對象開始哭泣，你可以把自己的手放在他們的手上或是肩膀上。當他們不再哭泣時，詢問他們是不是不想再繼續下去。假設訪談能自然地結束，你訪談的對象在最後看起來如何呢？

這類型的練習題對健康照護專業人員是有幫助的，因為它鼓

勵專業人員去傾聽,而不是去感覺自己應該提供建議。這樣的練習題強調了非指導性諮商最重要的用途之一。像這類型的傾聽給了個人機會能夠去記住自己以前的樣子,並回想快樂與悲傷的事件或情境。他們時常會在說到過去快樂的情境時露出笑容,也會在記起悲傷的情境時流下眼淚。大部分的人都會願意在他們停止哭泣後繼續說完他們的故事,只要他們仍然被容許有這個機會說下去。在重述這些事件的過程中,他們可以在這些事件裡發現新的意義,而這些新的意義能提供他們安慰,並且對未來感到放心與希望。人們在這類型的情境中時,不會希望健康專業人員提供解決之道,而是希望獲得支持、同理與暢談的機會。如果訪談不是突然魯莽地結束的話,大部分人在訪談結束後似乎都會感到抒解而比較快樂。

為喪親者提供協助

對護理人員及其他專業照護者而言,為那些剛剛經歷所愛對象死亡的人提供協助,時常是一件困難的任務。試著去記住,這些人或許感覺非常震驚且麻木。缺乏情緒上的表現並不表示他們很好。由於要相信已經發生的事實時常是很困難的,特別是來得太意外時,因此對家屬有幫助的是讓他們看見過世的人;如果他們願意的話,也可以讓他們去碰碰過世的人。護理人員可以為遺體做好準備—除去靜脈注射與排膿管這些醫療設備,以及確定亡者身上穿好睡衣並且以乾淨的床單加以覆蓋。這樣的準備在對遺體嘗試復甦術失敗後特別重要。讓家屬最後留下令他們痛苦的記憶是毫無幫助的。許多人並未見到遺體,而對他們所愛的人最後

的樣子感到害怕。然而，想像有時會比真實的事來得更糟；所以，無論在醫療人員看來遺體已經如何地損傷或變形，如果讓一個母親有機會去抱抱她胎死腹中的嬰兒或是死去的孩子，她似乎都能調適得較好。護理人員可以在初期就陪在他們身邊提供協助。研究指出，加護病房中重症病人的家屬，時常在確認生物學上（或是腦幹）的死亡之前，對於他們所愛對象的死亡或迫近的死亡就已經心裡有數了，但他們還是會與醫療與護理工作人員串通好，假裝會康復來做為藉口(Sque and Payne 1994)。

　　當你提供訊息給剛剛經歷喪親的人時，例如告訴他們到哪裡登記死亡，要記得他們此時注意力與記憶力可能都不好。如果可以的話，就把訊息寫下來提供給他們。對家屬有幫助的是能擁有關於如何處理殯葬事宜、遺囑及其他安排的一些明白的指示。大多數的人會獲得家人與朋友的協助來面對喪親之痛的經歷，也有些人可能會求助於喪親支持服務，像是克魯斯(Cruse)（譯按：即Cruse Bereavement Care，英國的一個專門提供喪親服務的慈善團體）或是慈心之友(Compassionate Friends)（譯按：英國的一個全國性非營利性的自助支持團體，專門提供與孩童死亡有關的喪親服務）或是其他緩和照顧單位所提供的服務，在當中找到支持的力量。並非所有人都需要喪親支持，如果強迫人們接受喪親支持的話，事實上可能是毫無幫助的，因為這樣的舉動似乎意味著他們沒有能力因應(Payne and Relf 1994)。然而，例行地為家屬衡量其喪親之痛後續需求的追蹤調查，卻是很好的實際作法。如果我們對個案及其家屬採取整體的觀點(holistic view)，照護工作就不應該在個案死亡後就停止。

摘要

▶▶依附關係是因長期互動後所發生的互惠關係。

▶▶最初的依附關係發生於嬰兒期孩童與照顧者之間,特徵是相互的託付與強烈的情感。

▶▶分離會產生抗議、絕望與情緒隔離的反應。

▶▶依附關係對情緒、社會與認知方面的充分發展意義重大。

▶▶依附對象的失落會造成痛苦。

▶▶所有類型的失落都會帶來悲傷,但悲傷的強度乃視依附關係的程度而定。

▶▶喪親之痛是在依附對象的死亡或失落後會經驗到的過程。

延伸閱讀

Berk, L.E. (1991) *Child Development*, 2nd edn. Needhan Heights, MA: Allyn and Bacon. Chapter 10.

Haight, B.K. (1988) The therapeutic role of a structured life review process in homebound elderly subjects. *Journal of Gerontology: Psychological Sciences*, 43(2): 40–44.

Kennel, J.H., Voos, D.K. and Klaus, M.H. (1979) Parent–infant bonding. In J.D. Osofsky (ed.), *Handbook of Infant Development*. New York: John Wiley.

Littlewood, J. (1992) *Aspects of Grief*. London: Routledge.

Parry, G. (1990) *Coping with Crises*. Leicester: British Psychological Society; Routledge.

第八章

疼痛

慢性疼痛的評估與處理

藥物在慢性疼痛中所扮演的角色

醫院中的慢性疼痛病人

末期疾病的疼痛

控制其他令人不舒服的症狀

摘要

導論

我們將本章囊括進來的理由，是因為疼痛及其他方面的痛苦，是人類複雜的問題，這提供了我們機會可以將許多不同的心理學概念一起帶進來，也讓我們能夠檢驗看看，究竟心理學如何能為良好的護理照護工作提供有價值的貢獻。在此我們提供個案研究，並邀請讀者一同思考本書中所提到的所有心理學原理，如何能幫助我們了解與處理這些特定的議題。

幾乎沒有人能夠免於疼痛令人不愉快的身體感官經驗。伴隨著像是燒燙傷、割傷、扭傷或其他損害這類創傷而來的疼痛，是代表一種提醒我們離開有害的情境並採取行動處理或保護受傷部位的危險訊號。在那些缺乏疼痛感覺的少數情況下，個體時常死於重覆性或廣泛性的創傷，或是未經診斷疾病所造成的結果。

在思考疼痛心理學的過程中，本章將由孩童開始介紹並貫穿所有的年齡層，在當中會提到疼痛理論，一般的疼痛問題，疼痛的評估，以及疼痛管理的心理學方法。

孩童：感覺疼痛與學習表達疼痛

有些行為上對疼痛的反應，像是退縮、畏避或大哭大叫，似乎都是反射性的反應，即使初生兒也會有如此的表現。助產士向來利用跟腱痛刺激測驗(heel prick test)對苯酮尿症病人進行測試，這能使他們清楚地知道當疼痛的訊號順著慢的神經傳導系統

(slow pain fibre)向上到達大腦並引起痛苦的反應時,從手術切口到哭泣反應出現之間所經歷微小的延宕時間。曾經一度認為,早產兒並不具備足以傳導及記錄疼痛感的神經系統,現在這個說法已受到了許多的挑戰;許多研究者已提出胎兒在子宮內時期就能對疼痛的刺激表現神經興奮的反應。

現代的研究人員及臨床醫師對於接受加護照顧的早產兒所經驗到的疼痛會造成什麼長期的影響非常地關切。研究的結果大大地指出,早產兒在後來對於疼痛會更加地敏感並且較不能忍受。對此,可能性的解釋有許多,其中包括古典制約的恐懼反應,或是認為那些賦予疼痛負向意義的不愉快事件與疼痛本身產生了聯結。在成人身上實施的止痛術或局部麻醉等標準程序,臨床上幾乎不會用在小嬰兒身上,就算有也是很少數的案例。像是撫摸嬰兒,或是在手術後切口部位輕輕揉一揉,這類緩和的介入方式,能夠降低疼痛與自律警戒反應,並且提供安慰。

對疼痛的反應也牽涉到孩童時期所學習到的自發行為,其中有許多的行為是用來表達我們處於疼痛狀態的方式。操作制約與倣效就是可能在這時期發生的兩種方式。孩童就是在這時期學會如何以不同的方式因應較輕微的受傷及抱怨疼痛。

練習題

青少年男孩與女孩對於(1)起因於生理創傷的疼痛,以及(2)腹痛的反應方式可能受到不同的期待。想一想這些不同的反應方式,試著說明這些差異是如何產生的,並且對於成年生活處理疼痛的方式可能造成了什麼影響。

每個不同的家庭成員以不同的方式處理疼痛,因此個體就學

會以不同的方式因應疼痛，以及發出疼痛出現的訊號。舉例而言，如果孩子每次抱怨肚子痛就可以被容許留在家裡不去上學，那麼抱怨肚子痛就幾乎會成為逃避令人不悅的活動的一種有效的方式了。事實上許多小孩學會了抱怨頭痛或肚子痛，除了只知道這樣的抱怨會讓他們受到安慰與注意之外，根本不了解頭痛與肚子痛真正的意義究竟為何。這個例子強調出學習歷程在疼痛反應形塑過程中的重要性，也強調了評估孩子疼痛原因的一些困難之處。即使當孩子已經可以具備口語能力能說出疼痛，他們的自我陳述也是根據從我們身上所獲得的了解（參見第三章）。接受疼痛部位的表面意義並非明智的做法，而是要請孩子加以指明來作為檢查；同時，利用疼痛的外在表象，例如哭泣，來當作是小孩疼痛程度的正確指標也同樣不是明智的做法。

練習題

> 試想一個三歲大的住院病童處於嚴重疼痛狀態，卻為何不能表達出疼痛並且仍保持安靜與退縮的理由。你如何可能確認孩子是否具有疼痛？又如何確認疼痛的程度？

　　會不斷地利用疼痛及不舒服來當作逃避策略的孩童，可能無法學會適當地因應壓力事件，例如考試或是家庭紛爭；到了青少年時期，他們可能就真的會發展出與壓力有關的緊張頭痛或是腹痛，使得這些事件不斷循環而延續到成年期。

　　隨著孩童越來越大，他們會漸漸地學會控制自己的情緒與行為，於是對疼痛的反應就可能比較不再明顯地變化。然而，疼痛的忍受度以及表達方式，仍然存在著個別變化。健康專業人員或許會將這些變化解釋成人格上的差異；的確，以一貫的模式去對

於造成疼痛的情境與疼痛感受加以反應，也真的變成是個體心理偽裝與心理戲碼的一部份了。然而大部份的人還是能夠學會新的因應策略以處理所有造成疼痛的情境，並從這樣的學習中獲得益處。

疼痛是一種威脅

疼痛是伴隨著創傷或疾病歷程而來的一種令人不愉快的感受。然而讀過「疼痛的挑戰」(The Challenge of Pain, Melzack and Wall 1988)這本書的人或許會記得，在某些社會中還會舉行一些令人疼痛的接納儀式。在此，個體即使在皮膚受到深度穿刺的情況下，都不會表現出疼痛。這是否是因為透露出疼痛會遭人歧視呢？或者是因為疼痛所代表的是挑戰，而不是威脅呢？還是因為個體感覺非常地興奮以致於疼痛的感覺受到壓抑？

我們常引述 Beecher(1959)的觀察：當士兵受到了嚴重的傷害被帶離戰場時，他們似乎時常感覺沒有疼痛。他解釋，這是一種心理現象，可以歸因到他們因為知道自己即將到達安全的環境而感覺鬆了一口氣。然而這樣的說法易受挑戰。有許多的範例指出，許多的一般民眾在經歷過重大創傷而受傷的一段長時間之後，仍沒有感受到疼痛。近來一項比較好的解釋認為，想要獲得安全的需求發動了極度的興奮狀態，這種興奮狀態造成 β 腦啡(Beta-endorphin)的釋放，而壓抑了疼痛的訊號。疼痛的消失使得個體能夠尋求協助或是獲得安全。據報導，曾經有個人在耕作時發生意外後，拖著他受傷嚴重的手臂橫渡了數個田野去尋求協助。只有在獲得安全之後，興奮的程度才會平靜下來，然後才會

開始感到疼痛。這樣的解釋指出了，創傷後的止痛效應現象可能是由於生理上爲了存活的機制所造成，而不是一種心理歷程，但是兩者間明顯地是具有交互作用的，因爲心理上的評估會刺激生理上的興奮（參見第六章）。有趣的是，我們要注意到分心促進了疼痛得以控制的原因，也可能與 β 腦啡的釋放有關，而不只是與注意力的轉移有關。

疼痛對於身體通常是一種威脅的訊號，也因此或許被當作是種壓力源。因應疼痛是一個重要的議題，讀者或許可以回過頭去參考第六章，看看究竟如何將疼痛這個概念放進 Lazarus 與 Folkman(1984)所提出的壓力與因應模型中。這個模型有助於說明急性疼痛與焦慮兩者之間的關係，因爲急性疼痛是壓力出現的訊號，而焦慮則反映了促使因應行動出現的興奮狀態。個體對情境的評估，連同可用以因應疼痛事件的資源，不論是知覺到的與真實存在的個人或支持性的資源，都可能決定了他們的反應與結果。與控制觀的理論（參見第四章）一樣，個體可能會開始採取個人的行動去處理疼痛，或是尋求他人像是醫師的協助，或是什麼也不做就只是期待疼痛最後會自己消失。最後如果不能去找出任何處理持續疼痛方法的話，可能會導致無助感、絕望感與憂鬱（類似於 Selye 所提出的耗竭狀態，或是 Seligman 所提出的「學得無助」）。

疼痛的門閥控制理論

現代我們已經清楚地知道生理歷程與心理歷程兩者，對於疼痛的經驗都會造成影響。然而，直到 1960 年代，Melzack 與 Wall

才發展出他們的疼痛門閥控制理論來說明許多不同的疼痛現象，包括幻覺性肢體疼痛(phantom limb pain)。Ronald Melzack 是加拿大麥基爾大學(McGill University)的心理學家，而 Patrick Wall 則是倫敦大學(London University)的心理學家。他們兩人在知識上與技巧上獨特而艱鉅的結合，產生了第一個疼痛理論，包含了能夠用來調節或抑制逐漸上升的疼痛訊號，以降低疼痛的控制機制，奠定了理論的基礎，以了解心理上對於疼痛的影響不只是「全都存在於想像中」，而是可以直接地修正疼痛感覺傳導至大腦的路徑。這個理論對於以心理學的方法去從事疼痛的管理建立了可信度，例如想像及放鬆；事實上也刺激了疼痛治療的發展，像是經皮電氣刺激止痛法(transcutaneous electrical nerve stimulation, TENS)。

當代我們在心理學上對於「門閥」如何作用方式的了解，在別處會加以說明(參見 Carroll and Bowsher 1993: 11-14)。「門閥」這個字眼是一個用來說明疼痛抑制機制的概念。當大的週邊神經纖維（A 神經纖維）所受的刺激，超過由小的週邊神經纖維（C 神經纖維）所傳導過來的疼痛訊號時，抑制的作用就會產生。你或許曾注意到，當你不自覺地去搓揉疼痛部位時，實際上會產生降低疼痛的效果相當地好。事實上，經皮電氣刺激止痛法就是根據這個原理。

當疼痛纖維進入脊髓之後，它們就受到神經傳導物質的抑制行動所支配，例如腦啡(enkephalins)（類似嗎啡的自然物質）。一般認為，針炙就是透過疼痛抑制劑這些化學物質的釋放而產生作用的。β 腦啡的作用除了在大腦中抑制疼痛外，它還分佈在神經系統內，發揮更局部的作用。β 腦啡是受大腦皮質額葉部分所控制，它也與情緒有關。因此，我們就可能觀察到心理狀態究竟如

何與疼痛控制產生關聯。證據指出，疼痛與心理狀態之間的因果關係可能是雙向運作的。不可控制的疼痛可能會引發負向的評估與負向的情緒，使個體感覺到焦慮或憂鬱。另一方面說來，已經存在的負向感受也可能使得疼痛的門閥打開，並且使得個體更難以忍受疼痛。這正是為何在疼痛難以控制時，特別是在慢性疼痛的情況下，全面性的評估，以及對疼痛機制如何運作的了解，對病人而言是必須的理由。

安慰劑效應

　　安慰劑效應(placebo effect)大體上與 β 腦啡的釋放有關，是由於心理上的期待所引發的。這個效應可以是非常具有效果的（與少數治療劑量的嗎啡有等同的效果）。因此，這個效應對於評估任何止痛劑效果的研究設計，就會造成混淆的結果。這也正是之所以為何所有的藥物實驗都採取**隨機對照臨床試驗(randomized controlled trial, RCT)**的原因；這樣的試驗能夠對照看起來相似，其實不包含任何有效成份的假藥，也就是安慰劑，而比較出藥物的效果。這個研究設計（雙盲法，the double-blind procedure）也確保了實施這項藥物治療的人，不會將他個人對於藥物內容的了解提示出來，而影響了病人的期待（參見第九章中的非語言溝通）。

　　如果**安慰劑(placebo)**的實施帶來了病人的疼痛消除或減輕的效果，這並非表示疼痛完全不是真的，而是表示疼痛只存在於想像中。自然的腦啡藉由這個過程而釋放，可以有助於所有類型疼痛的控制。然而我們應該注意到，並不是所有人都會對這樣的

方法產生反應。

　　健康照護專業人員可以善加利用安慰劑效應於治療上，以增加止痛劑及其他治療方法的效果，藉以鼓勵病人對他們所接受的治療產生信心。然而，不切實際的期待可能會損害未來的關係，並抹殺安慰劑效應後續的任何效果，這值得我們謹記在心。此外，即使安慰劑效應產生了良好的效果，在身體開始察覺到其實他正在接受的成份完全沒有任何效果前，應該要漸漸減少安慰劑後續的劑量。因此，安慰劑效應不適合用來取代真正的止痛方法，也不可能在慢性疼痛病人的身上維持長時間的效果。

定義急性疼痛與慢性疼痛

　　急性疼痛與慢性疼痛向來是根據持續的時間來作為區分；然而，這樣的分類方法已不再被認為是有用的。從心理學的觀點來看，急性疼痛與慢性疼痛主要的區別是關於，當某人經驗到持續性的疼痛時，在認知上與行為上適應的過程。一般相信，疼痛的急性發作會造成自我設限，在急性發作的期間，人們看待疼痛意義的方式，可能與他們對未經診斷的疼痛（毫無任何可能消失的跡象，並且對治療處置沒有反應）的感覺與反應的方式十分地不同。了解到疼痛並沒有任何舒緩跡象所需的時間，是受到了個體的信念與疼痛在生理上的原因所作用(參見 Waddell 1992)，兩者都容易受到許多變化的影響。

　　有些類型的疼痛，像是偏頭痛或是喉嚨發炎，會伴隨著再發性的急性發作。有些個體將每一次的疼痛突發，都當作急性發作來加以反應並設法處理，但他們仍然能在當中完全地維持自己的

功能。其他人則會發現自己的生活完全地受到疼痛一再發作的持續威脅所干擾，於是成為慢性疼痛的受害者。大多數人都會依靠個人以及他們可利用的支持性資源，去因應令人不愉快的事物以及潛在地具威脅性的症狀。

　　不治之症的疼痛是另一種疼痛的實例，不易於將它當成是急性疼痛或是慢性疼痛其中之一類來看待，下文中對此會有更深入的思考。重要的是要記住，當我們在評估或是找出適當的治療方法時，個體的詮釋與反應，是遠比任何教科書上的定義要來得重要許多的。

急性疼痛

　　急性疼痛可能與創傷或疾病有關，它會促使個人採取行動並尋求協助。它也是導致個體會去看醫生的一個主要症狀之一。它可能導因於醫學研究、手術或治療中，部份侵入性的技術所造成。當個體發現自己對急性疼痛難以忍受時，健康專業人員都必須負責照顧病人減少疼痛的施加，並幫助他們降低急性疼痛的強度。正因如此，止痛法的實施便是急性疼痛控制重要的部份，而心理學上疼痛控制的方法也是一樣地重要。後者在下文中將加以介紹。

為疼痛的程序做好準備

　　對於所有安排好的程序，特別是可能會造成疼痛的部份，做好準備的重要性，一直以來都受到肯定，在第六章中我們也曾經

提過。我們已經清楚地說明，手術前提供病人訊息，有助於降低焦慮以及手術後的疼痛(參見 Hayward 1974; Boore 1978; Seers 1989)。

　　Lazarus 的壓力與因應理論，有助於我們了解上述的歷程究竟如何發生，以及什麼類型的訊息可能是有益的。首先，提供關於某個程序實施前、中、後將會發生什麼事的訊息，會提高個體的神經興奮，並協助個體為即將來臨的事自己做好準備。這部份應該包括關於疼痛，以及個體可能會經驗到的其他感受的訊息。這類型的訊息能夠降低不確定性及不可預測性，進而降低壓力（參見第六章）。然而，並沒有證據證明，透過自我實現的預言可能導致疼痛的降低，但相反的狀況卻是成立的——因為人們較不害怕了，所以就可能陳述出較低程度的疼痛。

　　其次，就是提供關於當個體感到疼痛時他們能做些什麼來幫助自己的訊息，這部份也一樣具重要性。這部份的訊息是設計用來協助因應的歷程，並增強病人所經歷到個人控制的程度。找出有什麼樣的壓力管理技巧是個體已經具備的，或是偏好去使用的，並且鼓勵他們就加以使用，會是個有效的做法。這些有效的策略包括呼吸控制、放鬆、注意力分散以及想像(參見 McCaffery and Beebe 1994)。過去不曾使用過這些策略的病人，可能會需要一些協助與鼓勵。當你不知道該怎麼做時，放鬆是不容易做到的，特別是你正處於疼痛的時刻。事實上，生產前的課程就為疼痛控制預防性的教育，做了良好的示範。對於手術的病人，或許不可能實施團體指導，但是對於還在排隊等待接受手術的病人，就應該可以提供一些基本的指導性講解。

　　最後，讓病人在經驗疼痛時，感覺可以獲得支持，是很重要的。病人必須擁有緊急呼叫鈴可用，並且被鼓勵在需要時就加以

利用。他們還需要知道，根據止痛法，他們可以得到什麼幫助，並且被鼓勵去好好地加以利用止痛法。

　　病人提早出院的狀況越來越多，這表示在手術後疼痛獲得適當的控制之前，病人就被送回家了。因此病人必須被給予適當的藥物治療能夠帶著回家。他們需要知道能夠對疼痛懷抱什麼期望，並且要知道何時要尋求醫療協助。

為急性疼痛下止痛藥

　　設法處理我們自己的疼痛與設法處理他人的疼痛，兩者之間有著極大的差異。其中一個關鍵性的議題就是控制感的議題。研究已說明，如果個體知道只要他們願意的情況下，就能控制疼痛的話，他們能夠忍受的疼痛程度，就會遠比不知道能控制的人要來得高。促進個人對疼痛的控制力，對於在某些領域中需要由自己而非由病人，來發揮控制力的健康照護專業人員而言，是一個重要的議題。

個案研究：瑪麗

　　瑪麗經常有頭痛的毛病，有時候還會擴大到出現偏頭痛的許多連帶的症狀（會痛到眼睛暫時性失明並且會嘔吐）。然而，她已經發現自己通常可以在早期階段，服用一種未經處方的特殊止痛藥來加以控制。在她住院接受手術時，她的藥被拿開了。隨著她的焦慮逐漸高升，她的頭痛越來越嚴重。她看見工作人員在發藥，並且向工作人員要求吃自己的藥。工作人員則拒絕讓她服用自己的藥，但表示願意在稍後醫生來巡房時，請醫生為她開立替代性的藥物。

練習題

> 設身處地站在瑪麗的立場，你認為她的想法與感覺如
> 何？她的反應可能會是什麼？再設身處地站在工作人員
> 的立場，他們又可能會怎麼想？他們能為此做什麼？現
> 在請思考，在醫院中自行用藥的優點與缺點。

病人自控式止痛法

關於個人控制與疼痛程度兩者之間關係所做的研究，我們可以直接介紹用來控制手術後疼痛，以及惡性疼痛的病人自控式止痛法(patient-controlled analgesia, PCA)。許多的研究都一致地聲稱，大多數的病人（即使並非全部）在他們手術後，表示自己使用病人自控式止痛法比由護理人員為他們實施止痛法，會得到更好的疼痛控制效果(Owen et al. 1991)。

雖然病人自控式止痛法對於孩童和老人仍有其限制，但它也已經成功地被運用於孩童(參見 Berde 1991)與老人的族群身上。然而，關於病人自控式止痛法的運用還是有些事項需要注意。讀者現在對於控制觀這個概念已相當熟悉，或許可以預測，具內在控制觀的人會比具外在控制觀的人，較傾向於喜歡使用病人自控式止痛法。這個議題尚未被加以充分地研究，值得我們有更進一步探討。當然，我們必須透過讓所有病人完全了解如何運用這套設備，來提升他們的個人控制。特別是有些人在他們康復的早期階段，或是當他們的疼痛嚴重到使其自我效能感降低時，會需要更進一步的協助，來使他們熟悉它的使用方法。病人在採取行動

或從事物理治療，以促進他們康復之前，通常會需要被鼓勵去接受一次的病人自控式止痛法。

個案研究：莎拉

　　莎拉是一位老年婦女，在做了人工髖關節置換術(hip replacement)之後，立即接受病人自控式止痛法。後來她表現得坐立難安，顯得極度地疼痛。根據檢查結果，莎拉並沒有使用這套設備。護理人員則是以像是對孩子說話般的口吻對她說話，告訴她必須記住在痛的時候要按下按鈕，並且向護理人員說明痛在哪裡。

練習題

　　這位護理人員的行動是否合宜？如果不合宜，為什麼？護理人員應該做些什麼，才能確保莎拉的疼痛是維持在適當的控制之下的？如果疼痛沒有受到適當的控制，最後可能的結果會是如何？

　　目前已經有大量的研究證據顯示，醫療團隊會低估了病人疼痛的程度，而易於提供不足的醫療行為(Seers and Davis 1993)。這個研究發現適用於所有年齡層的族群，但特別說明了孩童與老人兩個族群的狀況。並沒有任何的證據證明老年人較不會感受到疼痛，卻有證據顯示老年人較不會抱怨出來，這是因為他們不喜歡小題大作，並且他們由於人生經歷有較多可以因應疼痛的經驗，於是能忍受更多的疼痛。這正是為何例行性的疼痛評估，對於病人決定真正的疼痛與受苦的程度，是如此重要的原因了。

評估急性疼痛

　　急性疼痛的評估是著重於使用簡單的量表，去找出疼痛程度（從沒有疼痛到想像得出來最嚴重的疼痛），疼痛忍受度（從沒有疼痛到完全不能忍受的疼痛），以及對於緩解疼痛的治療所產生的反應（從完全緩解到毫無緩解）。這些量表需要考慮到被評估個體的任何視覺上或聽覺上的功能喪失，以及理解能力的程度。關於評估量表的細節可以在其他地方找到(參見例如 Carroll and Bowsher 1993)。

　　視覺類比量表(visual analogue scales)對於研究目的而言是很有用的工具，它提供了等距資料(interval data)，如圖 8.1 所示，最好是以垂直的方式來呈現。為了臨床的目的，我們有時在量尺上劃分刻度（不會超過 10），把它做成疼痛溫度計。圖 8.1 中所舉出來的圖例，是由 Hayward(1974)所改編的。五個或六個刻度的口語評定量表(verbal rating scales)於臨床上使用在一般成人與老年人族群而言，通常就足夠了。對於視覺方面有所限制的人，包括有眼鏡而沒有戴上的人，口語上的呈現就會是必須的。事實上，圖 8.1 所展示的那些圖例，可以任意地以最適合特殊族群病人的方式來搭配使用

　　快樂—悲傷臉譜量表(happy-sad faces scales)（參見圖 8.2）適用於年輕孩童、學習障礙者以及混亂的老年人，只要他們具備足夠的視力。請務必確認那些需要眼鏡才能看得清楚臉譜的人有戴上眼鏡！這個量表所反映出的可能是忍受力(bearability)，而不是真實的疼痛強度。

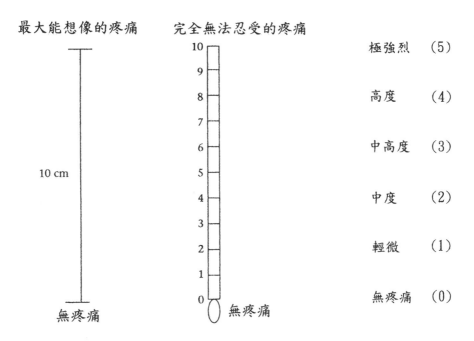

圖 8.1 疼痛的視覺類比、等距評估量表

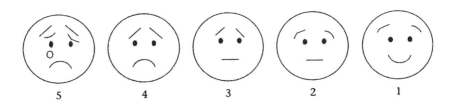

圖 8.2 快樂／悲傷臉譜量表

急性疼痛管理的目標

　　我們很難去找出能被每個人視為可接受的疼痛強度的標準。因此，有效的疼痛管理目標是：「病人再痛也絕對不能比其所能願意忍受的更痛」。

　　雖然在大多數的案例中，疼痛強度與忍受力之間有著密切的關係，但是個人對疼痛的容忍度與知覺到疼痛所受到的控制，仍存在著相當大的變異性，足以擴大疼痛強度與忍受度之間的差距。對於疼痛強度及疼痛忍受力的評估，應該要能協助去確保病人的確接受到所需要的幫助。有些病人可能需要被鼓勵不要去逼迫他們自己承受其耐力的極限，而有些病人則可能實際上可以容忍較高程度的疼痛強度而不會遭受不當的痛苦。

　　使用這種測量方法對疼痛做例行性評估的主要原因之一在於，病人有時會因為擔心自己像個懦夫，或是不想麻煩忙碌的護理人員，而常常不願意在疼痛出現時引來他人的注意。例行性的評估也是與其他醫療人員，或是健康專業人員進行溝通的一種方式，以確保病人能夠接受足夠的止痛措施(參見 Sofaer 1993)，並確保導致疼痛的併發症能夠被找出來。Sofaer 與 Miaskowski(1994)強調，良好的人際關懷，對於決定有效的疼痛控制、病人的滿意度以及病人的結果，具有其重要性。

疼痛是：「個人說痛的」就「是痛」，「個人說痛時」就「有痛」

　　缺乏明顯的原因並不表示疼痛就不是真的；但是證據顯示，護生對於沒有確定診斷的病人，會表現出較不喜歡的反應(Gillmore and Hill 1981)。醫療技術還沒有進步到能夠診斷出所有

疼痛原因的階段。我們沒有任何方式可以知道一個病人的疼痛門閥機制，是開著還是關著。如果我們不顧病人的主訴而對其疼痛做了假設，我們可能就完全錯誤了。

個案研究：蘇

　　蘇是一個擁有兩個智能障礙孩子的母親，分別是一個 8 歲和一個 10 歲，兩個孩子都需要身體上完全的照顧。她的雙手出現了嚴重的腕道症候群(carpal tunnel syndrome)，並且最後她的右（優勢）手得接受手術。她在手術後主訴其疼痛延伸到了她的肩膀，但是卻不受理會：「妳的手術是在手上，並不是在妳的肩膀上。」她在第三天（某個星期五）沒有接受任何止痛措施的情況下出院。在她到家的同時，她的疼痛變得更加難以忍受了。未經處方的止痛藥對她也產生不了作用，然後她向朋友借了幾顆末稍止痛藥(Distalgesic tablets)（譯按：一種合成麻醉劑作為止痛藥使用）來幫助自己熬過週末的兩天，直到能夠去找一般科醫師就診。幾個月後，她前往疼痛門診，在那裡被診斷為反射性交感神經失養症(sympathetic reflex dystrophy)。這是一種創傷後的併發症（所幸這並不是很普遍），會導致由原本的受傷部位擴散開來的嚴重疼痛。由於她目前的狀況比先前原來的狀況更糟，她感到非常沮喪，在手術前竟然沒有人為她指出這種併發症的可能性。然而，這還不是蘇目前憤怒的主要來源。

練習題

　　想想看，工作人員為什麼在蘇出院前對她疼痛的主訴不

予理會或加以輕視的理由。你認為蘇為什麼仍然對她所接受的治療感到沮喪呢？工作人員原本可以做些什麼，以減低蘇的痛苦？又是什麼讓蘇繼續受苦？

現在將你自己放在蘇未來三年的狀況中設身處地地想想。近來你有了許多的問題，並且被建議去接受子宮切除術(hysterectomy)。對此，你感覺如何？你幾乎不能選擇並決定進行下去。你認為你對醫療人員、護理人員及其他健康照護團隊人員的態度，可能會是怎樣？你認為他們可能該怎麼做，才能幫助你在手術前及手術後能感到安心？

慢性疼痛

練習題

想像一下，有一天你協助一個病人，幫他從不方便的姿勢抬起來，隔天一早你醒來卻發現自己的下背部疼痛得厲害。你有什麼想法？你會做些什麼？你前往就診，醫生告訴你回去躺平，並按時規則服用止痛藥，但兩週後情況還是變得更糟。你又會又什麼想法？你回去看醫生，他認為你的神經可能受到壓迫，於是為你轉介骨科接受諮詢，但必須等待六個星期。在此同時，你又會做些什麼？原因為何？

　　許多下背部疼痛的病人到疼痛門診就診，與他們的會談中可以知道，這是一個普遍可能發生的情況。不幸地，這群病人當中，有些人還在等待一個正面的診斷，並且將他們的生活大部分的時間都花費在臥床躺平，即使已經過了十年以後。大部分背部疼痛的問題，特別是可能的導因事件發生後延遲很久才發作的，事實上是因為肌肉緊繃，而後導致發炎所造成的。具有上述症狀的人，除非經醫學檢查發現與神經有關，或可能轉移到骨頭，否則不應該被建議休息超過兩天以上。再不然，也應該被轉介給物理治療師尋求立即性的建議，並加以活動以維持姿勢及行動力。

　　臥床休息會快速地降低肌肉的能動健康狀態，並且因此增加了活動時的疼痛。在背部受傷後長期地臥床休息，則會導致令人疼痛的肌肉痙攣，這會使得個體相信任何的動作都會造成背部「神經壓迫」更進一步的損害。惡性循環於是乎形成：個人活動得更少、失去健康、失去工作，並逐漸地容許別人為他打點自理工作。Waddell(1992)已將這些問題描述成長期臥床休息的醫源性（醫療建議所造成的）結果。生活品質遭到破壞，導致心理上的痛苦，甚至憂鬱，這樣的心理狀態使得疼痛門閥打開，並造成更多的疼痛，這樣的疼痛還會因個體軟弱無力的肌肉出現痙攣與緊張而更加惡化。其他生活壓力源所帶來的焦慮與緊張也會越來越高升，而使得疼痛的狀況變得更糟；並且由於疼痛、注意力缺乏、行動力降低與痛苦的增加，而使得壓力源本身也變得更難以因應。行為的反應則會根據可利用的個人與支持性資源而定。這些資源可能是有助於適應，並會使得狀況改善；也可能是不利於適應的，而使得狀況惡化。會影響這些結果的某些因素在下文中將會討論到。

　　不論是何種原因所造成的慢性疼痛，即使並非完全不可能，

也是非常難以消除的。慢性疼痛時常與憂鬱產生關聯。然而，疼痛的研究者對於究竟是憂鬱導致疼痛，還是慢性疼痛導致憂鬱，這兩者之間關係的爭論，如果將這兩者的關係看作是動態的循環，這樣的爭論事實上就多少有些無關緊要了。疼痛很少機會是導致憂鬱的唯一原因，就算有也只是少數案例。協助個體因應他們生活中的其他問題，與協助他們減輕其疼痛，是一樣重要的。一套完整的評估應該包括許多潛在的壓力源，以及需要注意的因應資源。其中一部分將在下文中有所回顧。

訊息

帶有持續性疼痛的病人，需要有機會去討論他們病情的原因以及可能的結果，並且了解是什麼因素引發或導致他們的疼痛。病人有許多的恐懼其實是十分錯誤的：他們害怕自己的病情很嚴重，例如罹患癌症；或者害怕他們的疼痛或功能障礙，會變得越來越惡化。幾乎沒有人能真正地承認這樣的恐懼，除非他們處在一個放鬆且友善的環境中受到鼓勵。然而，這樣的恐懼只有在能夠被表達出來後，病人才能釋懷。

個案研究：瑪格麗特

瑪格麗特是一位中年婦女，因右側的肩胛骨下方患有輕度到中度的疼痛，而前往疼痛門診就醫。在一開始的會談中，她透露這樣的疼痛已經持續了好幾年並且發現這個疼痛對她的生活造成了重大的影響。她剛開始想起她的一個朋友死於乳癌，並且伴隨著嚴重的疼痛，於是她害怕同樣的遭遇將會發生在她身上。花了好長的時間，她才鼓起勇氣向醫生

說明她的疼痛，然而她還是沒有向醫生說明她的害怕。在門
診時她接受了徹底的醫學檢驗，當然也包括了乳癌篩檢以及
X光，檢驗的結果顯示她完全沒事。然而，在疼痛區域的皮
膚有一塊麻木的部位，顯示她的疼痛可能是由於疱疹後的神
經痛(post-herpetic neuralgia)。醫生花了一些時間仔細地為她
解釋這樣的狀況，並且告訴她如果下一次門診時，疼痛的狀
況依舊困擾她，就建議她接受經皮電氣刺激止痛法，作為緩
解疼痛可能的治療方法。

　　或許瑪格麗特的狀況原本可以輕易地被認為是「神經
質」，也可以輕易地就認為她的疼痛沒什麼大不了而不予以
理會。然而，瑪格麗特卻是一位相當不同的女性，在數星期
後她回到門診，臉上充滿笑容，告訴醫生她的生活已經有了
「轉變」。在經歷過數年的受苦與擔憂後，疼痛的門閥似乎
已經關上了，現在她幾乎不再感覺到疼痛依舊存在著。

　　上面的個案研究說明了關於診斷與預後之訊息的潛在重要
性。許多患有慢性疼痛，卻不知其診斷的人，都表示實際上他們
寧可知道自己罹患癌症，如此一來他們才會知道自己要處理些什
麼。有些人表示在他們被告知具有多發性硬化(multiple sclerosis)
之後，會感覺鬆了一口氣，因為他們現在知道疼痛是真的存在，
而不是他們精神錯亂了。

活動與參與程度的逐漸增加

　　許多患有慢性疼痛的病人，會讓自己脫離原本的職業與社交
活動。第四章所提到潘的案例，一個患有雷諾氏病的吸菸者，正
是一個說明這種狀況的好例子。這樣的脫離會使得他們無所事

事，同時也無法分散對疼痛的注意力，於是便創造出另一個惡性循環。Fordyce(1976)介紹以操作行為治療處理慢性疼痛病人的問題，特別是患有背部疼痛的患者。這個方法就是，病人的重要他人必須學習去忽略病人語言及非語言的行為與抱怨，而對於疼痛病人所開始從事的活動給予正向的回應。這個方法已經有效地用於增加病人適應性的行為，並減少適應不良（通常是逃避）的行為。這個方法已顯示其效果，會降低藥物的消耗和憂鬱狀況(Linton 1985)。基於這個理由，物理治療師與職能治療師在多重專業模式的疼痛治療團隊中，便是重要的團隊成員。理想的狀況下，病人需要為其量身訂做的活動與增加身體運動的課程，以滿足其個別的需求。對病人而言，要他們去承受重大的生活轉變有何意義，並非一件容易的事；他們需要許多的安心與鼓勵。

　　嗜好與投入社會活動對於分散病人的注意力以及提升參與程度，是重要的來源。事實上，任何活動與參與度的增加，都會提升慢性疼痛病人的生活品質，即使疼痛的強度與頻率，仍然維持相同的狀況。對於家中瑣事的參與，對於大部分的人來說，就是一項重要的活動來源。然而對於病人的重要他人而言，要限制自己不要介入去幫助疼痛的病人，可能是件柜當困難的事。這不只是因為去提供他們幫助這件事情看起來很有愛心，還因為他們自己去做這些事情可能會快得多了。這就是為何顯然配偶表現出焦慮擔憂的病人，會經驗到更多的疼痛與憂鬱，並經歷較少的活動（參見第四章）。還有一件事也值得我們謹記於心，對於接受國家殘障津貼的人來說，行動力的提升可能隱含著經濟上的損失。這也是之所以難以說服疼痛傷殘者培養動機走上街去、參加健身課程或是去游泳的理由之一。

　　普遍來說有一種狀況，感覺自己好轉了的人都會突然去從事

活動，時常會逼迫自己要去到達自己的極限。然而他們往往為此造成疼痛的增加而付出代價。這樣的狀況不但會強化了他們認為運動或移動對他們是有害的信念，還會更進一步造成他們逃避活動。慢性疼痛病人需要學習「為自己調整步調」，如此一來他們才能規律而循序漸進地去維持活動及運動的安排計劃。例如逃避任何被認為可能會造成疼痛的事物，這樣的適應不良行為，是從早期發展階段裡，有過疼痛的狀況中所學習而來的。總而言之，為了避免慢性疼痛病人在一開始就因適應不良的反應而剝奪了自己的能力，我們就需要對於慢性疼痛歷程的初級健康照護工作有更多的了解，並且更著重於預防，以及對於具有慢性疼痛狀況的人，提供立即性與連續性復健工作的重要性。

過去經驗、現在經驗與壓力源所造成的衝擊

　　我們的過去經驗，形塑了我們對於現在事件與情境整體的信念與態度。形塑出我們未來對於疼痛的反應的，不只是過去的疼痛經驗，還有過去我們對於所有充滿壓力或困難的情境類型如何因應的經驗。因此有些人會比其他人更具備良好的因應策略，去面對慢性疼痛的狀況。能夠良好地因應慢性疼痛的人，或許佔大多數。少數不能因應或因應不良的人，才是疼痛門診中健康照護專業人員所要加以注意的對象。這些病人正常說來就是慢性疼痛研究中的樣本，但重要的是，要去區辨這些病人未必就能代表一般的慢性疼痛病人。在這群病人當中的某一些人身上，所觀察到的因應不良，或許就是造成有些觀察者提出「易於疼痛的病人」，並使得他們會去尋求精神分析或是人格特質觀點解釋的因素。然而，Sternbach 與 Timmermans(1975)發現，對於手術能夠反應良好的慢性背痛病人，在神經過敏症與慮病兩項的測驗上，具有顯

著的降低，這顯示出神經過敏症與慮病更可能是來自於慢性疼痛所造成的結果，而非來自於致病因素；因此，反過來說也是成立的。

Walker 等人(1990)發現，患有慢性疼痛的老人，如果對他們的過去生活感到不滿意，或是當前正遭遇到壓力源，例如人際關係問題，他們便較可能經驗到心理上的痛苦。這符合 Erikson 所提，最後的生活轉變是到達統整與絕望的狀態（參見第七章）。同樣地，我們仍舊難以為兩者間建立起因果關係。慢性疼痛會影響生活的所有面向(參見 Roy 1992)，它會干擾「正常的」生活形態，改變人們的期望，並且它需要人們實質上的調適。有些人會比其他人覺得這樣的轉變較為容易，但是最強烈感覺這種轉變很難以接受的人，似乎都是那些覺得一般的生活對他們而言是不公平的人。這些人時常是怨恨的、疏離的、不斷抱怨並感到憂鬱的。他們的否定性可能使得疼痛的門閥大為敞開。他們是健康專業人員最難以提供協助的人，但他們仍然值得我們付出並需要真誠的關懷、了解與時間，才能進一步地鼓勵他們投入任何教育性與活動的課程。Holzman 與 Turk(1986)所提出的治療方法，就考慮到了許多這方面的議題。

慢性疼痛對於家人與人際關係造成了巨大的負擔(Snelling 1994)。Roy(1992)強調，家族治療對於慢性疼痛病人或許會有所助益，以協助關係中的雙方能夠接納疼痛的病情，並協助他們有效地因應。十分常見的狀況是，人們會將疼痛歸咎於關係的破裂，而事實上關係很可能從一開始時就已經脆弱不堪了。在治療疼痛的同時，也提到家庭的負擔與破裂，這比起試圖將疼痛抽離出它被經歷的情境來加以治療，可能會是一個更成功的方式。

個人疼痛控制策略的有效性

　　許多患有慢性疼痛的人，會學習去發展主動的因應策略，以協助他們維持自己的疼痛受到控制。依據疼痛的類型以及病人的年齡有所不同，這些策略包括一些簡單的辦法，像是：確保病人衣物與鞋襪的舒適，能提供保暖（能提供身體保暖的東西是非常有用的）並且容易穿戴（使用尼龍黏帶的帆布面膠底運動鞋也很實用）；找一把可以提供良好直立支撐的舒適坐椅；在床邊擺放便盆供夜間使用；允許早上能利用很多的時間起床；從事規律與緩和的運動，以維持肌肉與關節的健康；避免攝取可能使疼痛更加劇烈的食物；使用一些預備好可以抒解疼痛的噴劑、藥膏、乳霜或是其他家用藥品；利用經皮電氣刺激止痛法；運用熱水瓶或熱墊提供溫度；利用使注意力分散與保持忙碌的方法。Walker 等人(1990)發現，較年長的人疼痛控制的策略使用得越多，他們的疼痛就能控制得越好，並且心理上的痛苦也會越少。

　　許多的研究(例如 Brown and Nicassio 1987)已經說明了，運用主動因應策略並抱持內在控制觀的慢性疼痛病人，會比抱持外在控制觀且運用被動因應策略（期待著或是祈禱著）或是依賴他人來處理疼痛的病人，要經驗到較少的憂鬱。Harkapaa 等人(1991)表示，在後來三個月的追蹤期間內，具備內在信念的人對於治療會獲得較好的結果，並且也較可能堅持練習下去。所有受苦於慢性疼痛的病人，都應該受到鼓勵去尋求並準備接受他們適合的策略，這些策略是他們能夠具有動機、願意規律地自行運用的策略。物理治療師與職能治療師所提供的建議，對於找到能為日常生活所利用的新技巧或是策略，是很有價值的。

慢性疼痛的評估與處理

　　連同上述的議題，疼痛強度的評估只是慢性疼痛評估的一小部份。利用簡單的口語評定量表在疼痛處於最糟的程度時，確認疼痛究竟有多麼糟，是一個非常有用的方式，如此一來就可以找出加速疼痛惡化的因素。在疼痛最不令人感到困擾時，了解當時的疼痛又是如何，也是相當有用的。換句話說，去了解病人是否曾經有過沒有疼痛的狀態，如果有，是在什麼樣的情況下呢？疼痛日記有助於記錄下一星期之間的這些細節，以顯露出引發疼痛與減少疼痛的因素，否則這些因素就不會顯而易見。這就是功能分析(functional analysis)的其中一種類型，在第四章我們曾經提到過。

　　找出病人心中所想的那些可能造成疼痛的事，並且確保病人在經過徹底的檢查之後能獲得徹底的說明，這都是相當必要的。病人也應該知道疼痛門閥如何作用的說明，以及其他壓力源與個人感受的影響。這可以確保病人了解到我們不會有任何認為疼痛並非真實的想法，而是認為治療的著眼點是全人，而非只有疼痛部位的處理。

　　每一種處理方式的理論基礎，都需要被提出加以說明，同時病人也應該要能參與決定哪一種治療方法是對於他們最有益的決策過程。下文的個案研究說明了錯誤的概念如何導致了不必要治療處理的實例。

個案研究：哈利

　　一位名叫哈利，患有關節僵直性脊椎炎(ankylosing

spondylitis)的年輕人，來到了疼痛門診。他對於自己疼痛的
原因已經有相當程度的了解，並且發現規律的運動是對他最
有助益的個人因應策略。事實上他也的確因應得很好。然
而，他熱衷於找尋所有可能的治療方法，並且他曾聽說過針
灸的好處。醫生同意為他進行一次的療程；當針正要扎進去
的同時，哈利被問到對於針灸懷抱著什麼期望。他解釋自己
相信針灸能幫他將背部糾結在一起的神經解開，並相信針灸
能治好他的疼痛。在醫生向他說明針灸事實上是如何作用，
以及針灸該被期待有何效果之後，他決定不再繼續接受療
程。

　　多重專業模式的疼痛課程包含了認知行為治療，已經被評價
為對於慢性疼痛病人是有效的方法。例如，倫敦的聖湯瑪斯醫院
(St. Thomas' Hospital)就對住院病人成功地實施這樣的課程，已行
之有年(Williams et al. 1993)。
　　根據一開始以及連續性的評估，用來處理慢性疼痛的心理學
方法包括以下：
　　◇教育病人關於疼痛的門閥理論以及它的意義。
　　◇提供以病人疼痛的狀況為考量，以滿足其個別需求的訊息
　　　與說明。
　　◇鼓勵病人短期使用日記，以找出可避免的疼痛引發因素，
　　　以及可期望的疼痛降低因素。
　　◇傳授並教導病人行為的方法，以增加活動與運動，並減少
　　　依賴性。
　　◇邀請重要他人參與病人提升獨立性的過程中。
　　◇提供諮詢或生命回顧，以協助個人接納過去事件與目前狀

況。

◇提供家族治療，以重建關係與安全的社會支持網絡。

◇提供放鬆與壓力管理技巧的訓練，以控制緊張與焦慮，並提升個人對於疼痛的控制。

◇在適當的地方運用經皮電氣刺激止痛法，訓練個人由週邊系統關閉疼痛門閥，並提升個人對於疼痛的控制。

◇鼓勵個人盡可能去發展出許多的策略，以增加個人對於自己疼痛的控制。

◇抗憂鬱劑可以小劑量（從 10mg 小劑量的 amitryptilline 開始）地使用於夜間，以促進休息並控制連續性的疼痛。

◇鼓勵病人短期間服用有效的止痛藥以控制疼痛的惡化，並從連續性的疼痛中提供有限的緩解，藉以提升病人可控制性的知覺。

藥物在慢性疼痛所扮演的角色

未經處方就能買到的止痛藥，或是藥效輕微的止痛藥，對於慢性疼痛幾乎沒什麼影響，於是就容易讓人想求助於藥效更強的止痛藥處方。其中一個問題是，對止痛藥的耐受性會容易隨著時間而逐漸增加，於是就會造成用藥劑量的增加，以及更強效止痛藥的使用。像是 morphine sulphate tablet(MST)這種管制止痛藥在慢性疼痛控制中所扮演的角色，一直是具爭議性的，這是由於它所造成的影響，所以大部分的疼痛門診都會斷絕病人長期且規律地使用這類的藥物。我們也需要去注意拮抗劑與反拮抗劑的競爭作用(參見 McCaffery and Beebe 1994)，因為它們最後可能會相互

抵消。

　　止痛藥的處方一般都是依照規則的時間表來開立的，這或許完全無法符合病人的需要。對於疼痛引發因素的評估，應該要能找出疼痛何時加劇的情況，例如關節炎的狀況就會在早上起床時特別地疼痛。因此，在那些可能引發疼痛的活動或事件發生前服用止痛藥，而不是在其他時候服用，這是相當切合實際需求的。在這方面，慢性疼痛的管理是完全不同於急性疼痛的管理，或是末期疾病的疼痛管理。病人應該變成自己的治療師，並且只有在需要時才能服用最合適的藥物。用藥劑量的逐漸增加，應該要被看作是尋求進一步協助的警告性徵兆。在慢性疼痛門診中，常需要花很多時間才能斷絕病人使用對他們已經產生耐受性的止痛藥物。這些病人的疼痛之所以未能獲得控制的理由，時常在於上文中所指出的某些心理社會議題，然而即使已經應用了醫療模型處理疼痛的情況下，這些議題還是可能受到忽略。

　　抗憂鬱劑小劑量的使用，已被發現具有直接控制疼痛與放鬆的效果，並且可以用於治療沒有憂鬱問題的疼痛病人身上，例如用於連續的神經性疼痛。所使用的劑量是遠小於一般用來治療憂鬱症的劑量，而且通常是使用於夜間以幫助睡眠。抗焦慮劑對於慢性疼痛的治療並沒有發揮任何功能，而且還會造成上癮。在緊張與肌肉痙攣是導致疼痛的因素這種狀況下，開始從事一些適當的運動與活動課程，同時伴隨放鬆、壓力管理以及對上述因素的注意，通常就會是個較好的治療方法。

醫院中的慢性疼痛病人

　　造成一般大眾持續性疼痛的最普遍原因，就是某種類型的關節炎。因此，住院人口的年齡層逐漸上升，也就表示越來越多住院接受醫療或手術治療的人，也同時會有慢性疼痛。此一族群的需求相當受到忽視，特別是當他們住院所接受治療的焦點，並不是放在導致他們疼痛的狀況上時。無庸置疑地，在醫院中他們的疼痛會變得更糟，因為他們不再能夠利用在家中已培養好的個人因應策略。例如，在住院之後數個月的時間，有些老年人能夠記得床的高度，以及到廁所的路上他們要碰到的每個障礙。處於疼痛中的人，對於其週遭的人事物會變得相當地易怒。再沒有什麼事會比起企圖要去移動關節炎病人，卻沒有先說你需要做什麼，並且與他們討論最好的移動方式，還來得更可能激起他們的憤怒。正如一位病人，在護理人員試著快速地移動她的腿後，評論到：「你毫無心理準備地失去了控制權」。

　　入院時例行性的評估，必須包括慢性疼痛，以及慢性疼痛得以獲得控制的方法。然後，自行用藥、夜間使用便盆、提供熱水瓶等等方式也都必須針對個別病人設計，以符合個別的需要。這樣的做法會減少許多的痛苦，長期而言還能節省許多的時間。物理治療師與職能治療師的建議是相當有用的，可以協助慢性疼痛病人在住院期間，培養有效的因應方法。

末期疾病的疼痛

　　不治之症在經歷了一段相當長的時期後，可能會導致嚴重的疼痛；並且在某些案例中，這樣的疼痛也可能非常難以治療。對於這類疼痛的評估與治療，需要結合急性與慢性疼痛兩者的管理原則之中最好的部分。

　　對於由不治之症所造成難以處理的疼痛，其評估的方法與止痛藥使用的原則，應該與使用於急性疼痛管理的方式相同。不論是自行用藥或是由他人給予，止痛藥的劑量也應該要仔細地滴定，以符合個別的需要，並且要確保疼痛控制沒有超過病人所能忍受的能力範圍之外。重要的是，還要注意所使用的藥物不會產生競爭作用(參見 McCaffery and Beebe 1994)。例行性的評估也應該要確認出病人的疼痛是維持在可以容忍的極限範圍內；這可能會需要非常大量的止痛藥。然而，由藥物所引發的副作用，像是噁心嘔吐，也要連同疼痛一起受到控制，這是相當重要的，因為有些人發現這些副作用比起疼痛，還要更令人難以忍受。有些人寧可去忍受疼痛，也不願意去感覺藥物正在使他們失去對於接下來狀況的控制力。對於疾病末期病人的評估與照顧，也應該要考量到他們當前所有方面的擔憂，並且著重於滿足他們所有的需求，而不是只有重視疼痛。

個案研究——L 太太

　　L 太太是一位 92 歲的女士，已經獨居了許多年，並且極度地獨立。有一位已經一段時間沒見到她的朋友偶然來訪，發現她現在因腹部腫瘤而臥病在床，並且將要被強制地送往

當地的安寧療護機構。有人聽到安排這件事的醫生說:「她一定疼痛得很厲害。」在救護車到達前,L太太開心地將她藏在枕頭底下的 Diconal tablets 拿給她的朋友看。她知道自己有癌症,卻似乎認為相對而言,這與她漫長而艱苦的人生所承受的苦比起來,只不過是個小小的挑戰罷了。她的朋友在她住進安寧療護機構不久後,看見她坐在床上精力充沛地抱怨著被人家侍候洗澡的事,卻顯然樂於受到這樣的關注,並且還洋洋得意地要喝送餐車上的雪利酒。在這之後不久,護理人員剛好過來給她打了一針,並且沒有任何想要說明的意圖,或許這也是因為L太太重度失聰的關係。這是最後一次這位朋友能夠跟她說話的機會了,因為L太太陷入昏迷,並且在之後的不久就過世了。

練習題

誰應該決定個人究竟具有何種程度的疼痛,以及決定個人應該接受什麼治療?究竟該如何評估,並且與一個重度失聰的人進行討論呢?

訊息的提供對於不治之症的疼痛控制,是一個重要的部分。大部分的人會寧可知道他們自己究竟是哪裡出問題,以致於他們能夠以自己的方式來因應;然而,還是有少數的一些個人,可能是那些具有外在(偶然的機會)控制觀的人,會寧願不要知道:如果相關的知識或瞭解強加在他們身上,他們也無法去因應。所以比較好的作法,可能是去問人們他們究竟希望被告知多少事情。有些人如果被詢問到這樣的問題時,他可能會直言不諱地告訴你:「我真的不想知道。」

個案研究：艾咪

艾咪，35歲，是四個孩子的母親，目前已患有子宮頸癌。她最近經歷了包括經濟、居住與婚姻等問題，這些問題也已經造成她很大的焦慮。隨著她的症狀越來越明顯，她的痛苦逐漸地增加，同時疼痛也變得惡化了。衛生專員與社工人員要求醫生告知艾咪關於她的病情，但醫生拒絕告知，並表示艾咪會不能面對她的病情。最後，艾咪的丈夫告訴了她，然後每個人都看得出來她明顯地鬆了一口氣。在她的病情一公開了之後，她就被轉介到當地的安寧療護機構去接受照顧及疼痛控制。艾咪在社工人員的協助之下，能夠為她孩子的將來安排好計畫。她享受著自己最喜愛的興趣——繪畫，這讓她的注意力能夠從她的其他問題中分散出來。幾星期之後，她在其疼痛受到良好的控制下過世了，並且看起來比她過去好長一段時間都還要快樂。

練習題

為什麼這位醫生不願意告知艾咪她怎麼了？你想，這位醫生所採取的是哪一種焦慮模型的觀點？在這種情況下，如果你是這位衛生專員的話，你會做什麼？並且你的感受又是如何？

健康專業人員常常會發現，要與病人討論死亡與臨終的問題是很困難的，這是因為他們自己對於死亡的感受，他們遇見可能將失去某個目前很親密的人而感覺到的悲傷，以及他們不能因應

他們所預測到將會很猛烈的痛苦，這些都會是阻礙。然而，正因
為不知道導致疼痛的原因為何所帶來的不確定感，才使得降低疼
痛控制的策略能夠產生效果。疼痛強度與知覺到的威脅性交互作
用，而決定了疼痛忍受度。不知道疼痛的原因為何，就不可能因
應疼痛。一旦確定的診斷出現之後，健康專業人員就應該與病人
討論他們所需的訊息，以及他們希望被告知訊息的程度。被告知
事實後卻不能加以因應的人，很可能會使用否認的防衛機轉，或
者他們就會執著於奇蹟出現的希望。在每一種情況下都還是能找
到希望的存在，不論是奇蹟出現的可能性，或是所愛的人死去之
後還能再見一面，還是紀念過去的成就或幸福。死亡是不可避免
的，卻不是絕望的狀態。不可控制的疼痛是與絕望有關的，而不
是與死亡有關；同時，正向的態度會有助於良好的疼痛控制，給
予病人時間，並鼓勵他們去與一個充滿同理心的傾聽者談話，會
為他們帶來很大的抒解，而且會大大地增加醫療處理的疼痛控制
效果。

控制其他令人不舒服的症狀

　　還有許多如疼痛一般令人難以因應的症狀，例如：噁心、嘔
吐、喘不過氣以及皮膚刺激感。心理學的管理原則與應用在疼痛
管理的原則，沒有理由一定要有任何的不同。下文提出的個案研
究是以持續性搔癢感為例，它強調對於慢性病情狀況的人而言，
自我控制與自行用藥的重要性。

個案研究：威廉

　　威廉是一位老紳士，多年來一直為牛皮癬所困擾，他在中風發作後住進醫院，這次的發作造成了他左側單側癱瘓（他是右手慣用者）。幸運地，他很快就恢復了左側的功能，然後他要求要他自己的 Betnovate 藥膏，好能治療他的牛皮癬。但護理人員堅持當他推藥車來的時候，他才能用藥膏。現在搔癢感變成主要影響他的症狀，使得他的皮膚刺激感逐漸上升，並且對著許多不相關的工作人員大發雷霆。在他的要求表達給管理者之後，他的藥膏回到他手上了。這使他保有了個人控制感，並維持了他的情緒控制，同時皮膚的刺激感也不再是抱怨的來源。

練習題

　　想想在醫院中讓老年人自行用藥的潛在優點，並權衡潛在優點與潛在問題的利弊。醫院對於讓老年人自行用藥的政策上，究竟有什麼重要的議題？

摘要

▸嬰兒從一出生就經驗到疼痛，但是得到他們長得較大之後，才會學習到疼痛的意義，以及如何表達疼痛或壓抑疼痛。

▸疼痛是一種生理心理社會的現象，在這樣的現象中，心理因素與生理因素在所有的層次上交互作用，而產生疼痛的

經驗。

▶▶為疼痛的程序做好準備，有利於疼痛控制。

▶▶個人控制能提升對所有類型疼痛的忍受度。

▶▶疼痛強度與忍受力可以利用簡單的自陳式量表加以評估。

▶▶造成慢性疼痛的因素是多重的，它會影響生活的每個面向。

▶▶慢性疼痛需要考慮多重因素的評估與治療。

▶▶認知行為治療處理慢性疼痛的目標，在於增加活動並減少依賴與憂鬱。

▶▶末期疾病的疼痛控制必須考量到病人擔憂的所有面向，這與他們疼痛的嚴重程度一樣重要，因為這部分的作用會影響到疼痛忍受度。

▶▶因應的原則，包括鼓勵個人因應策略的那些原則，對於控制所有令人不舒服的症狀類型是重要的。

延伸閱讀

Carroll, D. and Bowsher, D. (eds) (1993) *Pain: Management and Nursing Care*. Oxford: Butterworth-Heinemann.

Hayward, J.A. (1974) *Information – A Prescription Against Pain*. London: Scutari.

Holzman, A.D. and Turk, D.C. (1986) *Pain Management: A Handbook of Psychological Treatment Approaches*. New York: Pergamon Press.

McCaffery, M. and Beebe, A. (eds) (1994) *Pain: Clinical Manual for Nursing Practice*. London: C.V. Mosby.

第九章

健康照護傳遞工作中的社會歷程

導論

態度與態度的改變

認知失調

說服

　　訊息的傳播者

　　訊息的本質

　　呈現的順序

　　論點與視聽大眾意見間的歧異

　　訊息的複雜性與訊息的呈現

　　檢查制度、偏見或選擇

視聽大眾效應/目標效應

　　選擇性注意

　　自尊與教育

　　行動的立即性與訊息的持久性

　　誰順從了？

服從性

從眾性

旁觀者的冷漠

非語言行為

角色管理

刻板印象、污名與偏見

偏見與歸因理論

個別化與整體照護的重要性

領導風格

團體互動

組織的管理與改變

摘要

導論

　　本章應用了社會心理學的理論與研究，將焦點放在社會對於健康照護許多不同社會面向的影響所產生的效應。首先，我們探討健康的教育與提昇的相關議題，特別是態度的改變以及說服。其次，我們正視非語言行為在社會互動中的重要性。最後，我們檢視在健康照護的傳遞工作中，關於組織歷程的問題。

態度與態度的改變

　　態度與態度的改變是人類行為之社會認知模型的中心思想，特別是第二章所提到的行為策劃論。關於態度的研究與理論，雖然牽涉到個人且主觀的思考歷程，然而還是包含在社會心理學的領域內，這是因為它們的發展不但受到了社會的影響，還因此形塑了我們對待他人的行為。

　　態度是關係到某個事件或對象、並且牽涉到判斷的主觀經驗，具有評估的作用；在社會心理學與健康心理學的領域中，已經被認為具有非常的重要性。行銷公司運用態度的調查，去測試大眾對新產品的接受度；推動健康促進工作的人利用態度的調查，去測試大眾對於群眾宣傳活動的反應。這樣的應用，其背後的假設在於：態度會使個體傾向於以某種方式反應或行為。

　　一般來說，態度這個概念被認為是由三個層級的反應所構成：

◇情感的（具評估性的感覺）

◇行為的（外顯的行動）

◇認知的（意見與信念）

　　這些反應一般都可以使用自陳式的測量方法評估出來，例如圖 9.1 所舉範例當中說明的，搭配李克特量表的同意／不同意量尺所使用的一系列敘述。正如範例所顯示的，使用**序列量表(ordinal scale)**可以測量出同意／不同意的分數，同時這些分數也可以用作研究或是審查的目的。

陳述句	5 非常同意	4 同意	3 不確定 不知道 沒意見	2 不同意	1 非常不同意
我喜歡打壁球		√			

圖 9.1　李克特五分量表(5-point Likert scale)測量對於打壁球的正向態度的運用實例

　　一般的狀況下，態度的三個組成元素會是一致的；態度的行為元素指的是態度的目標行為，例如一個人同意吃全麥麵包，那麼他就很可能會去吃全麥麵包。然而態度的情感與行為兩元素間的因果關係，卻不是必然直截了當而明確的。一個人會開始同意一個行為，很可能只是因為他已經開始從事這個行為了；例如，一對夫妻知道他們的客人不同意吃白麵包，所以開始吃全麥麵包。換句話說，既使他們並沒有特別想要做這樣的改變，他們也可能會對於知覺到的**規範(normative)**壓力（社會影響）做出反應。只有當他們繼續不斷地出吃全麥麵包，才會對這件事情發展出正向的態度。

　　這剛好為行為策劃論中提到規範元素的重要性，提供了一個很好的說明。吸菸則是另一個很好的例子。在過去，透過教育吸菸對健康造成的潛在後果，或是由於吸菸對健康形成的實質問題，吸菸者向來受到這些影響。然而，現在吸菸者成為小眾並且許多人已經戒菸的原因，卻不是因為健康的理由，而是因為逐漸形成的公眾反對趨勢，以及與日俱增的禁煙強制性。如果法規通常只有在公眾的輿論偏好某種特別的行動該怎麼做時才會發生作用的話，就沒有價值了。在公眾輿論的支持下，強制繫上安全帶的法令成功地實施了，而這實際上也使得在夜間能遵守規定的人從 60%增加到 90%。

　　規範壓力的運作有許多種方式，包括語言表達（告訴人們我們所想的）與各式各樣顯示我們對他人行為態度的非語言行為（同意或不同意）。

練習題

　　你邀請朋友聚在一起吃晚餐，其中有人似乎喝太多酒了。你要如何表達你對她與其他客人的不贊同，而實際上卻沒有大聲說出你的想法？你認為上面問題中的客人會注意到嗎？如果沒有，為何沒有呢？

　　不單是我們的態度在文化上透過社會化過程──例如教養孩子、學校教育與專業訓練──形塑而成，我們大多數人都從早年對於公眾表達出同意與不同意的快速反應過程中受到社會化。對於社會期待與社會訊息的不敏銳覺察，可能會導致一些被他人解釋成反社會的行為。反社會行為可能會造成社會隔離與憂鬱。這也就是為何社交技巧訓練對於一些具有學習障礙或是心理

健康問題的人來說，在處理上會是一項重要的因素了。

　　社會上少數的族群會形成具有其自成一套社會規範的次文化。這些族群中的成員，可能會排拒主流大眾的意見。青少女就是一個很好的例子，在她們這群人當中，吸菸的行為與日俱增。對這個族群推動促進健康觀念的工作，需要包含足以直接吸引她們注意力的反煙害媒體影像作品。遺憾的是，目前吸菸的廣告在於鼓勵吸菸的正面形象，實在比起促進健康的工作在於推動吸菸的負面形象，成效上遠遠要來得更好。

認知失調

　　Leon Festinger 在他所提出的認知失調(cognitive dissonance)理論中，為態度的三個組成元素間的一致性，提供了一個具說服力的說明(參見 Gross 1992: 532-535)。認知失調指的是當個體持有兩個或多個在心理上並不一致的認知時，所產生的一種緊張狀態。例如，「酗酒導致肝臟損害」這樣的信念，可能就與「我酗酒」這樣的瞭解，產生不一致。有利於個體降低或消除這樣失調狀態的選擇，包含以下的範疇：

　　1.完全戒酒。

　　2.減少酒量以降低失調狀態，或是選擇飲用低酒精含量的品牌。

　　3.找到說明為何自己免於罹患酒精相關疾病的理由（例如：我爺爺喝酒喝得像條魚一樣，還不是好好地活到九十二歲），來為自己的行為辯護。

　　4.低估自己實際上喝了多少。

5.（對他人或自己）假裝自己不在乎。

6.把自己的喝酒行為歸罪於他人。

7.與其他喝酒的人攪和在一起以獲得支持。

後面的五項反應是不良適應反應，因為這些反應可能會導致傷害身體的潛在後果，同時這些反應當中的某些，可能會被視為是不合理的。以 Freud 的語彙來說，有些反應可以被描述為自我防衛，因為它們運用了像是合理化或是否認的防衛機轉。如果人們利用這類型的論點或是防衛方式，來為他們維持不健康的生活形態加以辯護，那麼要說服這些人去改變他們的行為，恐怕就會相當地困難。

說服

態度改變的理論傾向於集中在於與說服有關的議題上。政治人物、健康教育人員與行銷公司都基於假設態度的改變會影響人們的行為方式，而運用說服的技術，以企圖影響人們的態度。健康專業人員運用個別獲團體的溝通方式，以達成說服個體改變的目標；而推動健康促進工作的人也使用大眾傳播媒體，來達到說服大眾的目的。事實上，健康促進工作的推動，正式基於說服的技術(參見 Downie et al. 1990)。

說服的過程中，有六項基本的步驟：

1.目標的對象必須能看得見或聽得見訊息—訊息的傳播者通常會選擇媒體（電視頻道、廣播網絡、報紙、雜誌、宣傳單等等）來確保這個過程必然發生。

2.目標對象必須能注意得到訊息—注意力是具有選擇性

的，因此訊息必須具備能吸引注意力的條件。

3.目標對象必須能瞭解訊息—如同訊息的複雜性一般，這可能也依賴目標對象的知識與教育程度而定。

4.目標對象必須能接受訊息的結論—如果訊息的結論與目標對象長時間維持的信念相衝突，或者訊息是出自其他來源的話，這個目的可能就較難達成。

5.目標對象必須能記得住新的知識並且保留新的態度—如果目標對象的重要他人分享了類似的態度，或者訊息的議題能在公開的範疇中維持住，這個過程就較容易發生。

6.目標對象必須能將他們新的態度或行為意圖，轉化成後來必定能夠長期維持的行動—這往往可能是最困難的部分（參見第四章中戒菸課程的部分）。

練習題

英國近來正推行的每日放風箏活動，是一種維持長壽與健康的最新方式。這種方式的證據相當具有說服力，同時你也同意這對你會有好處。列出所有可能會讓你想去試一試的理由，也列出所有可能會讓你一點也不想試試看的理由。假設你決定去做做看，想想所有可能最後會影響你(1)繼續這個嗜好，或是(2)放棄這個嗜好的因素。這些因素中，有多少是相關於一開始說服你去做的關於健康的論點呢？又有多少是相關於社會因素與社會影響呢？

訊息的傳播者

有幾項特徵是向來被認為對於訊息傳播者的說服力可能具有影響性的：

◇ 他們可靠嗎？有沒有證據可以顯示這些訊息的傳播者是專精於這些議題的呢？一般而言，健康專業人員可以透過其專業地位與資格，來建立他們的可靠性與公信力。

◇ 他們具有公信力嗎？他們是否透過說服他人而獲得些什麼呢？

◇ 他們有吸引力嗎？這些傳播者是否吸引你呢？

有些病人可能會認為醫師對於關係健康的議題，會比起其他的健康專業人員，還要具有可靠性，既使這種觀點事實上並沒有什麼正當的理由（例如關於節食與運動的類型）。

時常有一項爭議認為，健康專業人員在健康的生活形態方面，必須扮演模範的角色。然而，社會心理學的角度提出的一項證據指出，如果訊息傳播者是站在與其個人興趣顯然相反的立場上勸說，他們的訊息會顯得更有說服力。因此這可能表示，一個酗酒者可能更會注意先前是酒鬼或者也是酗酒者的忠告而減少酒量，卻不是聽從滴酒不沾者的建議。

傳播者的吸引力對於比較平常一般的訊息的影響，比起對於重要訊息的影響，顯得重要的多。然而，健康工作推動者可能會希望去注意自己外觀上的聰明伶俐，好能代表其專業性與可信度，並能顯示出健康形象的正面價值。運用眾所熟知的名人來將訊息訴諸於大眾傳播媒體，好讓大眾能注意到並認同他們，這可能會是一個有效的方法。

練習題

想像你因意外的背部受傷，現在正在住院復原中。你知道自己的體重基本上是過重了，你之前也曾經嘗試過減重，但是沒有成功；你並沒有將自己的體重與你發生的意外聯想在一起。你被建議要進行減重節食，作為你復原計畫的一部份。*誰*來告訴你這件事，對你而言是否有任何的差別呢？例如，一個精瘦結實的物理治療師？一個具有背部問題的職能治療師？一個過重的護士？一個魅力十足的放射線攝影師？一個你知道他有吸菸習慣的醫師？是他們之中的任何一個人呢？想想看你可能會如何回應他們每個人。你的感覺可能會是怎樣？回家後你又可能會採取什麼行動？把你的反應與其他比你重或比你輕的人的反應比較看看。

訊息的本質

關於訊息首先要考量的議題是，訊息是否應該訴諸於邏輯還是情緒。關於訴諸於恐懼是否有效，仍在如火如荼地討論中。運用健康信念模型來看，似乎是將訊息訴諸於恐懼，藉以提昇個體對於個人脆弱性的覺知，會是有效的。

例如，喝酒駕車的宣傳活動就時常利用令人震撼的策略，效果似乎也都相當成功。然而，我們卻不清楚這究竟是因為潛在的飲酒者看見了這些廣告，並且決定喝酒不開車、開車不喝酒，還是因為其重要他人看見這些廣告後，對他們施加壓力不准喝酒或不准開車。再者，早期的 HIV/AIDS 宣傳活動也都利用了令人恐

懼的策略——還記得那一副棺材嗎？（譯按：美國當地關於 HIV/AIDS 宣傳活動中的其中一則廣告內容）然而這不可能有太多的效果，因為它並沒有直接地指向個人的脆弱性。雖然同性戀團體的成員的確調整了他們的行為，但是這往往可能只有在他們的朋友生病了或是過世了以後才會發生。

有意見指出，高度訴諸於恐懼的訊息可能會導致人們開始使用防衛機轉或是逃避，卻不是行為上的改變。或者，人們可能會吸收這些具高度恐懼感的訊息並且加以擔憂，但實際上卻沒有做任何的行動。為了要能採取有效的行動，個體必須瞭解到要做的事以及去做的方法。因此，訊息就必須伴隨關於有效行動的清楚而明確的建議。

當議題是重要的並且對於視聽大眾而言是較陌生的，理性的論點似乎會是比較有效的；同時，如果議題的重要性被認為是較低的，或是它對於視聽大眾是較熟悉的，那麼情緒性的訴求就會較具說服力。事實上，人類有一種強烈的傾向會去注意顯著的個人立場，或是具有強烈情緒訴求的突發事件，而不是去注意具有強烈理性訴求的統計學或是流行病學證據。這也正是為何近來更多對抗 HIV/AIDS 的宣傳活動會去特別宣傳能讓不同目標團體所認同的個體的原因（例如：潘先生是白人，異性戀者，並且從不吸毒）。電視是製造情緒訴求的最佳媒體，因為情緒性的影像會因為結合了視覺、聽覺與動作而變得更強烈。另一方面，印刷的媒體則可能較適合用來呈現理性的論點。理性的論點在理智上吸引了具有一般教育程度較高的族群，而且它的重要性在於透過報紙與專業期刊大篇幅的廣告，就能夠在新宣傳活動早期的階段，鎖定了這類型的族群。相關的議題還關係到論點是單向還是雙向的呈現。見識較為廣博的視聽大眾，可能比較能透過雙向的論點

而被加以說服，因為他們會清楚相反的論點，並且他們也會希望
這些論點能被加以討論到。而見識程度較低的視聽大眾，可能就
會對於雙向的論點感到困惑，因此以單一觀點的方式呈現給他
們，可能會是比較合適的。

　　健康照護中經常有些情況是，個人常被要求基於一些複雜的
考量下，很快地去做一個決定。舉孕婦為例，一位孕婦被詢問到
是否想接受篩檢，看看她未出生的孩子是不是有先天性的異常。
如果接受了這個篩檢，那麼結果是陽性的話，她有些什麼選擇？
如果她選擇不接受篩檢，那麼這對她與她的家庭又有什麼潛在性
的後果呢？影響她的決定並不是健康專業人員所要扮演的角
色。然而，這些議題所呈現的方式被證明可能是具有說服力的。
一些相關的觀點在下文中將提出考量。

呈現的順序

　　初始效應與新近效應的重要性，在第五章裡已經討論過。健
康專業人員很可能無意中透過議題被呈現的順序，而影響了個案
的決定。Aronson(1988)指出，在美國，司法體系可能事實上會傾
向於使案件對於被告不利，因為控方在一開始提出案件，又在最
後做總結，如此一來等於是在初始效應與新近效應兩者上都獲得
了優勢。

論點與視聽大眾意見間的歧異

　　被呈現的論點與個體目前的態度之間的歧異越大，態度可能
改變的程度就越小。Aronson(1988)為那些面臨歧異訊息的人，提
出了替代的選擇：

1.他們可以改變自己的意見。

2.他們可以勸服傳播者改變他/她的意見。

3.他們可以找到支持者來支持他們原始的意見。

4.他們可以說服自己認為傳播者是不值得信賴或沒有公信力的。

練習題

想一件你非常樂於從事的事情。想像有一位「專家」，帶著一份研究報告出現，來向你說明這麼做長期而言會產生有害的後果。對此你覺得如何？你一開始的反應是什麼？短期內你可能會對此做些什麼呢？

訊息的複雜性與訊息的呈現

Chaiken 與 Eagly(1976) 做了一項簡單的研究，在這項研究中，學生們參與一項與法律有關的討論，案件是以簡單的英文或是法學術語，同時以口語說明或是寫成文字的方式呈現給學生們，隨後評估學生們在每種情況下對於該案件的瞭解程度。結果顯示，簡單的訊息可以以任何的形式被加以瞭解；而較困難的訊息，如果是以口語說明的方式呈現，就讓人比較難跟得上，如果是以印刷品的形式就不會跟不上。這項結果的理由，可能是因為個體可以用自己的步調去閱讀並且理解訊息。因此結果是：「聽」到那些較困難訊息的學生，並沒有被案件中所呈現的論點說服。十分顯而易見的，理解程度受限會造成說服力程度受限。

對於健康照護工作而言，這個訊息的寓意似乎表示：當給予

病人的資訊內容是較為複雜的情況之下，它就應該以書面（或者可能是錄音帶）的形式提供給病人，這樣病人才能將它帶走，並且在他們有空的時候研究。

檢查制度、偏見或選擇

　　透過媒體、參考團體、同儕、父母、教育與訓練，文化對我們的態度與期望瀰漫在我們生活的所有面向。因此，我們都「事先被指導」去接受某些訊息而排斥其他的。這或許有助於解釋為何健康專業人員會這麼難以說服一般大眾去接納不符合他們根深蒂固信念的行為，特別是對於來自不同種族或是社會團體的人。

　　檢查制度與偏見在任何社會或文化中都是無可避免的重要部分。我們對語言的使用可以幫我們對此確認。例如，中產階級的成見可能決定於個體的口音。當前強調「政治正確」（political correctness）或許是企圖消除貼標籤(labelling)行為與歧視，但這也可能被某些人視為是另一種形式的檢查制度。一個人對事情抱持「普通常識」的態度，很可能被其他人認為是偏差的行為與想法。這有助於我們瞭解我們期望溝通的對象所抱持的信念，並且運用這些信念作為健康教育的起始點；也有助於減少因偏見所造成的指責，並增加具說服力的訊息能被注意到且認真對待的可能性。

視聽大眾效應／目標效應

選擇性注意

在 Kleinhesselink 與 Edward(1975)所做的一項小型研究中，大學生們完成一項他們對於大麻合法化的態度的調查問卷。然後他們透過耳機聽廣播，裡面的內容對於支持大麻的合法化包含著七項強有力的（難以反駁的）論點，以及七項薄弱的（可以反駁的）論點。廣播中有著持續不斷的靜電干擾聲會使學生難以聆聽，但是他們被允許可以按下一個按鈕以降低干擾聲。那些支持合法化的學生，很明顯地會在強有力的論點出現時，較頻繁地按下按鈕；而那些反對合法化的學生，則是會很明顯地在薄弱的（可以反駁的）論點出現時，較頻繁地按下按鈕。這個研究的結論是：個體會將較多的注意力放在支持他們自己信念的訊息上。當然，這完全符合了認知失調論的說法。

社會比較論(Social comparison theory)(Festinger 1957)提出，個體會刻意地透過加入那些與他們抱持相似想法的人，並疏遠那些與他們抱持不同信念或態度的人，來尋求他們自己態度與信念的有效性。於是有些社會團體就很難被那些被視為是外人的對象所瞭解。健康教育人員需要找到新穎的方法，以使這類的團體對於健康的訊息的接受度增加。舉例而言，將健康訊息傳遞到青少年族群的其中一個方法，就是透過「同儕教導」；透過較年長的學生，特別是那些享有「街頭名聲」(street cred)，受廣大青少年所認同的對象，讓他們接受訓練，可以教導年輕的學生像是藥物的不當使用或安全性行為等重要的健康議題。

自尊與教育

　　低自尊的人，會認爲他們自己的想法比較沒有那麼高的價值，也因此他們可能比較順從（但是長期來看，他們可能更易於順從他們同儕團體的成員，而不是健康專業人員）。高自尊的人，比較容易提出質疑並挑戰，但是他們也可能被理性的論點所說服。在第六章裡我們已經指出，高自尊與自我效能與內在控制觀的知覺有關，因此，對自己的生活具有控制感的人比較容易對自己感到滿意。教育是自我效能一項重要的來源，因爲它爲人們提供了基本的知識與生活技能。也因此，教育對健康教育而言，是一項必要的前提。

　　在當前關於人口控制的爭論中向來有一項爭論，認爲接受較少的教育並且對自己生活較沒有控制感的女性，比較缺乏鼓勵她們限制家庭人口的因素；而接受較多的教育並且有機會透過她們自身的貢獻而提升其地位的女性，則具有鼓勵她們限制花費在養育孩子的因素。如果對女性而言，多生孩子好能爲家庭的收入來源有所貢獻的壓力，遠大於她們自己爲了節省家庭開銷預算而想要限制孩子數量的需求的話，說服女性節制生育是沒有用的；同時，在女性沒有能力去抵抗男性認爲繁殖力是證明男子氣慨的態度時，說服女性節制生育也一樣沒有用。爲女性賦能(empowerment)所意謂的，不只是傳遞具說服力的訊息與贈送免費的保險套。出生率最低的國家有著最高比率受過教育的職業婦女，這恐怕不是一個巧合。一般教育對健康教育是一項重要的前提，但同時，經濟方面的鼓勵因素也不容忽略。

行動的立即性與訊息的持久性

　　說服的訊息與行動間的時間間隔越長，就越可能出現其他的因素干擾，目標對象也就越有機會發現反對的論點，訊息就會很快地失去它的效用。因此，人們也需要被說服去採取立即性的行動。傳教活動就是透過邀請聽眾的成員做出立即性的獻身承諾，善用了這一點。另一個實例就是，推銷員都會要求馬上簽約。現在我們已經知道立即性的決定可能會令人後悔，所以法律提供了一個得以冷靜下來的時間以避免這一類的強迫推銷。然而，心理學家有時會利用契約，來確認他們的個案能承諾同意行為的改變。

　　新的態度一旦受到引發，就必須被加以維持，以保留行為的改變。因此，如果訊息或是媒體影像能在公開場合中持續一段長時間，那麼推動健康促進的工作會更有效。除非刺激物能持續地存在，否則大量的宣傳活動效果多半也會是不盡理想的(參見Taylor 1991)。如果個體現在能發現新的酬賞物與他們舊的酬賞物一樣吸引人，他們就會需要從他們新的生活形態中去發現被維持下來的酬賞物。這樣的效果可能容易來自於新的活動、社交關係或是興趣，而非來自於感覺比較健康。很不幸地，就像其他令人愉快的樂趣一樣，滿意的感覺很快地會被視為理所當然。

誰順從了？

　　Eiser 與 Gentle(1989)做了一項通信的調查，他們要求人們在一群與健康有關的行為當中，找出自己有參與的項目，同時也調查了人們對於健康政策的態度。他們使用了統計上的分群技術，找出了三種對於健康宣傳活動的態度類型，包含了「不相關性」

與「責任」。他們發現，吸菸者比非吸菸者傾向於在「不相關性」的項目上有較高的得分，這表示吸菸者似乎拒絕健康訊息，因為這些訊息被認為與他們個人毫不相關；同時，這些人在「責任」的項目上有較低的得分，這表示他們相信自己有權利隨心所欲，社會並沒有權利告訴他們該做什麼。然而，Eiser 與 Gentle 所獲得的結果並沒有全部都符合他們所預期的方向。例如，慢跑的人事實上在「責任」的項目上比不慢跑的人得分還低，這表示如同吸菸者一樣，他們相信健康是他們個人的事。然而，做比較多運動的人比較傾向於認為健康宣傳活動與他們有關。整體而言，參與較多健康活動的人（不吸菸或酗酒、多運動與健康飲食者），比起那些參與不健康活動的人，更傾向於認為健康宣傳活動與他們較有關係；這樣的結果讓推動健康促進工作的人感到憂心。

練習題

是什麼使人們產生動機去開始從事健康的運動？又是什麼使人們產生動機，在一旦開始運動後，能夠堅持下去？這與健康促進工作的推動又有多少的關聯？與你的同事一起腦力激盪，想一想規律的運動有些什麼主要的好處與代價。又是什麼因素導致意見的多樣性呢？

Ley(1988)提出了一項研究發現，認為健康專業人員的順從性往往是相當不佳的。例如，院內感染每年總是讓英國國民醫療保健制度消耗大量的經費。感染的主要傳播途徑，是來自於健康專業人員的手。但是幾位研究者也發現到，護理人員對於依照期望落實洗手的順從性是很缺乏的。Slade 等人(1990)發現，即使在一場醫院的宣傳活動過後，對於洗手重要性的知識被評估出來的結

果是非常地好,洗手的頻率也只有些微的提升。你認為這是為什麼?你能不能想出任何其他可能使得健康專業人員對於洗手這件事的順從性提升的方式嗎?

服從性

　　說服是一個推理的過程,它是刻意地被設計用來促進服從性行為的發生;然而,社會中還存在著其他的過程會影響這類型的行為。心理學家 Stanley Milgram 就對希特勒在第二次世界大戰時如何能引發群眾的服從性,而去參與那些殘酷的極端行為,感到興趣。他設計了一項著名的實驗,有著影響深遠的意義。Milgram(1963,引自 Gross 1994: ch6)以廣告徵求自願者,參與在哈佛大學的一項教育實驗。在每個自願者一到達時,他們都被介紹去認識另一個參與者(其實這是實驗者安排在裡面當配角的暗樁),同時有許多人表面上都表現得很想找出誰會是「學生」,誰會是「老師」。事實上,自願者永遠都扮演老師的角色。Milgram 告訴這個老師,如果學生犯錯,他可以按下一個按鈕,就會給學生一次電擊作為懲罰。電擊的強度可以被看見從 15 伏特增加到 450 伏特,並且上層的範圍清楚地標示著「危險」。結果令 Milgram 與大眾都相當震驚:在受到鼓勵的狀況下,40 位老師當中有 26 位會持續地給予高達 450 伏特的電擊,即使學生在抗議聲與尖叫聲中也已經有所進步了;而在這之前,學生們都是安靜無聲的。沒有任何一位受試者是在給予低於 300 伏特電擊的情況下結束這個實驗(請注意,在英國標準的家用電壓數是 200 伏特)。

　　下列的因素隨後被指出為,在這種情境下影響服從性的因

素：

◇權威角色的正當性或地位——如果是在一個較不具知名度的機構中接受引導，則服從性的表現較低，但是仍然令人感到不安。

◇受害者接近的程度——當受害者同在一個空間中，而不是在玻璃螢幕後面時，服從性可能會較低。

◇權威角色接近的程度——當實驗者在另一個空間，並且透過電話給予指導時，服從性可能會較低。

◇目標對象的個人特質——有些人似乎比其他人更易於反抗而較不遵循傳統。

◇習慣——有些人會自動化地對權威的指示產生反應。

◇許下承諾的社會規則——自願者既然已經同意參加實驗，會覺得有義務去完成他們被要求的事。

如果健康照護專業人員仍然不瞭解這些結果與他們有何關係，那麼接下來還有 Hofling 等人(1966; 參見 Gross 1992: 582)在「真實生活」情境中所做的實驗。在病房的藥櫃中放著一種標示著「Astroten 5mg; 最高使用劑量 10mg」的藥物。一位實驗者聲稱自己是精神科醫師，打電話到病房給值班的護理人員，要求他給一位指定的病人 20mg 這種偽裝的假藥。一位觀察者在護理人員走到病人處之前出現，半路攔截；22 位護理人員中仍然有 21 位會順從這個指示，即使沒有寫好的處方簽，即使藥物超過安全劑量（其中有 11 位聲稱之前並沒有注意到這一點），即使這些護理人員先前都沒有聽過這種藥物與這位「醫師」。這類型的問題在今天可能發生嗎？

練習題

想像你在某個單位工作，在那裡病人接受檢查時，必須例行性地實施一種較不具傷害性的藥物。在互信的前提下，你不被允許在沒有處方簽的情況下給藥。有一位新進的醫師忘了為某位病人填上這一項；他透過電話告訴你儘管為這位病人實施這項藥物，然後晚一點他會補簽處方。你會做什麼？你接下來一連串的行動有些什麼可能的意義？

在 1994 年，三位來自地方學校的青少年，在急診室付出了他們的第一天作為工作經驗課程的一部份；當一位假設他們是護理人員的醫師，告訴他們去為病人縫合傷口時，他們做到了！

這類型社會影響的力量，在日常生活中是顯而易見的。我們很少人能夠不跌入權威感十足的推銷員那喋喋不休的花言巧語中。父母、師長、老闆、將軍與獨裁者都訴諸於服從性，而往往不需要使用到暴力。推行訓練所有健康照護專業人員的執照或學位等級的一項主要的理由，就是為了要提升他們對這些效應的覺察，並鼓勵他們去質疑，也不要毫不批判地接受答案。然而挑戰權威會使個人不受歡迎，這也是為何持不同意見的人這麼少的主因之一了。

從眾性

順應我們自身所屬的社會團體成員的傾向，也是另一項社會

影響的重要來源。由市場行銷產業所創造的時尚流行，正說明了**從眾性(conformity)**的重要性。事實上，任何一個想要為自己的小孩子買一雙便宜的、沒有名氣的品牌的運動鞋的母親，都證實了這個現象。

　　從眾性在許多古典的心理學實驗中向來不斷地被提出來論證。其中一項在 1950 年代早期，是由 Solomon Asch(參見 Gross 1992: 563-568)所做的實驗，在實驗中一群大學男生被告知他們參加了一項有關視覺判斷的實驗。他們被要求為一張卡片上線條，從另一張卡片上的三個線條中，找到長度相同的一條（如圖 9.2 所示）。這似乎是一件直截了當且毫無爭議的任務。然而，當學生不知情地被放在與實驗者所安排的同夥同一個空間中，同時這些同夥都選擇錯誤的線條時，有三分之一的學生也相同地會給出實驗者的同夥先前所給的「錯誤」答案；有百分之七十的學生會在至少一種情況下順應這種狀況。只有一少部分的學生會在面對這類型團體壓力的狀況下，仍舊維持獨立的意見。

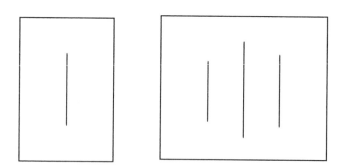

圖 9.2　圖中所示的與 Asch 在其從眾性實驗中所使用的相似。參與者被要求為左手邊卡片上的線條，從右手邊卡片上的三條中，找到長度相同的一條。

練習題

想像你是一位在第一個實習單位工作的護生，你被要求為病人例行性地量血壓。在第一次嘗試時，你並不是很有自信，並且也還不能偵測到有意義的聲音。你可能會做什麼？你再試了一次，這一次理所當然地你對於量出來的結果感到有信心。然而，量出來的結果卻遠低於這位病人先前的紀錄。你又會做什麼？這位病人的血壓由另一位護理人員測量，他在測量前已經先看過病歷了，然後他很有自信地宣布病人的血壓與先前的紀錄一致。你又試了一次，結果還是量到了另一個較低的紀錄。你感覺如何？你會做什麼？

上述的情境是每一位護理人員在某種時候都會遭遇的狀況之一。這正有利於我們看見，即使像是量血壓這樣簡單的事，都可能潛在地缺乏客觀性。如果我們真的夠誠實的話就會知道，沒有先去檢查先前紀錄就去量血壓的人，幾乎是沒有的──這個現象的意義是什麼？

有許多的重要因素，對於個體是否決定要從眾的可能性，具有其影響力：

1. 當做決定所需的有用訊息是模稜兩可或缺乏時，人們就比較可能去順應他人的意見與行為。這在健康照護的許多情況中，往往是事實。

2. 在許多情況下，社會讚許（常態性的影響）能超越其他方面的判斷。

3. 如果我們覺得其他人的專業知能比我們的還要好時，我們

也比較容易去順應他人的意見。初學者可能是正確的，但是一般來說專家的意見才會被認真考慮。

4.缺乏自信、自尊與自我效能感的人，較容易從眾。在信心、自尊與自我效能感較高的情況下，比較不會從眾。

5.在自我表現慾強的人身上，不從眾與不順從的程度也較高。這時常被他人視為是吸引注意的行為、行為異常的證據，或是緊緊只是在「鬧彆扭」。換句話說，表現得異於他人是很難引來社會讚許的。然而，不從眾性能引發我們對難題的思考出現新穎的且具創意的方式；有些我們所熟知的科學家，或是廣為大眾所喜愛的人物，事實上都恰好屬於這個範圍（通常要回顧過去才能發現）。

我們向來知道：個體由於相信別人知道的最多或是掌控了狀況，而使得自己不能依照自己的信念行動，往往是許多重大災難的重要構成因素。像是車諾比事件，當地的維修團隊即使可以清楚地看見儀表板上的等級顯示危險，他們似乎還是認為來自莫斯科的專家們知道他們正在做的事，並且掌握了情況(Reason 1987)。

練習題

你剛開始了你的初戀，同時你知道你的伴侶之前有過許多短暫的關係。一直到現在你都堅持使用保險套，但是現在你的伴侶試著要說服你不再需要保險套。你的腦子告訴你這可能會有感染經由性行為傳遞的疾病的風險，但是你的心卻想要相信你的伴侶。你可能會做什麼？在這種情境中，什麼因素可能會影響你的決定？你的決定會不會因為你是男性或是女性而有所差別？如果會的話，是為什麼？你堅持繼續使用保險套，但你的伴侶似

平表現得比較不熱情，而你的朋友們告訴你不會有風
險，因為你的伴侶是這麼好的一個人。下次你見到你的
伴侶時，你會做什麼？

旁觀者的冷漠

　　從眾性是向來被認為是造成所謂旁觀者的冷漠的諸多因素
中的一項。這個現象在美國是由於一個名叫凱蒂的年輕女子，被
殘酷無情地謀殺在一棟公寓外，而開始受到重視。當時有一大群
人都聽見了她長達半個小時大喊大叫的求救聲，但是卻沒有任何
一個人打電話報警。Latane 與 Darley(1968)隨後安排的一系列緊
急事件的情況，要看看在哪些情況下旁觀者會介入，哪些情況下
旁觀者不會介入(參見 Gross 1992)。

練習題

你正獨自一人搭乘地下鐵旅行，你發現自己所在的車廂
裡除了你還有十個人。一位臉色紅潤、外觀十分骯髒污
穢的中年婦人走進車廂，然後慢慢地倒在地上。其他人
沒有一個採取任何行動。有些人仍舊把頭埋在自己的報
紙裡。這時你會做什麼？假設倒地的這個人穿著整齊漂
亮，但臉色蒼白。這時你又會做什麼？為什麼外觀可能
會導致差別待遇呢？

下列的因素似乎會影響採取行動的決定(Latana and Darley 1970)：

◈當其他人身上出現了這個情況有其嚴重性的訊息時，人們
比較容易採取行動。因此，一旦有一個人開始採取行動，
其他人就會跟著做。

◈什麼事都不做的陌生人出現的數量越多，個人就越不容易
去介入。在這種情況下，每個人都假設會有某個其他人將
會採取必要的行動。

◈當人們覺得自己沒有能力做任何幫得上忙的事時，也就不
會行動。相反地，如果人們覺得自己有能力做一些有用的
事去幫上忙，就比較可能會行動。

◈人們比較不會在模稜兩可的情況中行動。舉例而言，在英
國社會，人們比較可能去忽視躺在人行道上的人，因為這
個人可能是喝醉了而不是生病。

◈當人們有機會先與其他人討論一下狀況的時候，也比較可
能會採取行動。

提供幫助的行動也會因為人們覺得受害者是不是「活該」或
是罪有應得而受到影響。這可能與「公平世界」的假設有關，在
這樣的世界中，人們是被認定應該得到自己應得的。現代的兩難
集中在沿街乞討的流浪漢，以及他們被視為是受害者或是我們社
會的乞食者的程度。這些兩難的狀況往往與一個社會或文化中的
道德議題有關。提供幫助的行為時常會受到這個行動是否會帶來
社會讚許的想法所影響。對社會讚許的渴望會導致有些人去公開
他們的協助活動，當然也有些人會去避免到處宣揚。

「受害者」被認為要吸引他人注意的程度，也可能影響提供
幫助的行為。人們比較容易去捐助那些形象具有吸引力的慈善團

體，而不是那些會引人覺得厭惡或反感的。這或許正是為何動物
慈善團體會做得這麼好的原因。像是 Mencap（譯按：英國最主
要的學習障礙慈善團體，服務的對象是學習障礙者及其家屬與照
顧者）與 Scope（譯按：在英格蘭語威爾斯地區服務腦性麻痺患
者的慈善組織）（前身是癱瘓之友團體）這樣的大型慈善團體，
也已經改變了他們的形象，以提升他們在他們所支持的人心中一
個更具吸引力的印象，也期望能產生更多正面的態度，並吸引更
多潛在的捐助者。

　　對於任何想要進行有關人（不論是否也同時有關實驗者）、
問卷調查、觀察或深入訪談的人，社會期待(social desirability)也
是一個重要的考量因素。個體總是會企圖去解釋自己被索求的
事，並且可能修飾他們的反應，以作為他們自我印象管理
(impression-management)的一部份。這正是為何社會研究者往往
利用虛假的表面故事的原因。知情同意(informed consent)獲得的
必須性，對於一方面需要顧及倫理考量，另一方面又需要降低社
會期待所造成的誤差的健康照護專業人員而言，在權衡上造成了
兩難的局面。

非語言行為

　　我們一向認為，傳遞態度的情感與行為組成元素的重要方
式，是透過非語言行為(non-verbal behaviour)。我們時常在沒有
清楚地覺察到自己正在這麼做的情況下「洩露出」我們的情感或
態度；這稱之為「流露」(leakage)。

　　病患對健康照護工作的滿意度研究，總是不斷地顯示出照護

工作中的人際面向，才是影響病患對於照護品質的知覺的重要關鍵。作為一個健康專業人員所要關心的，並不只是在於我們所做的事，也在於我們做這些事的方法。從病人約章(The Patients' Charter)中，我們認清個人化照護的需要；因此，相對於任務導向的護理工作，基礎護理工作的推行，是有助於確保醫院內住院病人能接受到個人化照護的方法之一。事實上有證據顯示，基礎護理工作除了使病人的滿意度提升外，同時護理人員的工作滿意度也提升了。像是滿意或不滿意、高興或生氣、讚許或反感這類正向與負向的態度，是很容易透過非語言的訊號顯露出來的；特別是負向的態度，是很難偽裝的。

練習題

> 想像你遇見一個你非常喜歡的人。請寫下一位不受影響的觀察者（位於你聽力所不及的地方）可能如何看出你的感覺是什麼。現在想像你遇見一個你非常不喜歡的人。再寫下那位觀察者可能如何看出你的不喜歡。

我們透過非語言溝通透露了許多與自己有關的訊息。例如，我們透過了身體姿勢、手部動作、臉部表情、聲調與說話的速度，顯示出信心或緊張感。同樣地，我們也可以運用這些訊息去看出病人的信心或壓力。

練習題

> 列舉出所有你可能用以看出病人焦慮的方法。每一個個體所發出非語言的焦慮訊號有何不同呢？

角色管理

一旦我們清楚這些非語言訊號，我們就可以對這些訊號加以修飾，以建立與我們內在感覺相當不同的外在印象。Ervine Goffman(1971)提出了「戲劇理論」(dramaturgical theory)，將社會互動視爲類似於戲劇表演。自我的議題在第三章裡已經討論過部分細節，但是它與社會心理學有著同等重要的關連。Goffman 實際上是舉了醫師作爲實例，來說明他的戲劇模型，但是在所有的專業或工作中也可以看見相似的過程。一個醫學系的學生在學習成爲醫生的過程中，所牽涉到的不僅僅只在於獲得醫學知識或技能；他還需要言行舉止看起來像個醫生，培養探視病人的態度 (bedside manner)，並且爲病人注入信心。醫師形象的維持，主要是透過傳統上傾向於以敬畏的態度對待醫師的病人，以及打理病人、準備手推車，執行命令且向來接受成爲次要角色的護理人員。任何親眼看過傳統上會診醫師巡房的人，對於醫師這樣的角色，與醫師—護理人員間這樣的關係，肯定是毫無疑問的，但是這樣的態度近來已經開始有所改變了。

人們時常會透過選擇性地將自己的表現與其他人較不純熟的表現，進行社會比較，來增加自己的自我形象。事實上，有些人會試著操縱其他人處於次要的角色；例如，在其他人面前嘲弄他們，或是忽視他們的建議。這個現象 Goffman 稱之爲「角色支配」(altercasting)（譯按：利用社會影響強迫他人成爲符合我們期望的角色認同，而沒有經過對方的同意）。

Goffman 強調了我們如何透過印象管理 (impression management)，來使用道具以維持我們的角色。衣著、髮型、裝

扮、化妝與公事包,都是我們用來描繪出自己所希望呈現的公開
形象的道具的具體實例。醫師的聽診器與白袍,就是被用來建立
醫師形象的部分道具。事實上,這樣的表現使得有些假醫師,在
他們醫學知識與專業性的缺乏使他們漏餡之前,還能夠相當具有
說服力長達好一段時間。

　　每一門專業都有自己一套道具與行為,讓新進人員接受訓練
與社會化。這樣的學習比較是透過倣效作用,而非透過正式的機
構;然而我們期望,一旦我們瞭解這樣的過程是如何發生的,我
們就能辨認出自己行為的這些面向,並且在必要的場合仔細地修
飾這些行為。事實上角色的培養,就是學習角色如何看與如何行
為、檢視角色以及不斷調整角色的過程。每一個健康專業人員,
都要培養出一個具有特色的角色,並且這個角色是關係到某些社
會行為的規範與期待的。

練習題

> 請描述出以你自己的專業作為特徵的角色。與它有關的
> 行為與道具有哪些?。是什麼使你自己的專業與其他健
> 康照護專業人員相似或不同呢?

　　Zimbardo 與其同僚在 Stanford 大學所做的監禁實驗(Haney et
al. 1973,引自 Gross 1994: ch7) 中,說明了個體接受被期望的角
色的容易性,與後續可能接踵而至的潛在可怕後果。大學校園中
一棟建築的地下室被改裝成監獄,有著三間牢房、一間單獨的禁
閉室與一間給監獄守衛用的觀察室。二十一名自願者在參與實驗
前先接受篩檢,確定他們生理上與心理上的穩定性。然後其中的
九位被**隨機地(randomly)**指定為囚犯的角色。其他人則被指定為

守衛的角色，並且發給他們每個人制服、太陽眼鏡、一支警棍與一只哨子。這個實驗在六天以後被迫終止，因為守衛變得越來越具有攻擊性與虐待性，同時囚犯也變得被動與消極。如廁變成是一項特權，而非權利。當囚犯被釋放後，他們表現出痛苦解除了。然而，這些守衛卻仍沈溺於享受權力，並且發現很難要他們放棄這個權力。

　　上述情境的現象，在許多不同機構的情境中也發現到有相似的狀況。Goffman 另一個有名的著作 Asylums (Goffman 1968a)，記述了關於在許多不同精神收容機構中，對工作人員與收容病人之行為的研究。他的觀察產生了干擾因素，但是觀察結果仍然對於任何以一群「專家」對另一群人，例如病人，擁有權力與控制權的機構或公共服務，具有實際的價值。

練習題

在 1980 年代到 1990 年代間，媒體有著一些定期發生的實例。當時媒體注意到在機構中發生忽略或殘酷的行為，對象是社會中最脆弱的一群：小孩、精神病患、學習障礙者與老人。請至少查閱其中的一項，並試著解釋為何會發生這樣的事。我們又可能採取什麼步驟去避免這樣的惡行？

　　在 1970 年代早期，Rosenhan 所做的一項名為"On being sane in insane places"(Rosenhan 1973, 引自 Gross 1994: ch18) 的著名研究中，清楚地說明了精神疾病的診斷一旦被確立了，就難以擺脫開來。這類型的劇情腳本對於看過"One Flew Over the Cuckoo's Nest"（譯按：台灣譯名為「飛越杜鵑窩」）這部影片的人來說應

該是相當熟悉的；在這部片中，一名聲稱自己「聽到聲音」的人
住到一個精神收容機構中，被診斷為精神分裂病，雖然他陳述自
己沒有進一步的症狀，但是他的行為，包括所做的筆記，全部都
被解釋為他精神錯亂的進一步證據。一旦診斷被確立，並且病人
的病情或狀態已經被貼上標籤後，就會變得非常難以改變；如同
在精神健康照護工作中的狀況一樣，這樣的現象在身體健康照護
工作中也同樣是事實。

練習題

媒體有報導指出，英國的精神疾病（關於不正常想法與
行為的疾病）在少數民族中的發生率更為普遍。請討論
這項發現的可能理由。

刻板印象、污名與偏見

刻板印象化是根據個體所屬的族群身份，而將某些特質附加
在個體身上的一種過程。社會學者通常稱此為貼標籤(labelling)。
它是根據某些顯著的特徵，這些特徵也有其事實根據，或來自於
經驗。然而，這些特徵常常被誇大或普遍化，以致於不惜犧牲了
個體的特徵。刻板印象可能是基於國籍或宗教特徵、種族、性別
或年齡特徵、或者可能只是與一般如身高、體重或髮色的特徵有
關。舉例而言，有著一頭紅髮的人脾氣很火爆，蘇格蘭人很卑鄙。
這些刻板印象中有一些是正面的，但是有許多都是負面的。

　　刻板印象化是用來敘述人們時的一種形式方便的速寫或基模。然而，負面的刻板印象會導致族群的分化對立與成見。刻板印象可能會變成一種自我實現的預言。Rosenthal 與 Jacobson(1968) 所做的一項著名的教室實驗正說明了這個狀況。學生們在實施了智力測驗後，其中的一群人被隨機地挑選出來，然後告訴他們老師們這群學生是「突然拼命努力的人」("spurters")。幾個月後再一次對所有學生進行智力測驗，結果發現這群被挑選出來的孩子比起其餘的孩子，有了更顯著的進步。這個現象最佳的解釋就是：老師們對於這群孩子反應不同，給了他們更多的鼓勵以及正向的回饋。這個研究的結果，正好對於一般認為在十一歲時選擇學校，以及按智力做能力分班措施的質疑，起了作用。

　　期望，對於人類行為的影響，是潛意識裡非常具有力量的偏見；在談到關於安慰劑效應時已經提到過（參見第八章）。它對於「純」("pure")科學範疇的研究會產生混淆性的影響，僅僅只是因為研究者幾乎總是帶著某些希望或期待去處理其研究。當 Rosenthal(1966) 在將實驗用的老鼠分給學生進行走迷津訓練之前，隨機地把老鼠分類成「聰明」和「遲鈍」的時候，他發現那些「聰明」老鼠的表現，遠比那些「遲鈍」老鼠要來得好很多。這或許是因為學生們在對待與鼓勵這些「聰明」老鼠的行為方式上十分地不同。當研究的對象是人類時，例如在社會研究中，那麼期望造成影響的可能性就會更大。這就是為何社會科學所獲得的資料，會比物理科學所獲得的，具有更多變異性的原因；也是為何不同的研究者，即使他們遵循相同的既定流程去做，仍舊幾乎不會獲得同一種結果的理由；也說明了為何以同一種治療方式施加在不同人身上，卻時常產生完全不同的效果。

偏見與歸因理論

　　我們可以從生活中所有的面向上，找到許多刻板印象化產生負面影響的實例。負面的刻板印象導致偏見：偏見結合了對於特殊目標團體中的人，所抱持的負面信念、態度與歧視行為。偏見與「主義」(isms)有關，例如種族主義(racism)、年齡歧視(ageism)、性別主義(sexism)與分班制度。

　　我們或許可以用歸因理論來瞭解偏見。歸因理論的原理原則涵蓋在第四章中，它的重要性其實在社會情境中最能被顯著地瞭解。偏見牽涉到對於負面的特徵，例如貧窮或健康不佳，歸因成負面的、普遍的與穩定的性格因素，而非將之歸因成環境或情境成因的傾向。這無可避免地造成了人們「譴責受害者」(victim-blaming)的現象。

練習題

　　一位友善的中年男性因嚴重的循環問題而住院，可能需要接受膝蓋以下部分的截肢手術。你對他有何感受？接著你發現到，即使他的醫生一再地告誡他不戒菸的後果，他仍然繼續當個老菸槍。現在你對他又有何感受？再來你發現，他一直以來經歷了重大的個人與經濟問題，並且他責怪自己會經歷這些問題是因為沒辦法戒菸。這是否影響了你對他的態度？

　　當我們生活中的一切都進展得很順利時，我們會傾向於將成

功歸因於我們自己的行動；然而，當事情進展不順，我們就傾向歸罪於外在環境或情境因素，或是其他人。而當我們在評價他人的生活時，我們又傾向於以相反的方式作歸因。這種對於性格或個人（內在）因素的高估，以及在他人身上對於環境或情境因素影響的低估的傾向，稱之為基本歸因謬誤 (fundamental attribution error)。基本歸因謬誤這個概念在心理學中，如果不是最重要的概念，也可能是重要的概念之一，因為它呈現了這樣一個可能產生天差地別後果的普遍錯誤。

　　基本歸因謬誤的實例之一，就是在一個超過三百萬人口都在尋找工作的時期，去責怪人們之所以沒有工作是因為懶惰。另一個實例就是，將貧窮歸罪於沒有出息，而事實上調查發現低救助金水準與工資才是主因。找尋人格特質因素而非情境因素去解釋焦慮，說不定是（也說不定不是）另一個實例。

　　Goffman(1968b)把基於個人特徵的負面標籤，稱之為污名 (stigma)。這在第三章中已經討論過部分細節。一旦某個污名化的標籤，像是「神經質」或是「憂鬱」，被貼到個體身上，就很難將它移除了。身心症(psychosomatic)這個字眼單純地意指一種關於身體與心理共同因素造成的疾病。然而，它卻常常被當成一個標籤，錯誤地被解釋與使用在找不到醫學導因的身體疾患上，並且毫無選擇地被認為有心理上的問題。這種狀況正確的說法事實上是心因性(psychogenetic)。在過敏原與污染物質對於氣喘的致病作用之重要性被發現之前，氣喘就是被涵蓋到心因性的範圍裡去的。這個例子值得我們牢記的是，一旦一個污名化的標籤被紀錄到病人的醫療記錄裡之後，不論是對是錯，它就是在那裡，病人時常是不知道的，但卻可能影響了後來的照護。

個案研究：蘇珊

　　蘇珊過去是一個護理人員，同時也是一個三歲男孩（她的第二個孩子）的母親；她的這個孩子在身心發展上都有嚴重遲緩的現象。她非常急於找出導致她的孩子出現這樣問題的原因，並且也急於獲得對孩子最好的幫助。他覺得當地的小兒科醫師一點幫助也沒有，於是她請求醫師為她尋求其他專家的意見。然而這件事情沒有下文，於是蘇珊向她的醫師與健康訪視員尋求協助；她並不瞭解為何幾個月以來，她所遭遇到的都是負向的態度。健康訪視員再仔細看過孩子的病歷記錄後，發現了一封小兒科醫師的信，裡面有著這句話：「這位母親在操控社會服務機構。」這樣的一句話是相當耐人尋味的，因為在當時，這個家庭甚至並未被社會服務機構所發現。

　　在健康照護的領域中，越來越強調自我照護、對健康的個人責任與賦能(empowerment)的需要。但是當個體生病或是不能好轉時，這樣的強調所造成較不幸的後果之一，就顯而易見了。我們很容易認為沒有接受建議或是採取行動是個體的錯，但是卻沒有去正視個體所處的社會環境限制了個體採取個人行動的機會，並且沒有為個人賦能。例如，一個母親住在只提供床和早餐的民宿住處，而因此未能給孩子提供適當的營養；或者，一個年輕的青少女無法對其較年長且態度更堅定的男性伴侶，堅持一定要使用保險套。

練習題

一位年長的紳士被診斷出有糖尿病，並且被建議要遵循時下的意見改變其飲食習慣（無糖、高纖、新鮮蔬果與低飽和脂肪）。後來的血液檢查，顯示他並未遵循這個飲食習慣。請想想可能影響他行為的性格、環境與情境因素。對這些因素的瞭解，如何能使你協助他做適當的調整呢？（你可以回過頭去參考第四章與第六章中提到的一些議題。）

個別化與整體照護的重要性

在健康照護中，能夠解決成見與譴責受害者現象的主要方法之一，就是強調個別化、個案中心的照護，這樣的照護模式在其評估、計畫與實行照護策略的過程中，會去找出個人的信念、期望與需求。另一個方法就是運用整體性的評估，將環境上與情境上的限制因素與病人個體得以發揮功能的資源，考量進來。

醫療模型的照護工作，向來透過將個體卡入診斷類別裡，而助長了刻板印象的形成。這可能導致去個人化(depersonalization)的現象，在這種狀況下病人個體會被當作是「第 22 床的腿」，而不是「葛菲斯太太，66 歲，股骨骨折，在六年前的一場意外中失去丈夫與獨生女，最近剛搬進一間沒有電梯的兩層樓公寓，並且將她鍾愛的貓托給新鄰居照顧」。醫療模型一向傾向於強調性格因素，以便得以解釋對於生病或創傷的反應。如此一來，葛菲斯

太太的心煩意亂與焦慮，就可能會被歸因成她的人格因素，而不被認為是她對於貓或是自己在出院回家後該如何獨力面對的真實擔憂。

隨著將老年人去個人化的傾向，老人醫學長久以來一直帶著「老人醫學」的一項污名。一旦個別化的照護取向受到接納，老人照護工作的回饋就會變得顯而易見。任務導向的照護工作主要著重在如廁、沐浴、改變與餵食的日常習慣。而個別化照護工作卻能夠在發現趣聞軼事與個人歷史上獲得豐富的回饋。懷舊與生命回顧，顯然提升了老人的自尊與自信，並且引發了他們願意參與自我照護工作的動機。同時照護工作對於病人與護理人員也變得較不繁重了，因為他們建立了更親近的關係；有些對於老人特殊行為模式的照護工作也不再那麼必要了，因為護理人員與病人會一起去找出這些行為模式的理由。

本章的其他部分還包括了簡介社會心理學對於有效的領導風格、團體過程與改變的管理這些議題的貢獻，這些貢獻對於健康照護工作特別具有參考價值。

領導風格

正如希特勒的興起與其時代的德國所產生的效應，引發了 Stanley Milgram 對於服從性的研究工作一般，它也引發了 Kurt Lewin 去研究領導風格的議題。事實上 Lewin 在大戰前就已經逃出納粹德國，並且在美國與一些同事開始了一系列的研究工作。這些研究中的其中一項，就是獨裁型、民主型與自由放任型的領導風格所造成的影響。你可能會注意到這些字眼與後來用在描述

撫育型態的字眼之間有些類似（參見第四章中，控制觀發展的部分）。但我們必須記得，父母親終究是領導者，而 Lewin 的一些早期研究工作是與孩子有關的(參見 Pennington 1986)。研究證據顯然認為，民主型的領導風格能鼓勵參與，能在團體中產生所有權與獻身意識，並且一般來說也可以引發較高的鬥志、友善、合作與生產力(同時參見 Broome 1990)。獨裁型的領導風格是以強制手段作為基礎，且一般而言在團體中或勞動階層裡會與較低的鬥志有關。運用獨裁型的領導風格去快速地完成一件重要的工作會是有效的，但是這也可能在某些團體成員身上施加了過度的壓力。大部分的人都比較喜歡在堅定而民主的領導風格下工作。雖然心理學的研究向來著重於好領導者的人格特徵，但是領導風格基本上仍然是一項技能，牽涉到技術，而不必然是天生的。因此，對於所有在英國國民醫療保健制度中扮演管理或領導角色的人來說，良好的管理訓練是重要的，特別是在一個急遽多變的時代中。

團體互動

　　決策的有效方式之一，可以是成立一個委員會或是工作團對來討論議題並產生結論。然而，這也可能是個有風險的過程。Kogan 與 Wallach(1967；參見 Pennington 1986)描述了一種團體現象，他們稱之為「風險偏移」(''risky-shift'')。他們發現，團體在決策時，比起同一個團體中的個別成員來說，更容易做出風險較高的決定。這個現象可能的理由之一，或許是每個人對決定的結果所需負起的責任是分散的。然而，這些研究者與其他研究者也

注意到，在某些情況下會出現一種傾向於謹慎的偏移，這使得Moscovici 與 Zavalloni(1969)提出了「團體極化作用」(group polarization)的理論。這個理論的假設是：一般團體的決定會傾向於更為極端，但仍會與團體形成前一般個人的反應維持相同的方向。

Irving Janis 是一位因研究壓力而聲名大噪的心理學家，一則重大的國際事件促使了他對於這些團體的決定進行了更深入的研究。這則事件是美國在 1961 年決定支持入侵古巴的不成功行動，成為眾所周知的「豬玀灣災難事件」("The Bay of Pigs" disaster)。這個事件引起了 1962 年的古巴飛彈危機，迫使甘乃迪總統必須承認這個可怕的錯誤是由他高度專業的建言團隊所造成的。然而這個錯誤是如何造成的？又是為何造成的？Janis(1982)分析了相關的團體歷程，並提出這些專家都是團體迷思(groupthink)的犧牲者。以下指出一部份團體迷思的主要特徵：

1. 對「牢不可破」的錯覺—權力的身份地位使得人們相信他們是不可能錯的。
2. 集體的合理化作用—不切實際的評估，受到了足以說服團體其他成員的所謂「理性」的論點所支持。
3. 對團體內在固有道德的信仰—相信他們自己是正確並合乎道德的，同時這樣的信念必定勝利
4. 對外團體的刻板印象—外人時常被自動化地歸類成「壞人」或敵人，因此他們必定是錯的。
5. 對異議者的直接壓力—異議者的言論受到壓制，這個現象打壓了批判性的評價。某些團體成員可能會開始去降低反對聲（透過說服或強迫手段），同時助長了達成一致的錯覺。沈默於是乎被解釋成支持。

　　Butler 等人(1994)說明 1991 年英國政府決定推行「人頭稅」這件事，從壞處想就是團體迷思的一個實例。當地政府的財政主管、在野黨成員與 Nigel Lawson（譯按：柴契爾內閣的財政大臣）（全都是外團體成員）預測抽這個稅將會付出極大的代價，並且警告這會導致收入上巨大的損失，這並不是不可能。然而，柴契爾夫人下的內閣官員與大臣們（內團體）一心一意地堅持他們的決定。結果造成的龐大代價是納稅人的負擔，以及政府體制在兩年內不得不被取代。你可能願意去想想，在英國國民醫療保健制度的開銷中，可能落入這個範疇的實例。

　　以團體的成員組合進行工作，意味著包含了具有不同技能的個體混合而成的小團體，也意味著其觀點可能會更有效率地達成有根據的決定。異質性的團體較不易陷入團體迷思。另外，團體的大小也是一項重要的考量。很少有超過十二個人以上的團體會是有效率的，而一個五或六個人的團體最能催化每一個成員主動地參與。主席需要扮演重要的角色，公正不倚地鼓勵成員為他們自己的意見發聲，並且鼓勵對於任何的疑慮進行討論。

　　Tajfel(1970, 引自 Gross 1994: ch11)提出了社會分群的潛在分裂本質，稱作團體間歧視與成見。Tajfel 的研究結果認為，一般而言團體成員的工作會替自身所屬的團體成員創造最大的利益或報酬（內團體），而時常不惜以其他團體（外團體）的利益或報酬作為代價。這個現象，你可以在產業裡對於支付差價的防衛戰中，或是英國國民醫療保健制度裡專業間對於珍貴資源的爭奪戰中，看見實例。在英國國民醫療保健制度裡，內團體與外團體之間衝突的實例，存在於登記護理人員(enrolled nurses)與註冊護理人員(registered nurses)、醫院與社區、自費與醫療保健制度、或是不同地區的單位之間的關係之中。在一個專業間合作變得日漸

必要的時代中，專業認同卻可能在病人照護品質的傳遞上，形成
障礙。或許，「多重專業模式團隊」也需要發展成未來的內團體。

組織的管理與改變

　　過去的二十五年以來，英國國民醫療保健制度在一段密集的
時期中，不斷地經歷著急遽的變遷。不久前，市場參考架構的推
行，已經在傳遞照護的哲學觀上造成一些主要的轉變。所有層級
的工作人員都與之產生關連，並且在許多的事件上造成了壓力
（參見第六章）與低落的士氣。在今日的國民醫療保健制度中，
再也沒有比有效的領導才能以及對改變的管理更重要的議題了。

　　對於改變的管理的一些詳細的討論，超出了本書的範圍，讀
者可以參考 Broome(1990)與 Teasdale(1992)對於這一些議題詳細
的評論。最成功的改變管理策略就是：工作人員被鼓勵以多重專
業模式團隊一員的身份，去參與目標的設定與決策過程，並且能
承擔起個人工作量的責任，同時能接受到達成共識目標所需的支
持與資源。這樣的策略能夠使每個個體具有控制感與信心，也能
夠造就好的氣氛；它也影響了人際間的關心，同時也是決定病人
滿意度的一個重要因子。病房環境的這些面向，被認為在心理健
康的情境中，對於病人的行為具有重要的影響(Moos 1974)。

　　如同有著其他大型組織的機構一樣，英國國民醫療保健制度
內的傳統組織結構，向來都是層級分明的；在這樣的層級中，高
層做出重要的決議，然後如果幸運的話，指示會層層向下傳遞到
最底層。在這類型的情況下，那些實際上在提供病人照護的工作
人員，會覺得自己少有機會去投入（或影響）決策過程，覺得自

主性受限，並且幾乎無法控制。扁平化管理結構（相對於金字塔式管理結構）的優點，就是所有層級的溝通與投入都更加容易，而其問題則是生涯發展可能被認為較受到限制。

練習題

> 建立一張你目前工作單位的組織結構圖。標出關於照護管理政策被決策的層級，並指出這些決策被傳遞的方向。找出你自己對於在這個環境中工作的感受，以及與你一同工作的同仁的士氣。你認為這與個人控制及可獲得的支持之間，有多少程度的關連？

　　獨裁型的領導風格可能容易促成儀式化的任務導向方式，在這種情況下，主要的目標是把工作完成而已。最有效的管理者，通常是一個準備好委任權責、鼓勵個人充實專業知識並擁有新觀念，以及能促進專業間的合作，同時在工作人員因無可避免地需要改變業務而面臨風險時，能夠確保他們受到適當的支持。工作人員常常將士氣低落歸咎於個性衝突或是工作量太大，事實上潛在的理由卻是管理者的領導風格、結構與組織的哲學觀，與不充分的資源(Webb 1989)。這些議題與組織中壓力與因應的議題有著密不可分的關係，壓力與因應的議題在第六章已經提到過，讀者可以回頭做進一步的閱讀。

摘要

▶▶ 概述態度與態度改變的理論，包含認知失調理論。

▶▶ 概述說服理論，包含傳播者、訊息、媒體與接收者等因素，並且考量了關於推動健康促進工作。

▶▶ 呈現服從性、順從性與旁觀者的冷漠的研究，並強調它們與健康照護與健康專業人員的關係。

▶▶ 考量非語言溝通的重要意義，特別與健康專業人員與病人的角色發展與印象管理有關。

▶▶ 強調角色對於決定態度與行為的重要性。

▶▶ 強調在健康照護情境中刻板印象化、偏見與其重要意義，特別與基本歸因謬誤、去個人化以及個別化與整體照護的重要性有關。

▶▶ 呈現領導風格與團體歷程議題的研究，特別與組織結構與健康照護內的改變有關。

延伸閱讀

Argyle, M. (1983) *The Psychology of Interpersonal Behaviour*, 4th edn. Harmondsworth: Penguin.

Atkinson, R.L., Atkinson, R.C., Smith, E.E. and Bem, D.J. (1993) *Introduction to Psychology*, 11th edn. Orlando, FL: Harcourt Brace Jovanovich. Chapter 18.

Goffman, E. (1968) *Asylums – Essays on the Social Situation of Mental Patients and Other Inmates*. Harmondsworth: Penguin.

Gross, R.D. (1992) *Psychology: The Science of Mind and Behaviour*, 2nd edn. London: Hodder and Stoughton.

Gross, R.D. (1994) *Key Studies in Psychology*, 2nd edn. London: Hodder and Stoughton.

Taylor, S.E. (1991) *Health Psychology*, 2nd edn. New York: McGraw-Hill. Chapter 10.

寫在後面

　　本書已經向讀者介紹了與健康照護有關的許多心理學理論與研究。書末的評論則是爲了強調一些讀者在閱讀本書所說明的不同取向時，可能漸漸注意到的議題。這些議題也指出了一些相關的其他領域，於健康照護工作中未來的發展。現在你已經有足夠充分的知識，針對這些被提出來的議題，審慎地自己做出批判性的思考。

　　你可能已經觀察到，應用研究人員對於人類狀態的某些面向特別有興趣，例如臉部損傷或是疼痛；或者你也觀察到，那些在心理學領域內發展出有關發展理論或是社會互動理論的心理學者，時常都是受到某個特殊的心理學模型所影響。作爲一個心理學理論的使用者，你應該去檢視爲何他們採納某一個取向而不是另一個的潛在意義。一位重要的理論家或是一群研究者已經使用了某一個特殊的模型，這個事實並不意味著這個模型是唯一值得應用的模型，也不意味著它就必然是最好的一個。有許多的評論是針對這些現有的模型而提出的，其中一部份在下文中我們加以思考。

　　人本心理學在其直覺上吸引人的同時，並沒有聲明其科學性，也幾乎沒有提出一些可以透過實驗來加以檢測的假設。因此，如果你喜歡人本主義的主張，你就會接受它；如果你不喜歡，你就會拒絕它。這樣的危險在於其實務的工作時常是由主觀的意見所支持，而不是客觀的「事實」。你可能會想提出質疑：經由主要對於治療具有心理問題者有興趣的人，所建立的一個心理學

學派，是如何地被應用去作爲治療主要困擾在於身體或是社會的人的一個模型（例如護理模型）的基礎呢？正如你可以從下文中對於其他模型的評論所看到的，這些觀察結果並不表示人本心理學的有效性就比起其他心理學的理論學派要來得小。事實上，人本主義的參考架構，正因爲其對於個體需求的強調，顯然觸及了許多關於依附關係、說服、刻板印象化、偏見、污名、領導風格與組織壓力這些問題處理的本質，在發展與社會心理學以及壓力的研究中都已被指出。

精神分析理論有相當大的範圍是無法檢測的。事實上，這個理論本身可以被用來說明個人或團體對它的拒絕，其實是抵抗很可能釋放出其困擾情緒的方法的一種防衛機轉。精神分析的出現，是來自於對一些被認爲可能有其心因性根源的身體問題的興趣。因此，雖然精神分析也是「以個人爲中心」(person-centred)，但人們仍不免要質疑：來自「不正常」狀態的理論應用於正常人類的心理學，這樣的作法是否明智。然而，人本主義與精神分析的模型兩者都企圖去處理人類情感的複雜性，而這一點在直覺上已經吸引了所有服務於照護機構的工作人員。兩個模型都強調治療師與病人之間的關係，以及良好的人際間技巧的重要性，而這些部分當中有許多已經受到來自發展與社會心理學，以及壓力理論與其研究的客觀研究所支持。

行爲主義是出自動物行爲實驗室的實驗，而它所產生的學習理論也因其缺乏與人類複雜思考歷程以及處在複雜情境中行爲的關連，而廣受批評。晚近的研究已導向以認知對於行爲學習的重新詮釋，於是當代的行爲與認知心理學之間就變得難以區分了。在 1960 年代與 1970 年代間，行爲矯治法被成功地應用在心理疾病與心理障礙者的收容機構中。後來它之所以蒙受惡名的理

由之一，可能是因爲不適當地使用「隔離」做爲懲罰的手段（然而這應該歸咎於不當的實務操作，而不是歸咎於不好的心理學理論）。也有一些懷疑是針對，是否只改變行爲就能爲憂慮的個人改善生活品質。然而，出自行爲主義的學習原理原則仍然對於瞭解人類行爲有著重大的影響，並且仍持續影響著個體行爲的改變。當代行爲改變的大多數取向都包含了行爲主義的原理原則，現在稱之爲「認知行爲」（例如，參見第四章末了處 David Marks 所提出的預防吸菸課程）。這是因爲這些取向使得大多數的個體無論碰巧處於何種情境，都能夠運用行爲主義的原理原則去分析並改變自己的行爲。事實上，大部分的認知行爲治療也以人本主義的個案中心的關懷原則爲基礎，去鼓勵個案找出自己的目標。主要的不同在於認知行爲的治療過程仍維持了指導的要義，以及經由個案與治療師雙方協商並同意貫徹於其接觸期間（或契約中）的目標。

　　許多認知心理學事實上也都容易受到類似於那些針對行爲主義心理學、精神分析心理學與人本主義心理學的批評。例如，許多早期對於人類記憶的研究，就是以非常簡單的刺激呈現作爲基礎的。後來的研究雖然也已證實了一些來自於早期研究工作所產生的理論的確具有關連性，但是許多用以解釋對於複雜內容的知覺與記憶的理論，卻仍不易透過研究而加以證實或反駁。未來在生理心理學中的努力，或許就能也或許仍不能爲這項工作的許多部分提供有力的支持。另一方面，認知治療（純粹基於對於思考歷程加以有意地操作的治療法）是出自對於具有情緒困擾的病人的治療過程，因此幾乎沒有證據可以證明這些治療法，比起屬於其他心理學模型的治療法，究竟是較好還是較壞。

　　就處理心理壓力與心理問題的治療取向而言，通常都是基於

治療師個人的偏好而定。有時候治療師會選擇使用折衷取向
(eclectic approach)，涵蓋了不同方面的取向，以符合每一個個案
的個別需求。根據心理學作為其實務工作基礎的人，可能都會選
擇一個最吸引他的取向。然而，每一個個案可能也會去尋找一個
最符合他自己特殊因應型態的取向。有些人很自然地會喜歡認知
行為取向中結構清楚的問題解決取向，而有些人則較喜歡人本取
向或是精神分析取向所提供的自我反省取向。重要的是，具有心
理問題的個案應該參與選擇一個最符合他的取向，而不是必須去
順應被指派來照顧他的人的興致喜好。在健康照護工作中任何一
個情況下，與個案協商其需求這樣的動作，對於良好的病人照護
工作來說是最重要的。事實上，研究證據指出，構成一個「好治
療師」條件的，並非是他所運用的取向類型，卻是其人際間的技
巧，而實際上也的確是這樣。

　　我們希望讀者在閱讀本書的現在能夠瞭解到，許多的心理問
題並非都是只能由心理學家或是專業治療師去處理的問題。作為
一個健康專業人員，我們遇到的許多焦慮、憂鬱以及適應不良的
因應方式，其實都不是真實的問題，而是平常人在日常生活中都
會經驗到的困擾(參見 Mirowsky and Ross 1989)。這些困擾包括身
體疾病、個人關係問題與失落，以及社會不公問題，例如與教育、
工作、住屋及健康照護管道有關的問題。我們不必然需要成為心
理學家才能傾聽個案的問題，以及支持他們繼續陳述這些議題；
正是提供一支具有同理心的耳朵這樣的舉動，就可能在立即的情
境中為他們降低壓力與痛苦。然而，我們一定要找出自己助人能
力的界線，並且知道何時應該尋求專家的協助或建議。在一個多
重專業模式的團隊中工作，每個人對於病人特殊的困擾都有其不
同的觀點，這樣的工作對病人的問題很容易就產生更好更有效的

解決辦法。這也就是爲何有根據的心理學知識與其潛在的應用方式，以及以研究爲基礎的證據，對於所有健康照護專業人員而言是極其重要的原因了。

　　英國國民醫療保健制度中的健康照護工作未來的成功，可能在於要與多重專業模式團隊一同工作，聯合評估病人的需求，並且在醫院中管理病人照護的工作，然後逐步地推廣至社區。強調治療與順從的疾病模型(disease model)，已經讓出路來給重視個人控制、自我照護以及維持社會角色與功能的健康賦能模型(health empowerment model)。病人所處的情境終將不再是醫院的病床，而是慢慢地著重於住家、家庭、當地社區與工作場所。現在讀者應該要有能力可以證明：強調心理學理論與研究的運用而造成這個轉變的重要性了。讀者也應該同時瞭解到未來健康教育人員與推動者所可能面臨到的困難。

　　在實務工作中應用心理學的原理原則（不論所運用的模型爲何），最重要的是對個體傾聽、同理、協商與建議的技巧。換句話說，也就是人際間技巧。人際間技巧是心理學之所以不論在任何情境中都能夠應用於實務工作的媒介。大部分病人對於健康照護工作的抱怨，都可以追溯到健康照護專業人員這方面不好的人際間技巧。提供照護的態度通常是一般大眾能夠判斷服務品質的唯一方式。這也就是爲何社交技巧與人際間技巧在未來對於所有醫療與健康照護專業人員而言，可能會是多重專業模式的一項核心主題了。

　　與醫療專業結盟的治療師，以及在社區工作的護理人員與助產士，傳統上比起在醫院病房與門診工作的護理人員與助產士，更有機會提供個別化的照護。這樣的狀況正在改變中。基礎護理工作的實施，以及政府推行指定護理人員與指定助產士的行政命

令，已經為個別化取向的照護工作注入了推動力。最近在健康照護工作中一項專為提升實務工作與照護工作的改革行動，就是成立「發展小組」(development units)，這些小組有許多都是由 The King's Fund（譯按：這是英國當地的慈善基金會，目的在促進健康工作的提升）所支持並提供經費的。雖然這些小組可能稱為「護理發展小組」(nursing development unit, NDU)或是「助產發展小組」(midwifery development unit, MDU)，但是它們通常都支持多重專業模式取向的照護工作。它們主要的目的是「發展」以研究為基礎的實務工作。現在，你可以充分地瞭解到，理論與研究的確證實並支持了對個案中心照護工作的需求，而不是任務導向的照護工作。正如你從本書中可以看見的，你可以發現所有的心理學模型都支持個別化取向的照護工作。研究也指出，如果工作人員與病人在他們所工作的組織中能夠獲得適當的支持的話，那將會是非常有助益的。我們希望本書也能夠幫助所有從事健康照護專業工作的人，能夠瞭解到在自己的工作領域中，也存在著個人的需求應該被滿足，如此才能夠繼續提供持續而有效的照護工作。

　　寫作這本書的過程中，我們主要的希望不斷地刺激著我們感受到心理學所帶來的趣味與悸動，就像我們作為一個護理人員所感受到的一樣。我們都參考了許多不同的心理學模型，最後完成了這本書。讀者不妨看看在自己的閱讀過程中，是否可以透過檢查我們對於取向的偏見，而看出是誰寫了哪一章；這會是一件有趣的事。然而，我們希望讀者現在可以瞭解到，心理學中的所有面向，總會有些相關的部分可以說明健康照護工作中的所有實務面向。我們也希望，未來隨著醫療人員與護理人員、助產士與治療師的結合，心理學能有更好的應用，以展現出它對於提供所有

人健康照護的工作品質的潛在貢獻。

名詞解釋

Active versus passive coping　主動的 VS 被動的因應　在面對潛在地具威脅性的情境中，選擇有所行動 VS 沒有行動。

Actual self　真實我　人本心理學與社會心理學所使用的詞彙，也被包含在彙整方格裡，用以描述一個人相信自己能成為自己，並且相信自己所擁有的特性的自我狀態，通常反映了現實狀況，但有時候也可能是扭曲的（例如在厭食症的狀況裡）；在真實我扭曲的情況下，可能與心理問題有關。

Adaptation　適應　來自於經驗的信念與行為發生改變的歷程。

Amnesia　失憶　記憶喪失；可能是逆向的（不能記得先前記得的過去事件）或是順向的（不能回憶起在創傷事件後已經發生過的任何事，或是疾病過程中的某個時期）。

Anxiety　焦慮　一種情緒緊張的狀態；當個體知覺到自己達成要求的能力不足以配合自己所知覺到的內在與外在要求時，這種狀態就會存在於個體心中。

Approach/avoidance　趨近／逃避　指的是因應威脅情境的方式，不是去面對情境，就是去逃避情境。

Attachment　依附　來自於受到精神分析影響下(Bowlby)的發展心理學的理論，指出母親與孩子間親密關係（依附關係）的發展，對於發展中的個體在心理上的安適狀態與適應能力是必要的。後來引伸包含了依附的類型或品質，以及人生全期的依附關係。

Avoidance　逃避　避免與令人不悅或是恐懼的刺激或結果接

觸的行為。這樣的行為如果擾亂了生活形態或是導致對他人
產生依賴,則是適應不良的行為。

Behaviourism 行為主義 基於操作制約的原則,將行為學派的
方法應用於心理學。

Behaviourist 行為學派 心理學中的一個學派,由觀察行為對
於某些刺激或情境的反應所產生的改變,而發展出學習原
則。

Bereavement 喪親之痛 知覺到死亡所造成的失落感。

Biopsychosocial 生理心理社會 生理學、心理學與社會學系統
的結合(相對於各個系統的分別考量)。

Bipolar 兩極 指的是具有負向與正向兩端的測量量尺。

Bonding 連結 來自發展心理學;其理論所指的是,在嬰兒一
出生時於母親與嬰兒間的親密依附關係,對於母親與孩子未
來關係的發展是極其重要的。

Burnout 心力交瘁 健康與社會照護工作者的一種慢性壓力狀
態,對於其照顧他人的能力具有負面的影響。

Catharsis 宣洩 來自精神分析的詞彙,用以描述治療過程中情
緒的釋放。

Causal attributions 因果歸因 來自社會心理學;不論由於內在
因素(自己)或是外在因素(有能力的他人或是運氣、命運
或是機會)的影響,個體對於事件的原因所抱持的信念。

Classical conditioning 古典制約 來自行為學派心理學;促使原
本中性的刺激,如聲音、影像、味道或感官知覺,得以刺激
出反射性的行為或情緒的反應的一種簡單連結性的學習

Cognition 認知 思考歷程;包含了知覺、記憶與訊息處理歷程。

Cognitive appraisal 認知評估 來自壓力/因應理論(Lazarus

1966)的詞彙，用以描述個體藉以決定與事件有關的威脅程度，以及要對事件採取什麼行動（如何因應事件）的認知歷程。

Cognitive dissonance　認知失調　來自社會心理學 (Festinger1957)，但似乎也受到精神分析的影響；指的是當個體持有兩種或更多的衝突信念時，所具有的緊張狀態。這個理論指出，個體將會為了降低這種緊張狀態，而採取任何可能的行動。

Cognitive therapy　認知治療法　對心理疾患，例如焦慮與憂鬱，的認知處理方式，這個治療法鼓勵個體改變他們對事件的思考方式。

Compliance　順從　來自社會心理學；描述為符合他人指示或希望的行動。

Conditioned emotional response　制約情緒反應　來自行為學派心理學（古典制約理論）；是指一個通常只被有害的或是具威脅性的刺激所引發，但透過連結後，成為足以被中性（不具威脅性）的刺激所引發的負向情緒反應。

Conditioning　制約　來自行為學派心理學；（通常在潛意識的層次中）為了對於外在事件或刺激加以反應而發生的一種簡單形式的連結性（或條件性）的學習。

Conformity　從眾性　來自社會心理學；個體會為了與他人行為或信念一致而行動的自然傾向。

Constructs　建構　來自人本心理學(Kelly 1955)；人們藉以理解（詮釋與瞭解）這個世界的兩極信念系統。

Coping　因應　來自 Lazarus(1966)的壓力理論；基於對威脅與潛在危害的評估，而在認知上與行為上對環境所採取的反應。

Coping strategies　因應策略　壓力的認知理論所使用的詞彙，描述被個體用來降低所知覺到的真實的或是潛在的威脅來源的認知上與行為上的行動，這些行動可能是意識的（理性的）或是潛意識的（反射或習慣）。

Coping style　因應型態　壓力理論所使用的詞彙，用以描述個體一般處理情境或事件比較穩定的方式。

Cue　暗示　來自行為學派心理學；作為某個反應誘發因素的刺激事件、情境或脈絡。

Daily hassles　日常生活擾亂事件　壓力研究中所使用的詞彙，描述擾亂或打斷日常生活或規律，並加重了對因應資源有更多需求的小事件。

Decentre　去自我中心　來自發展心理學(Piaget)；能夠從另一個人的觀點看待事情的能力。

Defense mechanisms　防衛機轉　來自精神分析(Freud)；描述一套使自我免於不能應付的威脅與情緒（例如焦慮）的潛意識歷程，例如否認。

Delayed gratification　延宕滿足　來自社會學習論；意指酬賞的承諾與獲得之間的延遲（或等待）。有些個體比較能夠忍受延遲，而有些則要求其需要能立即地滿足。

Denial　否認　來自精神分析(Freud)；一種防衛機轉，在這種狀況下，遭遇困擾的個體會宣稱事情沒有什麼問題。

Depersonalization　去個人化　來自社會心理學與社會學(Goffman 1968a)；將個體視為物體對待，而非視為個人對待。有時候是健康照護專業人員心力交瘁的一種症狀。

Depression　憂鬱　認知行為學派的定義（根據學得無助的理論，Seligman 1975）；一種有關於認知上、動機上與情緒上缺陷

的心理狀態。

Drive-reduction　驅力降低　來自行為學派動機理論(Hill
1943)，提出行為的動機來自於內在緊張狀態的降低的目的
（例如飲食是由飢餓所驅動）。類似 Freud 的享樂原則與
Maslow 的需求理論。

Eclectic　折衷　用以描述一種形式的心理治療，這種形式薈萃了
許多不同的心理學模型。

Egocentrism　自我中心　來自發展心理學；只從個人的觀點看待
事情（不能從他人的觀點看待事情）。

Emotion-focused coping　情緒取向的因應　運用於壓力理論
(Lazarus and Folkman 1984)的詞彙，但是出於精神分析；為
包容或降低令人不悅的情緒，例如焦慮，而設計的因應方
法，其中也包含防衛機轉。

Empiricist　經驗主義者　心理學傳統學派的跟隨者，基於相信
所有的知識都來自於經驗。

Episodic memory　情節記憶　對於過去事件或情境的記憶，通
常是以視覺影像為基礎。

Fight or flight response　戰鬥或逃走反應　來自生理心理學
(Cannon 1932)；在動物身上注意到的一種面對威脅時的行為
反應，後來用於描述人類在面對壓力時立即性的一種生理反
應。

Functional analysis　功能分析　來自行為主義；對於問題行為
（包含焦慮）立即性的導因與結果作有系統的分析，通常是
藉由每日記錄的運用。使得治療師與個案能夠計畫如何改
變，以修正行為與減少問題的發生。

Fundamental attribution error　基本歸因謬誤　來自社會心理

學；錯誤地將問題歸咎於個體身上，而非個體所身處的狀況。這個現象在健康照護與社會照護工作中很常發生。

Generalization 類化 來自行為主義；這個詞彙是用來說明某個行為的發生是作為對於某個刺激（事件或情境）的反應，後來對於其他類似的刺激也會發生作為反應。

Grief 悲傷 對失落感的情緒反應。

Groupthink 團體迷思 來自社會心理學(Janis 1982)；描述一種有時會導致專家團體做出重大錯誤決定的團體互動類型。

Habitual (habit) 習慣性的（習慣） 例常性地發生而不需要意識地（刻意地）加以思索的行為（行為心理學家稱之為過度學習）。

Health locus of control 健康控制觀 來自健康心理學(Wallston et al. 1978)；特別與維持健康以及處理疾病的責任有關的控制觀信念。

Health psychology 健康心理學 心理學中一門新興的應用科目，是有關於在健康狀態與病痛狀態中信念與行為的理論與研究。

Hierarchy of needs 需求層級 來自人本心理學(Maslow 1970)；一個可辨認出人類需求的模型，在這個模型中達到高階需求之前，低階的（基本的）需求必須先被滿足。

Homeostasis 恆定性 在身體生理系統內的一種具適應能力的平衡狀態，會因疾病或外在壓力源而受到擾亂。

Iatrogenesis 醫源性 來自醫學；醫療處置意外的結果，由醫療所引發的副作用，當中也包括適應不良的行為。

Ideal self 理想我 來自人本心理學；個體所希望成為的自我，以及所希望擁有的性質與特色。

Impression management 印象管理 來自社會心理學：刻意地運用語言、身體語言、打扮、衣著或其他「道具」，去影響他人對於我們的態度與行為。

Imprinting 銘印 一種迅速的學習類型，有些動物在一出生不久時就會很快地發生。

Information 訊息 Gibson(1966)所使用的詞彙，與其直接知覺理論有關，用以說明內在或外在的刺激或事件中顯而易見，並且由感官所激起的比較穩定的或正在改變的結構。我們能藉以辨認出事情的狀況以及我們所遭遇的事與周遭的事的方法。

IQ (intelligence quotient) 智商 基於心智年齡與實際年齡的比例，以 100 為母群平均分數，用來測量認知能力的標準化方法。

Law of effect 效果律 這個規則說明：如果某個反應發生於某個刺激出現時並獲得酬賞，就會導致下次這個刺激出現時這個反應更容易發生。

Learned helplessness 學得無助 來自行為學派心理學 (Seligman 1975)，後來被修飾運用於歸因理論；不可控制性——是由認知、動機與情緒的缺陷組合而成的，來自於經驗，會導致個體相信其行動對於結果是不拒控制力的。也運用作為解釋人類憂鬱的其中一種模型。

Life events 生活事件 在壓力研究中使用的詞彙，用以描述個體生活中需要調整或改變的事件。

Likert scale 李克特量表 通常使用在心理學研究的一種對態度的測量法，基於對於同意與不同意的測量。

Locus of control 控制觀 來自 Rotter(1966)，並結合了社會認知

（歸因）理論的行為學派原理原則；是指比較穩定的因果歸
因（信念），認為事件的結果是依賴個人行動（內在控制觀），
或者像是有力量的他人或運氣、命運或機會等外在力量（外
在控制觀）。後來被區分成三個相互垂直（不相關）的向度：
內在、有力量的他人與機會(Levenson 1974)。

Loss　失落　與離開所愛的人、物體、渴望的狀態或身體的部位
或功能有關的一種令人不悅或痛苦的身心感受。

Maladaptation　適應不良　來自壓力的認知與行為理論；為了改
變而造成對自己或他人產生令人厭惡的結果的一種反應（例
如，這些反應造成焦慮或憂鬱，或者對其社會網絡中的成員
強加不合理的要求）。

Mnemonic　記憶法　用以描述視覺的或語言的連結，以增進保
留於記憶中的一種技巧。

Modelling　倣效　來自社會學習論(Bandura 1977)；藉由對他人
的觀察與模仿而獲得新行為型態的學習方法。

Mourning　哀悼　悲傷的行為表現，是由文化情境所形塑而成。

Nativist　先驗論者　心理學傳統學派的跟隨者，基於相信人類生
而具有某些獨特的能力可以組織知識，並且具有特別的方式
對環境產生反應。

Non-verbal communication　非語言溝通　來自社會心理學；意
識地或潛意識地運用身體語言、打扮、衣物或其他「道具」，
以顯示出意義或是對他人的意圖。

Normative influence　規範影響　來自社會心理學；指的是社會
對於個體順應大多數人（社會規範）所能接受的態度、信念
或是行為所產生的影響。

Operant conditioning　操作制約　來自行為主義；在特定的情境

中，自發性的反應被立即性的增強或懲罰所決定或形塑的一種形式簡單的學習。有時稱作工具制約。

Ordinal data　序列資料　一般意指頻率或強度的口語評估量表，例如在態度量表中所使用的，為了分析的目的，這些量表中的量尺會被依序編號，但是量尺上點與點之間的間距不能被假設成是相等的。例如，非常同意(5)與同意(4)之間的間距不能假設等同於同意(4)與中立(3)之間的間距。

Overlearning　過度學習　來自行為主義心理學；指的是在操作制約中，反應已經成為自動或習慣的時候。

Personal construct theory　個人建構論　根據 Kelly(1955)所提出的一種人格理論：人們會自己形成假設或建構，會影響其如何看待是世界的觀點。

Placebo　安慰劑　一種仿冒品的介入（例如糖藥丸或僅僅只是給予注意），這種介入會引發心理上正向的效果（例如疼痛降低）。

Placebo effect　安慰劑效應　由期望所引起的心理反應。

Preparedness　完備狀態　行為學派心理學中先驗論的觀點(Seligman 1971)；意指物種天生具備了對於某些刺激以特定方式去行為或反應的習性。

Primacy effect　初始效應　來自記憶研究的詞彙，用以描述首先出現的訊息會比後續的訊息更容易被記住的現象。

Primary appraisal　初級評估　壓力／因應理論(Lazarus 1966)所使用的詞彙，用來說明當一個事件對於心理上或生理上產生潛在的威脅時，個體如何作決定的認知歷程。接下來次級評估就會決定出適當的行動。

Primary attachment figure　主要依附對象　嬰兒與照顧者，通

常是母親，所發展的第一個重要且持續的關係。

Primary memory　初級記憶　用以說明短期或工作記憶的詞彙。

Primary reinforcer　初級增強物　來自行為學派心理學，並受到驅力降低理論的影響；直接降低需求的增強物（例如食物，降低了飢餓）。**參見次級增強物**。

Proactive interference　順向干擾　來自記憶研究的詞彙；首先接收到的訊息會影響對於後續訊息記憶的狀況。

Problem-focused coping　問題取向的因應　來自認知心理學（Lazarus and Folkman 1984）；基於問題分析回應威脅情境的反應。

Procedural memory　程序記憶　對於行為模式的記憶，與例行性的程序與技巧有關。時常在其他型式的記憶失去功能時仍能保留下來（例如，你永遠也不會忘記如何騎腳踏車）。

Psychoanalysis　精神分析　Sigmund Freud 所發明的一種研究方法、心智的理論與治療的方法。

Psychogenic　心因性　在心理層面上有其根源的一種疾病或生理現象。主要運用於心理分析心理學的脈絡裡。有時會被誤用於在醫學上沒有已知原因的生理症狀上。

Psychoneuroimmunology　神經心理免疫學　對於心理社會事件與免疫學範疇之間關連性的研究。

Psychosomatic　身心症狀　用以說明一種疾病或生理現象（例如疼痛）是起因於心理上與生理上（身體的）因素所結合或交互作用而成的詞彙。

Punisher　懲罰物　來自行為主義；降低行為再次發生的可能性的結果。

Punishment　懲罰　來自行為主義；使用於操作制約時，意指一種降低行為發生可能性的結果。在這樣的定義下，收回注意時常是一種成功的懲罰。

Randomized controlled trial (RCT)　隨機對照臨床試驗　這種研究方法被視為是證明醫療介入或心理學介入之有效性的標竿(gold standard)。受試者被隨機地分配到介入組或是接受安慰劑介入的控制組。這樣的作法控制了個體在反應上的變化與安慰劑或注意效應。通常是以隱瞞的方式實施，以免實施介入或收集與分析資料的個體產生因期望所導致的偏誤。

Randomly　隨機　偶然發生。

Recency effect　新近效應　來自記憶研究的詞彙，用以描述順序上最後出現的訊息會比先前的訊息更容易被記住的現象。請參見初始效應。

Reference group　參考團體　來自社會心理學；與個體以及與個體有著親密認同的人，共同擁有一些屬性與目標的一群人。

Reinforcement　增強　來自行為主義；提供一個能夠增加行為出現的可能性的結果（請注意，這與酬賞不同，雖然酬賞物時常具有增強的效果）。

Reinforcer　增強物　來自行為主義；能夠增加行為出現的可能性的結果（未必與酬賞物相同）。

Repertory grid　彙整方陣　來自人本心理學；Kelly(1955)基於個人建構所設計出，用來分析自我概念的方法。

Representational theory　表徵理論　知覺的理論，提出視覺次機會在大腦內被詮釋而形成對外在環境的心理表徵。這樣的表徵可能容易出現詮釋上的偏誤。

Repression　潛抑　來自精神分析；這個詞彙是用以說明潛意識

地「遺忘」痛苦的記憶以保護自我(ego)的防衛機轉。

Retroactive interference　逆向干擾　來自記憶研究的詞彙,用來說明新的訊息會影響對於先前已接收到訊息的記憶的狀況。

Rogerian counselling　羅傑斯學派諮商　來自人本心理學(Carl Rogers);對心理問題採取非指導性個案中心態度的治療法,在這樣的治療中治療師提供「無條件正向積極關懷」的氣氛,使得個體能夠反映出並解決自己的問題,最後達成個人的成長。

Safety signal　安全信號　來自行為學派心理學;環境中一種讓人聯想到安全與沒有危險(相對於威脅)的暗示。

Schedule of reinforcement　增強程序　來自行為主義;指的是提供或傳遞增強的頻率或規律。

Schema　基模　來自認知心理學(記憶歷程);事件的心智表徵,或是提供瞭解當下發生事情的事件組態。

Script　腳本　來自認知心理學與社會心理學(記憶歷程);在特定情境中個體所依循的行為順序之心理表徵(如同個體是表演中的演員)。

Secondary appraisal　次級評估　來自壓力/因應理論(Lazarus 1966);初級評估後的階段,在這個階段中個體決定了可以用於應付知覺到的威脅的資源,以及所要採取的行動。

Secondary reinforcer　次級增強物　來自行為主義;與初級增強物產生連結的增強物,或是可以用於獲得初級增強作用的增強物(例如金錢)。

Self　自我　人本心理學的中心概念,並用來意指所有構成「我('I' or 'me')」的要素。

Self-actualization　自我實現　來自人本心理學;達成個人成長

最大極限的歷程。

Self-efficacy 自我效能 來自社會學習論(Bandura 1977)；相信只要自己願意，就能夠去做某事，並成就正向結果的信念。

Self-esteem 自尊 人本心理學與社會學習論所使用的詞彙，用來描述一個人覺得自己很好的感覺。

Self-modification 自我矯治 行為主義與行為矯治所發展出的；個體自行使用一套酬賞自己某些行為的系統，以增強那些行為（例如，請自己到外面吃一頓，作為完成作業的獎勵）。

Semantic differential scale 語意差異量表 基於呈現一系列正向與負向的字詞，所設計出的一種用途很廣的兩極的心理學測量法，例如：快樂 I__I__I__I__I__I__I 悲傷

Semantic memory 語意記憶 對於文字和語言結構的記憶。

Sensitive period 敏感期 來自發展心理學；發展的關鍵期，在這段期間某些環境的刺激或經驗，可能易於影響未來生理或心理發展的方向。

Social cognition 社會認知 來自社會心理學；發生於個體生活與職責的社會情境中，或受其所影響的思考歷程。

Social comparison theory 社會比較論 來自社會心理學，提出我們的自我認同是藉由比較自己與他人的態度與特徵，而得以發展與維持。

Social support 社會支持 來自認知心理學、人本心理學與社會心理學；他人行為的某個面向，對於個體心理上與生理上的安適狀態具有貢獻。

Stigma 污名 來自社會心理學與社會學(Goffman 1968)；對於他人對待受苦個體具有負向作用的生理或行為特質，或是突

出的特徵。

Stimulus　刺激　行為學派心理學用來說明任何能夠被感官（視覺、聽覺、味覺、嗅覺、觸覺）所激起，並造成反應的外在事件。

Stimulus control　刺激控制　來自行為學派心理學；行為反應自動地（潛意識地）被環境中的刺激或暗示所激發的情境（例如喝咖啡時就點起煙抽）。

Stressors　壓力源　將真實的或潛在的生理的或心理的威脅強加到個體身上的外在事件或情境。

Systematic desensitization　系統減敏法　來自行為心理學（Wolpe 1958）；消除制約情緒反應的系統化方法，個體在完全放鬆的狀況下慢慢地被重新引導去面對恐懼的對象。

Threat　威脅　來自壓力理論；被知覺到對於生理上或心理上的安適狀態具有潛在危害的環境中事件或情境。

Token economy　代幣制度　來自行為主義；以次級增強為根據的獎賞方法，使用於機構或是受控制的環境以消除不被喜愛的行為。個體會因為表現出社會期望的行為而獲得代幣，他們可以用代幣買自己想要的東西。代幣制度本來是用於精神收容機構，但其實與學校或家庭中用來給小孩作為酬賞的星星制度沒什麼不同。

Unconditional positive regard　無條件正向積極關懷　來自人本心理學，也是個案中心治療法的核心；一個人毫無保留開放地付出給他人，而不因其行為方式而有所取決的愛與尊重。

Universal helplessness　普遍學得無助　與學得無助有關；相信無論是自己或是任何其他人都不能對自己的處境做任何事情的信念（絕望感）。

Vicarious reinforcement　替代性增強　來自社會學習論；藉由
　觀察他人在某些情境中因某些行為受到酬賞，而學習到期待
　個人在類似的情境中也能獲得增強。

參考書目

Ainsworth, M.D.S., Blehar, M.C., Waters, E. and Wall, S. (1978) *Patterns of Attachment*. Hillsdale, NJ: Lawrence Erlbaum Associates.

Ajzen, I. (1988) *Attitudes, Personality and Behaviour*. Milton Keynes: Open University Press.

Ajzen, I. (1991) The theory of planned behavior. *Organizational Behavior and Human Decision Processes*, 50:179–211.

Ajzen, I. and Fishbein, M. (1980) *Understanding Attitudes and Predicting Behavior*. Englewood Cliffs, NJ: Prentice-Hall.

Alley, T.R. (1981) Head shape and the perception of cuteness. *Developmental Psychology*, 17:650–4.

Archer, J. and Winchester, G. (1994) Bereavement following death of a pet. *British Journal of Psychology*, 85:259–71.

Argyle, M. (1983) *The Psychology of Interpersonal Behaviour*, 4th edn. Harmondsworth: Penguin.

Aronson, E. (1988) *The Social Animal*, 5th edn. New York: W.H. Freeman.

Atkinson, R.L., Atkinson, R.C., Smith, E.E. and Bem, D.J. (1993) *Introduction to Psychology*, 11th edn. Orlando, FL: Harcourt Brace Jovanovich.

Ayllon, T. and Azrin, N.H. (1968) *The Token Economy: A Motivational System for Therapy Rehabilitation*. New York: Appleton Century Crofts.

Baider, L. and De-Nour, A.K. (1986) The meaning of a disease: An exploratory study of Moslem Arab women after a mastectomy. *Journal of Psychosocial Oncology*, 4(4):1–13.

Bailey, R. and Clarke, M. (1989) *Stress and Coping in Nursing*. London: Chapman and Hall.

Bandura, A.A. (1977) *Social Learning Theory*. Englewood Cliffs, NJ: Prentice-Hall.

Baumrind, D. (1967) Child care practices anteceding three patterns of preschool behaviour. *Genetic Psychology Monographs*, 75:43–8.

Becker, M.H. and Rosenstock, I.M. (1984) Compliance with medical advice, in A. Steptoe and A. Mathews (eds), *Health Care and Human Behaviour*. London: Academic Press.

Beecher, H.K. (1959) *Measurement of Subjective Responses*. New York: Oxford University Press.

Beisecker, A.E. (1988) Aging and the desire for information and input in medical decisions: Patient consumerism in medical encounters. *The Gerontologist*, 28(3):330–4.

Bem, D.J. (1967) Self-perception: An alternative interpretation of cognitive dissonance phenomena. *Psychological Review*, 74:183–200.

Benner, P. and Wrubel, J. (1989) *The Primacy of Caring: Stress and Coping in Health and Illness*. Menlo Park, CA: Addison-Wesley.

Berde, C.B. (1991) The treatment of pain in children, in M.R. Bond, J.E. Charlton and C.J. Woolf (eds), *Proceedings of the VIth World Congress on Pain*. Amsterdam: Elsevier.

Berk, L.E. (1991) *Child Development*, 2nd edn. Needhan Heights, MA: Allyn and Bacon.

Bernstein, D.A., Clarke-Stewart, A., Roy, E.J., Srull, T.K. and Wickens, C.D. (1994) *Psychology*, 3rd edn. Boston, MA: Houghton Mifflin.

Bibace, R. and Walsh, M.E. (1981) Children's conceptions of illness, in R. Bibace and M.E. Walsh (eds), *New Directions for Child Development: No. 14. Children's*

Conceptions of Health, Illness and Bodily Functions. San Francisco, CA: Jossey Bass.

Blackmore, S. (1989) A survey of general medical knowledge among university students: Its implications for informed consent and health education. *Senior Nurse,* 9(10):17–21.

Boore, J.R.P. (1978) *Prescription for Recovery.* London: Royal College of Nursing.

Bowlby, J. (1969) *Attachment and Loss: Vol. 1 Attachment.* London: Hogarth Press.

Bowlby, J. (1980) *Attachment and Loss: Vol. 3. Loss.* London: Hogarth Press.

Brewer, M.B. (1991) The social self: On being the same and different at the same time. *Personality and Social Psychology Bulletin,* 17:475–82.

Briner, R. (1994) Stress: The creation of a modern myth. Paper presented at the *Annual Conference of the British Psychological Society,* Brighton, March.

Broome, A. (1990) *Managing Change.* Basingstoke: Macmillan.

Brown, G.K. and Nicassio, P.M. (1987) Development of a questionnaire for the assessment of active and passive coping strategies in chronic pain patients. *Pain,* 31:53–64.

Bull, R. (1988) *The Social Psychology of Facial Disfigurement.* New York: Springer-Verlag.

Butler, D., Adonis, A. and Travers, A. (1994) *Failure in British Government: The Politics of the Poll Tax.* Oxford: Oxford University Press.

Callaghan, P. and Morrissey, J. (1993) Social support and health: A review. *Journal of Advanced Nursing,* 18:203–10.

Callaghan, D. and Williams, A. (1994) Living with diabetes: Issues for nursing practice. *Journal of Advanced Nursing,* 20:132–9.

Calnan, M. and Rutter, D.R. (1986) Do health beliefs predict health behaviour? An analysis of breast self-examination. *Social Science and Medicine,* 22:673–8.

Calnan, M. and Rutter, D.R. (1988) Do health beliefs predict health behaviour? A follow-up analysis of breast self-examination. *Social Science and Medicine,* 26:463–5.

Cannon, W.B. (1932) *The Wisdom of the Body.* New York: Norton.

Carroll, D. and Bowsher, D. (eds) (1993) *Pain: Management and Nursing Care.* Oxford: Butterworth-Heinemann.

Chaiken, S. and Eagly, A.H. (1976) Communication modality as a determinant of message persuasiveness and message comprehensibility. *Journal of Personality and Social Psychology,* 45:241–56.

Champion, V.L. (1984) Instrument development for health belief model constructs. *Advances in Nursing Science,* April, p. 81.

Cobb, S. (1976) Social support as a moderator of life stress. *Psychosomatic Medicine,* 38(5):300–14.

Cohen, F. and Lazarus, R.S. (1979) Coping with the stresses of illness, in G. Stone *et al.* (eds), *Health Psychology.* San Francisco, CA: Jossey Bass.

Cohen, M.Z., Tripp-Reimer, T., Smith, C., Sorofman, B. and Lively, S. (1994) Explanatory models of diabetes: Patient practitioner variation. *Social Science and Medicine,* 38(1):59–66.

Cohen, S. and Edwards, J.R. (1989) Personality characteristics as moderators of the relationship between stress and disorder, in R.W.J. Neufeld (ed.), *Advances in the Investigation of Psychological Stress.* Chichester: Wiley Interscience.

Cooper, C.L. and Payne, R. (eds) (1991) *Personality and Stress: Individual Differences in the Stress Process.* Chichester: John Wiley.

Cooper, C.L., Cooper, R.D. and Eaker, L.H. (1988) *Living with Stress.* Harmondsworth: Penguin.

Cox, T. (1978) *Stress.* London: Macmillan.

Curbow, B., Somerfield, M., Legro, M. and Sonnega, J. (1990) Self-concept and cancer in adults: Theoretical and methodological issues. *Social Science and Medicine,* 31(2):115–28.

Department of Health (1992a) *The Health of the Nation.* London: HMSO.

Department of Health (1992b) *The Patient's Charter*. London: HMSO.

Downie, R.S., Fyfe, C. and Tannahill, A. (1990) *Health Promotion: Models and Values*. Oxford: Oxford University Press.

Drettner, B. and Ahlbom, A. (1983) Quality of life and state of health for patients with cancer in the head and neck. *Archives of Otolaryngology*, 96:307–14.

Eiser, C. (1990) *Chronic Childhood Disease*. Cambridge: Cambridge University Press.

Eiser, C. (1993) *Growing Up with a Chronic Disease*. London: Jessica Kingsley.

Eiser, C. and Patterson, D. (1983) 'Slugs and snails and puppy-dog tails' – children's ideas about the inside of their bodies. *Child: Care, Health and Development*, 9:233–40.

Eiser, J.R. and Gentle, P. (1989) Health behaviour and attitudes to publicity campaigns for health promotion. *Psychology and Health*, 3:111–20.

Ellerton, M.L. and Merriam, C. (1994) Preparing children and families psychologically for day surgery: An evaluation. *Journal of Advanced Nursing*, 19:1057–62.

Engel, G.L. (1959) 'Psychogenic' pain and pain-prone patient. *American Journal of Medicine*, 26:899–918.

Erikson, E.H. (1963) *Childhood and Society*, 2nd edn. New York: Norton.

Evans, A. (1994) Anticipatory grief: A theoretical challenge. *Palliative Medicine*, 8:159–65.

Facione, N.C. (1993) Delay versus help seeking for breast cancer symptoms: A critical review of the literature on patient and provider delay. *Social Science and Medicine*, 36(12):1521–34.

Fallowfield, L. with Clark, A. (1991) *Breast Cancer*. London: Routledge.

Fallowfield, L. and Hogbin, B. (1989) Helping patients with cancer – the provision of audiotapes of the 'bad news' consultation. Paper presented at the *International Conference on Health Psychology*, Cardiff, September.

Festinger, L. (1954) A theory of social comparison processes. *Human Relations*, 7:117–40.

Festinger, L. (1957) *A Theory of Cognitive Dissonance*. Stanford, CA: Stanford University Press.

Fleissig, A. (1993) Are women given enough information by staff during labour and delivery? *Midwifery*, 9:70–5.

Flor, H., Kerns, R.D. and Turk, D.C. (1987) The role of spouse reinforcement, perceived pain and activity levels of chronic pain patients. *Journal of Psychosomatic Research*, 31(1):251–9.

Fordyce, W.E. (1976) *Behavioural Methods for Chronic Pain and Illness*. St. Louis, MO: C.V. Mosby.

Friedman, M. and Rosenman, R.H. (1974) *Type A Behavior and Your Heart*. New York: Knopf.

Furnham, A. (1994) Explaining health and illness: Lay perceptions on current and future health, the causes of illness, and the nature of recovery. *Social Science and Medicine*, 39(5):715–25.

Gibson, J.J. (1966) *The Senses Considered as Perceptual Systems*. Boston. MA: Houghton Mifflin.

Gillmore, M.R. and Hill, C.T. (1981) Reactions to patients who complain of pain: Effects of ambiguous diagnosis. *Journal of Applied Social Psychology*, 11(1):13–22.

Goffman, E. (1968a) *Asylums – Essays on the Social Situation of Mental Patients and Other Inmates*. Harmondsworth: Penguin.

Goffman, E. (1968b) *Stigma – Notes on the Management of Spoiled Identity*. Harmondsworth: Penguin.

Goffman, E. (1971) *The Presentation of Self in Everyday Life*. Harmondsworth: Penguin.

Goren, G.C., Sarty, M. and Wu, P.Y.K. (1975) Visual following and pattern discrimination of face-like stimuli by newborn infants. *Pediatrics*, 56:544–9.

Graham, H. (1993) *Smoking Among Working Class Mothers*. Report, Department of Applied Social Studies, University of Warwick.

Gregory, R.L. (1970) *The Intelligent Eye*. London: Weidenfeld and Nicholson.

Gross, R.D. (1992) *Psychology: The Science of Mind and Behaviour*, 2nd edn. London: Hodder and Stoughton.

Gross, R.D. (1994) *Key Studies in Psychology*, 2nd edn. London: Hodder and Stoughton.

Hack, T.F., Degner, L.F. and Dyck, D.G. (1994) Relationship between preferences for decisional control and illness information among women with breast cancer: A quantitative and qualitative analysis. *Social Science and Medicine*, 39(2):279–89.

Haight, B.K. (1988) The therapeutic role of a structured life review process in home-bound elderly subjects. *Journal of Gerontology: Psychological Sciences*, 43(2):40–4.

Hallett, R. (1991) Psychological preparation for surgery: A critical analysis. *Clinical Psychology Forum*, February, pp. 20–4.

Harkapaa, K., Jarvikoski, A., Mellin, G., Hurri, H. and Luoma, J. (1991) Health locus of control beliefs and psychological distress as predictors for treatment outcome in low back pain patients: Results of a 3-month follow-up of a controlled intervention study. *Pain*, 46:35–41.

Hayes, N. (1994) *Foundations of Psychology*. London: Routledge.

Hayward, J.C. (1975) *Information – A Prescription Against Pain*. London: Royal College of Nursing.

Helman, C.G. (1978) 'Feed a cold, starve a fever': Folk models of infection in an English suburban community, and their relation to medical treatment. *Culture, Medicine and Psychiatry*, 2:107–37.

Heurtin-Roberts, S. (1993) 'High-pertension': The uses of a chronic folk illness for personal adaptation. *Social Science and Medicine*, 37(3):285–94.

Hobfoll, S.E. (1988) *The Ecology of Stress*. New York: Hemisphere.

Hodges, J. and Tizard, B. (1989) Social and family relationships of ex-institutional adolescents. *Journal of Child Psychology and Psychiatry*, 30:77–99.

Hofling, K.C., Brotzman, E., Dalrymple, S., Graves, N. and Pierce, C.M. (1966) An experimental study in the nurse–physician relationship. *Human Development*, 13:90–126.

Hollway, W. (1984) Gender differences and the production of subjectivity, in J. Henriques, W. Hollway, C. Urwin, C. Venn and V. Walkerdine, *Changing the Subject: Psychology, Social Regulation and Subjectivity*. London: Methuen.

Holmes, T.H. and Rahe, R.H. (1967) The Social Readjustment Scale. *Journal of Psychosomatic Research*, 11:213–18.

Holzman, A.D. and Turk, D.C. (1986) *Pain Management: A Handbook of Psychological Treatment Approaches*. New York: Pergamon Press.

Hull, C.L. (1943) *Principles of Behaviour*. New York: Appleton-Century-Crofts.

Hunt, S.M. and Martin, C.J. (1988) Health-related behavioural change – a test of a new model. *Psychology and Health*, 2:209–30.

Illich, I. (1976) *Limits to Medicine*. Harmondsworth: Penguin.

Ingham, R. (1993) Old bodies in older clothes. *Health Psychology Update*, 14:31–6.

Janis, I.L. (1982) *Groupthink: Psychological Studies of Policy Decisions and Fiascoes*, 2nd edn. Boston, MA: Houghton Mifflin.

Johnston, M. (1982) Recognition of patients' worries by nurses and by other patients. *British Journal of Clinical Psychology*, 21:255–61.

Kanner, A.D., Coyne, J.C., Schaefer, C. and Lazarus, R.S. (1981) Comparison of two modes of stress measurement: Daily hassles and uplifts versus major life events. *Journal of Behavioral Medicine*, 4:1–39.

Kelly, G. (1955) *A Theory of Personality – The Psychology of Personal Constructs*. New York: Norton.

Kennel, J.H., Voos, D.K. and Klaus, M.H. (1979) Parent–infant bonding, in J.D. Osofsky (ed.), *Handbook of Infant Development*. New York: John Wiley.

Kleinhesselink, R.R. and Edwards, R.E. (1975) Seeking and avoiding belief-discrepant information as a function of its perceived refutability. *Journal of Personality and Social Psychology*, 31:787–90.

Kleinman, A. (1980) *Patients and Healers in the Context of Culture*. Berkeley, CA: University of California Press.

Kobasa, S.C. (1979) Stressful life events, personality and hardiness: An inquiry into hardiness. *Journal of Personality and Social Psychology*, 37:1–11.

Kogan, N. and Wallach, M.A. (1967) The risky-shift phenomenon in small decision-making groups: A test of the information exchange hypothesis. *Journal of Experimental Social Psychology*, 3:75–85.

Koster, M.E.T.A. and Bergsma, J. (1990) Problems and coping behaviour of facial cancer patients. *Social Science and Medicine*, 30(5):569–78.

Kubler-Ross, E. (1969) *On Death and Dying*. London: Tavistock.

Langer, E.J., and Rodin, J. (1976) The effects of choice and enhanced personal responsibility for the aged: A field experiment in an institutional setting. *Journal of Personality and Social Psychology*, 34(2):191–8.

Latané, B. and Darley, J.M. (1968) Group inhibition of bystander intervention in emergencies. *Journal of Personality and Social Psychology*, 10:215–21.

Latané, B. and Darley, J.M. (1970) *The Unresponsive Bystander: Why Does He not Help?* New York: Appleton-Century-Crofts.

Lau, R.R. and Hartman, K.A. (1983) Common sense representations of common illness. *Health Psychology*, 2:319–32.

Lawler, J. (1991) *Behind the Screens: Somology and the Problem of the Body*. London: Churchill Livingstone.

Lazarus, R.S. (1966) *Psychological Stress and the Coping Process*. New York: McGraw-Hill.

Lazarus, R.S. and Folkman, S. (1984) *Stress, Appraisal and Coping*. New York: Springer-Verlag.

Levenson, H. (1974) Activism and powerful others: Distinctions within the concept of internal–external control. *Journal of Personality Assessment*, 38:377–83.

Leventhal, H. and Nerenz, D. (1982) Representations of threat and the control of stress, in D. Meichenbaum and J. Jaremko (eds), *Stress Management and Prevention: A Cognitive-Behavioral Approach*. New York: Plenum Press.

Lewinsohn, P.M. (1974) Clinical and theoretical aspects of depression, in K.S. Calhoun, H.E. Adams and K.M. Mitchell (eds), *Innovative Methods in Psychopathology*. New York: John Wiley.

Ley, P. (1988) *Communicating with Patients: Improving Satisfaction and Compliance*. London: Chapman and Hall.

Linton, S.J. (1985) The relationship between activity and chronic back pain. *Pain*, 21:289–94.

Linville, P.W. (1987) Self-complexity as a cognitive buffer against stress-related illness and depression. *Journal of Personality and Social Psychology*, 52:663–76.

Littlewood, J. (1992) *Aspects of Grief*. London: Routledge.

MacGregor, F.C. (1970) Social and psychological implications of dentofacial disfigurement. *Angle Orthodontist*, 40:231–3.

Main, M. and Soloman, J. (1986) Discovery of an insecure disorganized attachment pattern, in T. Brazelton and M. Yogman (eds), *Affective Development in Infancy*. Norwood, NJ: Ablex.

Marks, D.F. (1994) *The Quit for Life Programme*. Leicester: British Psychological Society.

Maslow, A.H. (1970) *Motivation and Personality*, 2nd edn. New York: Harper and Row.

Mason, J.W. (1971) A re-evaluation of the concept of non-specificity in stress theory. *Journal of Psychiatric Research*, 8:323–33.

McCaffery, M. and Beebe, A. (eds) (1994) *Pain: Clinical Manual for Nursing Practice*. London: C.V. Mosby.

McLean, J. and Pietroni, P. (1990) Self care – who does best? *Social Science and Medicine*, 30(5):591–6.

Melzack, R. and Wall, P.D. (1988) *The Challenge of Pain*, 2nd edn. Harmondsworth: Penguin.

Miaskowski, C. (1994) Pain management: Quality assurance and changing practice, in M.R. Bond, J.E. Charlton and C.J. Woolf (eds), *Proceedings of the 7th World Congress on Pain*. Seattle: IASP.

Miller, J.F. (1992) *Coping with Chronic Illness: Overcoming Powerlessness*, 2nd edn. Philadelphia, PA: F.A. Davis.

Mills, M.A. and Walker, J.M. (1994) Memory, mood and dementia: A case study. *Journal of Aging Studies*, 8(1):17–27.

Mirowsky, J. and Ross, C.E. (1989) *Social Causes of Psychological Distress*. New York: Aldine de Gruyter.

Moos, R.H. (1974) Evaluating treatment environments. *Archives of General Psychiatry*, 26:414–18.

Morris, T., Pettingale, K. and Haybittle, J. (1992) Psychological response to cancer diagnosis and disease outcome in patients with breast cancer and lymphoma. *Psycho-oncology*, 1:105–14.

Moskovici, S. and Zavalloni, M. (1969) The group as a polarizer of attitudes. *Journal of Personality and Social Psychology*, 12:125–35.

Murray, M. (1990) Lay representations of illness, in P. Bennett, J. Weinman and P. Spurgeon (eds), *Current Developments in Health Psychology*, pp. 63–92. London: Harwood Academic.

Nelson, K. (ed.) (1986) *Event Knowledge: Structure and Function in Development*. Hillsdale, NJ: Lawrence Erlbaum Associates.

Nicholas, P.K. (1993) Hardiness, self-care practices and perceived health status in older adults. *Journal of Advanced Nursing*, 18:1085–94.

Oakley, A. (1992) *Social Support and Motherhood*. Oxford: Blackwell.

Owen, H., Plummer, J.L., Hopkins, L. and Cushnie, J. (1991) A comparison of nurse-administered and patient-controlled analgesia, in M.R. Bond, J.E. Charlton and C.J. Woolf (eds), *Proceedings of the VIth World Congress on Pain*. Amsterdam: Elsevier.

Parkes, C.M. (1986) *Bereavement: Studies in Grief in Adult Life*, 2nd edn. Penguin: Harmondsworth.

Parry, G. (1990) *Coping with Crises*. Leicester: British Psychological Society/Routledge.

Parsons, T. (1951) *The Social System*. Glencoe, IL: Free Press.

Passman, R.H. and Halonen, J.S. (1979) A developmental survey of young children's attachment to inanimate objects. *Journal of Genetic Psychology*, 134:165–78.

Payne, S. (1990) Lay representations of breast cancer. *Psychology and Health*, 5:1–11.

Payne, S. and Relf, M. (1994) The assessment of need for bereavement follow-up in palliative and hospice care. *Palliative Medicine*, 8(4):291–7.

Pennington, D.C. (1986) *Essential Social Psychology*. London: Edward Arnold.

Peterson, C. and Stunkard, A.J. (1989) Personal control and health promotion. *Social Science and Medicine*, 28(8):819–28.

Price, B. (1990) *Body Image: Nursing Concepts and Care*. New York: Prentice-Hall.

Price, S. (1994) The special needs of children. *Journal of Advanced Nursing*, 20:227–32.

Radley, A. (1994) *Making Sense of Illness*. London: Sage.

Raps, C.S., Jonas, M., Peterson, C. and Seligman, M.E.P. (1982) Patient behaviour in hospitals: Helplessness, reactance, or both? *Journal of Personality and Social Psychology*, 42(6):1036–41.

Reason, J. (1987) The Chernobyl errors. *Bulletin of the British Psychological Society*, 40:201–6.

Rosenberg, M. (1965) *Society and the Adolescent Self Image*. Princeton, NJ: Princeton University Press.

Rosenstiel, A.K. and Keefe, F.J. (1983) The use of coping strategies in chronic low back pain patients: Relationship to patient characteristics and current adjustment. *Pain*, 17:33–44.

Rosenstock, I.M. (1974a) Historical origins of the health belief model. *Health Education Monographs*, 2:328–35.

Rosenstock, I.M. (1974b) The health belief model and preventive health behaviour. *Health Education Monographs*, 2:354–86.

Rosenthal, R. (1966) *Experimenter Effects in Behavioural Research*. New York: Appleton-Century-Crofts.

Rosenthal, R. and Jacobson, L. (1968) *Pygmalion in the Classroom*. New York: Holt, Rinehart and Winston.

Ross, C.E. and Mirowsky, J. (1989) Explaining the social patterns of depression: Control and problem solving – or support and talking? *Journal of Health and Social Behaviour*, 30(2):206–19.

Rotter, J.B. (1966) Generalised expectancies for internal versus external control of reinforcement. *Psychological Monographs*, 80:1–28.

Roy, R. (1992) *The Social Context of the Chronic Pain Sufferer*. Toronto: University of Toronto Press.

Rutter, M. (1981) *Maternal Deprivation Reassessed*, 2nd edn. Harmondsworth: Penguin.

Sarason, B.R., Sarason, I.G. and Pierce, G.R. (eds) (1990) *Social Support: An Interactional View*. Chichester: John Wiley.

Schaffer, D.R. (1988) *Social and Personality Development*, 2nd edn. Pacific Grove, CA: Brooks/Cole.

Schaffer, H.R. and Emerson, P.E. (1964) Patterns of response to early physical contact in early human development. *Journal of Child Psychology and Psychiatry*, 5:1–13.

Schulz, K.H. and Schulz, H. (1992) Overview of psychoneuroimmunological stress and intervention studies in humans with emphasis on the uses of immunological parameters. *Psycho-oncology*, 1:51–70.

Seers, C. (1989) Patients' perceptions of acute pain, in J. Wilson-Barnett and S. Robinson (eds), *Directions in Nursing Research: Ten Years of Progress at London University*. London: Scutari.

Seers, K. and Davis, P. (1993) Pain in the nursing curriculum, in D. Carrol and D. Bowsher (eds), *Pain: Management and Nursing Care*. Oxford: Butterworth Heinemann.

Seligman, M.E.P. (1971) Phobias and preparedness. *Behaviour Therapy*, 2:307–20.

Seligman, M.E.P. (1975) *Helplessness: On Development, Depression and Death*. New York: Freeman.

Selye, H. (1956) *The Stress of Life*. New York: McGraw-Hill.

Schapiro, D.A. and Shapiro, D. (1982) Meta-analysis of comparative therapy outcome studies: A replication and refinement. *Psychological Bulletin*, 92:581–604.

Silverman, D., Bor, R., Miller, R. and Goldman, E. (1992) AIDS counselling: The interactional organization of talk about 'delicate' issues, in P. Aggleton, P. Davies and G. Hart (eds), *AIDS: Rights, Risks and Reason*. London: Falmer Press.

Simmons, S. (1994) Social networks: Their relevance to mental health nursing. *Journal of Advanced Nursing*, 19:281–9.

Skevington, S.M. (1983) Chronic pain and depression: Universal or personal helplessness? *Pain*, 15:309–17.

Slade, P., Williams, E. and Bartzokas, C. (1990) Changing health professional behaviour to reduce hospital-acquired infection. Paper presented at the *British Psychological Society Conference*, London, December.

Snelling, J. (1994) The effect of chronic pain on the family unit. *Journal of Advanced Nursing*, 19:543–51.

Sofaer, B. (1985) Pain management through nurse education, in L.A. Copp (ed.), *Perspectives on Pain*. Edinburgh: Churchill Livingstone.

Spieker, S.J. and Bensley, L. (1994) Roles of living arrangements and grandmother social support in adolescent mothering and infant attachment. *Developmental Psychology*, 30(1):102–11.

Sque, M. and Payne, S.A. (1994) The experiences of donor families. Paper presented at the *Palliative Care Research Forum*, Dublin, November.

Stainton Rogers, W. (1991) *Explaining Health and Illness: An Exploration of Diversity*. Hemel Hempstead: Harvester Wheatsheaf.

Sternbach, R.A. and Timmermans, G. (1975) Personality changes associated with reduction of pain. *Pain*, 1:177–81.

Stetz, K.M., Lewis, F.M. and Primomo, J. (1986) Family coping strategies and chronic illness in the mother. *Family Relations*, 35:515–22.

Stroebe, M.S. (1994) *Helping the Bereaved Come to Terms with Loss: What Does Bereavement Research Have to Offer?* St George's Mental Health Library Conference Series. London: St George's Hospital.

Taylor, S.E. (1991) *Health Psychology*, 2nd edn. New York: McGraw-Hill.

Teasdale, K. (ed.) (1992) *Managing the Changes in Health Care*. London: Wolfe.

Temoshok, L. (1987) Personality, coping style, emotion and cancer: Towards an integrative model. *Cancer Surveys*, 6(iii):545–67.

Thorne, B. (1992) *Carl Rogers*. London: Sage.

Vachon, M.L.S., Rogers, J., Lyall, W.A.L., Lancee, W.J., Sheldon, A.R. and Freeman, S.J.J. (1982) Predictors and correlates of adaptation to conjugal bereavement. *American Journal of Psychiatry*, 139:998–1002.

Waddell, G. (1992) Biopsychosocial analysis of low back pain. *Bailliere's Clinical Rheumatology*, 6(3):523–51.

Walker, J.M. (1989) The management of elderly patients with pain: A community nursing perspective. Unpublished PhD Thesis, Bournemouth University.

Walker, J.M. (1993) A social behavioural approach to understanding and promoting condom use, in J. Wilson-Barnett and J. Macleod Clark (eds), *Research in Health Promotion and Nursing*. Basingstoke: Macmillan.

Walker, J.M., Akinsanya, J.A., Davis, B.D. and Marcer, D.M. (1990) The nursing management of elderly patients with pain in the community: Study and recommendations. *Journal of Advanced Nursing*, 15:1154–61.

Wallston, K.A., Wallston, B.S. and DeVellis, R. (1978) Development of the Multi-dimensional Health Locus of Control (MHLOC) scale. *Health Education Monographs*, 6(2):161–70.

Webb, C. (1989) Action research: Philosophy, methods and personal experiences. *Journal of Advanced Nursing*, 14:403–10.

Westmacott, E.V.S. and Cameron, R.J. (1981) *Behaviour Can Change*. London: Macmillan.

Williams, A.C. de C., Ralphs, J.A., Nicholas, M.K., Richardson, P.H. *et al.* (1993) A cognitive behavioural programme for rehabilitating the chronic pain patient: Result of the first 200 cases. *British Journal of General Practice*, 43:513–18.

Wolf, Z.R. (1986) Nurses' work: The sacred and the profane. *Holistic Nursing Practice*, 1(1):29–35.

Wolpe, J. (1958) *Psychotherapy by Reciprocal Inhibition*. Stanford, CA: Stanford University Press.

Wortman, C.B. and Silver, R.C. (1989) The myths of coping with loss. *Journal of Consulting and Clinical Psychology*, 57(3):349–57.

Zola, I. (1972) Medicine as an institution of social control. *Sociological Review*, 20:487–504.

國家圖書館出版品預行編目資料

照護心理學 / Sheila Payne, Jan Walker 著 ；
　徐溢謙譯. -- 初版. -- 臺北市：弘智文化,
　民 94　　面 ；　公分
　譯自：Psychology for nurses and the caring professions
　ISBN 986-7451-06-6(平裝)

　1. 醫學心理學 2. 病患 3. 護理 - 心理方面

410.14　　　　　　　　　　　　94002340

照護心理學

（PSYCHOLOGY for NURSES and the CARING PROFESSIONS）

作　　　者／Sheila Payne and Jan Walker
譯　　　者／徐溢謙
校　　　閱／張景然 博士
編　　　輯／張慧茵
發　行　者／弘智文化事業有限公司
　　　　　　登記證：局版台業字第 6263 號
　　　　　　地址：台北市大同區民權西路 118 巷 15 弄 3 號 7 樓
　　　　　　E-mail:hurngchi@ms39.hinet.net
　　　　　　郵政劃撥：19467647　戶名：馮玉蘭
　　　　　　電話：886-2-2557-5685　　0921-121-621　0932-321-711
　　　　　　傳真：886-2-2557-5383
　　　　　　網站：www.honz-book.com.tw
發　行　人／邱一文
經　銷　商／旭昇圖書有限公司
　　　　　　地址：台北縣中和市中山路二段 352 號 2 樓
　　　　　　電話：（02）22451480　　傳真：（02）22451479
製　　　版／信利印製有限公司
版　　　次／94 年 3 月初版一刷
定　　　價／390 元
I S B N ／986-7451-06-6

弘 智 文 化 價 目 表

弘智文化出版品進一步資訊歡迎至網站瀏覽：http://www.honz-book.com.tw

書名	定價		書名	定價
社會心理學（第三版）	700		生涯規劃：掙脫人生的三大柽梏	250
教學心理學	600		心靈塑身	200
生涯諮商理論與實務	658		享受退休	150
健康心理學	500		婚姻的轉捩點	150
金錢心理學	500		協助過動兒	150
平衡演出	500		經營第二春	120
追求未來與過去	550		積極人生十撇步	120
夢想的殿堂	400		賭徒的救生圈	150
心理學：適應環境的心靈	700			
兒童發展	出版中		生產與作業管理（精簡版）	600
為孩子做正確的決定	300		生產與作業管理(上)	500
認知心理學	出版中		生產與作業管理(下)	600
醫護心理學	出版中		管理概論：全面品質管理取向	650
老化與心理健康	390		組織行為管理學	800
身體意象	250		國際財務管理	650
人際關係	250		新金融工具	出版中
照護年老的雙親	200		新白領階級	350
諮商概論	600		如何創造影響力	350
兒童遊戲治療法	500		財務管理	出版中
認知治療法概論	500		財務資產評價的數量方法一百問	290
家族治療法概論	出版中		策略管理	390
婚姻治療法	350		策略管理個案集	390
教師的諮商技巧	200		服務管理	400
醫師的諮商技巧	出版中		全球化與企業實務	出版中
社工實務的諮商技巧	200		國際管理	700
安寧照護的諮商技巧	200		策略性人力資源管理	出版中
			人力資源策略	390

弘智文化出版品進一步資訊歡迎至網站瀏覽：http://www.honz-book.com.tw

書名	定價		書名	定價
管理品質與人力資源	290		社會學：全球性的觀點	650
行動學習法	350		紀登斯的社會學	出版中
全球的金融市場	500		全球化	300
公司治理	350		五種身體	250
人因工程的應用	出版中		認識迪士尼	320
策略性行銷（行銷策略）	400		社會的麥當勞化	350
行銷管理全球觀	600		網際網路與社會	320
服務業的行銷與管理	650		立法者與詮釋者	290
餐旅服務業與觀光行銷	690		國際企業與社會	250
餐飲服務	590		恐怖主義文化	300
旅遊與觀光概論	600		文化人類學	650
休閒與遊憩概論	600		文化基因論	出版中
不確定情況下的決策	390		社會人類學	390
資料分析、迴歸、與預測	350		血拼經驗	350
確定情況下的下決策	390		消費文化與現代性	350
風險管理	400		肥皂劇	350
專案管理師	350		全球化與反全球化	出版中
顧客調查的觀念與技術	450		社會資本	出版中
品質的最新思潮	450			
全球化物流管理	出版中		教育哲學	400
製造策略	出版中		特殊兒童教學法	300
國際通用的行銷量表	出版中		如何拿博士學位	220
許長田著「行銷超限戰」	300		如何寫評論文章	250
許長田著「企業應變力」	300		實務社群	出版中
許長田著「不做總統，就做廣告企劃」	300		現實主義與國際關係	300
許長田著「全民拼經濟」	450		人權與國際關係	300
許長田著「國際行銷」	580		國家與國際關係	300
許長田著「策略行銷管理」	680			
			統計學	400

弘智文化出版品進一步資訊歡迎至網站瀏覽：http://www.honz-book.com.tw

書名	定價		書名	定價
類別與受限依變項的迴歸統計模式	400		政策研究方法論	200
機率的樂趣	300		焦點團體	250
			個案研究	300
策略的賽局	550		醫療保健研究法	250
計量經濟學	出版中		解釋性互動論	250
經濟學的伊索寓言	出版中		事件史分析	250
			次級資料研究法	220
電路學（上）	400		企業研究法	出版中
新興的資訊科技	450		抽樣實務	出版中
電路學（下）	350		審核與後設評估之聯結	出版中
電腦網路與網際網路	290			
應用性社會研究的倫理與價值	220		書僮文化價目表	
社會研究的後設分析程序	250			
量表的發展	200		台灣五十年來的五十本好書	220
改進調查問題：設計與評估	300		２００２年好書推薦	250
標準化的調查訪問	220		書海拾貝	220
研究文獻之回顧與整合	250		替你讀經典：社會人文篇	250
參與觀察法	200		替你讀經典：讀書心得與寫作範例篇	230
調查研究方法	250			
電話調查方法	320		生命魔法書	220
郵寄問卷調查	250		賽加的魔幻世界	250
生產力之衡量	200			
民族誌學	250			